高等医药院校新形态教材

供医学影像技术、智能医疗装备技术、医疗器械维护与管理、医疗器械经营与服务、医用电子仪器技术及相关专业使用

医学影像设备学

主　　编　马新武　何乐民
副 主 编　夏春潮　蔡惠芳　郑志刚
编　　者　（按姓氏汉语拼音排序）
　　　　　蔡惠芳（北京卫生职业学院）
　　　　　郝利国（齐齐哈尔医学院）
　　　　　何乐民（山东第一医科大学）
　　　　　李远洋（山东第一医科大学附属省立医院）
　　　　　卢景海（黑龙江省牡丹江林业中心医院）
　　　　　马新武（山东第一医科大学附属省立医院）
　　　　　夏春潮（四川大学华西医院）
　　　　　于新设（辽宁医药职业学院）
　　　　　岳若蒙（南阳医学高等专科学校）
　　　　　郑志刚（山东医学高等专科学校）

U0200545

科学出版社

北 京

内 容 简 介

本教材紧密结合医学影像技术专业特点，包含绪论、X线发生装置、模拟 X 线设备、数字 X 线设备、计算机体层成像设备、磁共振成像设备、医学超声成像设备、核医学成像设备和辅助设备，共 9 章。本教材在编写过程中着重阐述成像设备的结构、工作原理、参数及其临床应用，力求做到内容丰富、层次清楚、重点突出、循序渐进，既有基本理论学习，又有技能训练。教材设计理实并重、学训结合，兼顾学科性与职业性，注重可持续性，在服务学生专业学习需要的同时，服务于学生可持续性发展的未来需要。

本教材可供医学影像技术、智能医疗装备技术、医疗器械维护与管理、医疗器械经营与服务、医用电子仪器技术及相关专业使用，也可作为医学工程技术人员的参考书或工具书。

图书在版编目（CIP）数据

医学影像设备学 / 马新武，何乐民主编 . —北京：科学出版社，2024.8
高等医药院校新形态教材
ISBN 978-7-03-078300-4

Ⅰ.①医… Ⅱ.①马… ②何… Ⅲ.①影象诊断 – 医疗器械学 – 高等职业教育 – 教材 Ⅳ.① R445

中国国家版本馆 CIP 数据核字（2024）第 058637 号

责任编辑：池 静 / 责任校对：周思梦
责任印制：师艳茹 / 封面设计：涿州锦晖

科学出版社 出版
北京东黄城根北街16号
邮政编码：100717
http://www.sciencep.com
三河市骏杰印刷有限公司印刷
科学出版社发行 各地新华书店经销
*

2024年8月第 一 版 开本：850×1168 1/16
2024年8月第一次印刷 印张：10 1/2
字数：316 000
定价：49.80元
（如有印装质量问题，我社负责调换）

前　言

现代化的医院必须通过医学影像设备才能充分发挥其社会效益和经济效益，本教材的教学目标就是培养熟悉医学影像设备并具有一定理论基础和实际操作技能的医学影像技术人才。"医学影像设备学"是一门基于"医学影像物理学"和"医学影像电子学"的综合课程。

为了深入贯彻党的二十大报告精神，弘扬精益求精的专业精神、职业精神、工匠精神和劳模精神。本教材充分体现了产业发展的新技术、新工艺、新规范、新标准；遵循职业教育教学规律和人才成长规律；符合学生认知特点，体现先进职业教育理念；满足职业教育项目学习、案例学习、模块化学习等不同学习方式要求。编写中力求简明扼要、条理清楚、层次分明，以介绍医学影像设备的基本结构、工作原理、性能参数和质量控制为重点，尽可能结合医学影像设备的发展现状，贴近临床。

本教材共分9章，第1章绪论简要介绍了医学影像设备学的研究对象、重要性、发展历程、分类和应用特点，使学生初步了解该领域；第2章至第9章分别介绍了X线发生装置、模拟X线设备、数字X线设备、计算机体层成像设备、磁共振成像设备、医学超声成像设备、核医学成像设备和辅助设备的基本结构、工作原理、性能参数、质量控制等。本教材由国内部分医学院校和附属医院的医学影像设备专家共同编写而成。第1章由马新武和李远洋编写，第2章由蔡惠芳编写，第3章由岳若蒙编写，第4章由郝利国编写，第5章由郑志刚编写，第6章由夏春潮编写，第7章由卢景海编写，第8章由于新设编写，第9章由何乐民编写。感谢各位编委的辛勤劳动，感谢编委所在单位的大力支持和帮助。本教材参考了国内外有关学者的著作、教材、论文等，在此深表感谢。

本教材可供医学影像技术、智能医疗装备技术、医疗器械维护与管理、医疗器械经营与服务、医用电子仪器技术及相关专业使用，也可作为医学工程技术人员的参考书或工具书。

由于编者水平有限，编写时间紧，教材中可能存在不足之处，恳请广大师生、学界同仁和读者提出宝贵意见，以便修正。

编　者

2024 年 3 月

配 套 资 源

欢迎登录"中科云教育"平台，**免费**数字化课程等你来！

本系列教材配有图片、视频、音频、动画、题库、PPT 课件等数字化资源，持续更新，欢迎选用！

"中科云教育"平台数字化课程登录路径

电脑端

- ▶ 第一步：打开网址 http://www.coursegate.cn/short/0VXL2.action
- ▶ 第二步：注册、登录
- ▶ 第三步：点击上方导航栏"课程"，在右侧搜索栏搜索对应课程，开始学习

手机端

- ▶ 第一步：打开微信"扫一扫"，扫描下方二维码

- ▶ 第二步：注册、登录
- ▶ 第三步：用微信扫描上方二维码，进入课程，开始学习

PPT 课件，请在数字化课程中各章节里下载！

目　录

⏻ **学习目标**

1. 掌握　医学影像设备的定义、分类。
2. 熟悉　医学影像设备的特点。
3. 了解　医学影像设备的发展历史。

医学影像设备学是研究医学影像设备的基本结构、基本原理、性能、质量保证和维护管理的学科，其研究对象是医学影像设备。医学影像设备是指以实现疾病诊断或治疗引导为目的，通过对人体施加包括可见光、X射线（简称X线）、强磁场、超声波等各种物理信号，记录人体反馈的信号强度分布，形成图像并使医生可以从中判读人体结构、病变信息的技术手段的设备，主要包括①X线成像设备：模拟X线设备、数字X线设备；②计算机体层摄影（computed tomography，CT）设备；③磁共振成像（magnetic resonance imaging，MRI）设备；④超声成像（ultrasonography，US）设备；⑤核医学成像设备等。

医学影像设备学是一门建立在医学影像成像理论基础上的专业课程，通过本课程的学习可为医学影像设备安装与维修学做好前期准备，其具有理论性、实践性都很强的特点。本书的主要内容是介绍各种医学影像设备的结构组成和工作原理，同时简要介绍了各种医学影像设备的质量控制和日常维护维修工作。

第1节　医学影像设备的发展

一、X线设备的发展

1895年11月8日，德国物理学家伦琴（W.C. Röntgen）在做真空管高压放电实验时，发现了一种肉眼看不见，但具有很强的穿透力，能使某些物质发出荧光和使胶片感光的新型射线，即X线。接着，他利用X线为其夫人拍摄了一张手的照片，这就是世界上的第一张X线照片。1901年，伦琴因为此发现获得首届诺贝尔物理学奖。世人为纪念他又将X线称为伦琴射线或伦琴线。

X线具有四大物理特性：穿透性（其波长短、能量大，能穿透人体）、荧光效应（照射到某些化合物，可使其产生荧光，且荧光的强弱与X线量成正比）、感光效应（使胶片上的银离子还原成银颗粒，且胶片上的银颗粒的多少与X线量成正比）和电离效应[引起组织电离，破坏脱氧核糖核酸（deoxyribonucleic acid，DNA），也称电离辐射]。X线从被发现开始就应用于医学，当X线穿过人体时，由于人体内部组织之间的密度和厚度存在差异，X线被吸收的程度也不同。密度高的组织（如骨骼）会吸收更多的X线，而密度低的组织（如脂肪）则吸收较少。这种差异使得X线在穿过人体后到达荧光屏或胶片时，形成了黑白对比不同的图像。X线先是应用于密度差别明显的骨折和体内异物的检查，逐步又用于人体其他部位的检查。1896年，世界上第一支商用X线管被研制出。20世纪10～20年代，电子X线设备出现。

X线管经历了四次重大发展：①由早期的充气管发展到真空管，其管内真空度高，电子由热阴极发射，并由加在阳极和阴极两端的高压电压加速撞击阳极靶面产生X线，只需要改变阴极工作温度就能调节管电流的大小，提高了X线量的可控性（1913年）；②从固定阳极发展到旋转阳极，减轻X线管阳极散热压力，从而提高了X线管的输出功率和图像质量（1929年）；③高速旋转阳极和复合材料阳极靶面（石墨钼基铼钨合金靶）的开发应用，进一步提高了X线管的输出功率和连续使用能力（20世纪60～70年代）；④整管旋转、阳极盘直接油冷却、电子束定位方式、双源方式使用，使X线管连续使用能力提高到一个更高水平（21世纪）。下一步X线管将追求更小的焦点（得到更高分辨力的图像）、更大的功率（更大的管电流输出和更长时间范围的连续扫描）、更快的机架旋转速度（更高的时间分辨力）、更稳定的系统和更长的使用寿命（降低使用成本）。

X线设备的高压部分经历了六次重大发展：①在X线设备的早期阶段（感应线圈供电、裸高压线、裸X线管方式），高压部分主要使用感应线圈进行供电。这种方式使用的是裸露的高压线和裸露的X线管，因此安全性较低。②到了1910年（工频升压真空管高压整流方式），工频升压真空管高压整流方式成为主流。这种方式采用了真空管进行高压整流，提高了安全性和效率。③1928年（高压电缆、防电击、防辐射方式），高压电缆的出现使得X线设备的安全性得到了进一步提升。同时，防电击和防辐射的措施也开始被采用，从而降低了操作风险。④到了20世纪60～70年代（自动控制、程序控制技术的应用），随着自动控制和程序控制技术的应用，大型X线设备的系统变得越来越复杂和庞大。尽管如此，这些机器仍然属于电工元器件产品。⑤1982年（逆变技术的中频X线高压发生装置实用化），逆变技术的中频X线高压发生装置实现实用化。随着逆变频率的不断提高，高频X线高压发生装置开始大量应用于临床。⑥随着计算机技术的应用（完全电子产品时代），X线高压发生系统进入了完全电子产品时代。系统的复杂性和体积都得到了大幅度地降低，实现了由繁到简、脱胎换骨般进化。

20世纪50年代初出现了影像增强器（image intensifier，II），此前的荧光屏式透视一直是在暗室中进行的。II的诞生，将电视技术引入了X线领域。X线电视系统（X-ray television，X-TV）将医生从暗室中解脱出来，在明室中即可进行诊断，是X线设备发展史上的一个里程碑。1961年隔室操作多功能检查床出现，20世纪70年代后得到广泛应用，胃肠检查进入遥控时代，将医生从辐射现场中解脱出来。由于II的使用，X-TV透视已成为基本的诊断手段；电影技术也曾被引入X线领域，20世纪60～90年代，动态器官检查的电影影像记录手段是心血管专用机的主要记录方式。21世纪初，随着平板探测器（flat panel detector，FPD）广泛应用于采集动态和静态图像，X线电影影像和X-TV在X线领域的应用逐渐成为历史。

计算机X射线摄影（computed radiography，CR）设备和数字X射线摄影（digital radiography，DR）设备是20世纪80年代、90年代开发的数字X线设备，具有减少曝光量和宽容度大等优点。随着计算机技术在X线领域的应用，CR、DR已广泛应用于临床工作。CR和DR强大的数字图像后处理功能提高了X线诊断的准确性。CR和DR所获得的数字图像可直接纳入影像存储与传输系统（picture archiving and communication system，PACS）。

数字减影血管造影（digital subtraction angiography，DSA）设备是20世纪80年代开发的数字化成像设备，具有微创、实时成像、对比分辨力高、安全、简便等特点，从而扩大了血管造影的应用范围，DSA所获得的数字影像可直接传输并存储到PACS。目前，正向快速旋转三维成像实时减影方向发展，从而可动态地从不同方位对血管及其病变进行形态和血流动力学的观察。

X线设备成像的目的是获得显示疾病的良好图像，所有后续的发展或技术的进步，都在于获得临床医师诊断疾病时需要的诊断依据，其发展的方向是用最少的射线剂量与最短时间取得更加明确的定位、定性诊断的图像。

二、CT设备的发展

1972年，英国工程师豪斯菲尔德（G.N. Hounsfield）首次研制成功世界上第一台用于颅脑的CT设备。这是电子技术、计算机技术和X线技术相结合的产物。它的问世，是1895年发现X线以来医学影像设备的一项革命性进展，为现代医学影像设备学奠定了基础。

CT是横断面体层成像，无前后影像重叠，不受层面上下组织的干扰；同时由于密度分辨力显著提高，能分辨出0.1%～0.5%X线衰减系数的差异，比传统的X线检查分辨力高10～20倍，还能以数字形式（CT值）作定量分析。

CT的发展，当前主要经历了六代：①第一代CT采取旋转/平移方式进行扫描和信息收集。由于采用笔形X线束且只有1～2个探测器，采集数据少，所需时间长，图像质量差。②第二代CT扫描方式跟第一代没有变化，只是将X线束改为扇形，探测器增至30个，扩大了扫描范围，增加了采集数据，图像质量有所提高，但不能避免因受检者生理运动所引起的伪影。③第三代CT探测器激增至300～800个，并与相对的X线管只做旋转运动，收集更多的数据，扫描时间在5s（second，秒）以内，伪影大大减少，图像质量明显提高；④第四代CT探测器增加到1000～2400个，环状排列而固定不动，只有X线管围绕受检者旋转，即旋转/固定式，扫描速度快，图像质量高。第四代CT的缺点是对散射线极其敏感，因此需要在每个探测器旁加一小块翼片做准直器。但这浪费了空间，增加了受检者所承受的辐射剂量。第四代设备探测器数量最多可达72 000个，这就大大增加了设备的成本，并且这么多的探测器在扫描过程中并没有得到充分利用，因此第四代CT与第三代CT相比没有明显的优势，只有极少数厂家生产。⑤第五代CT为电子束CT，将扫描时间缩短到50ms，解决了心脏扫描问题，其中的电子枪产生的电子束射向一个环形钨靶，环形排列的探测器用来收集信息。推出的64层CT，仅用0.33s即可获得受检者身体64层的图像，空间分辨力小于0.4mm，提高了图像质量，尤其是对搏动的心脏进行的成像。⑥第六代CT为静态CT，静态CT能够轻易突破螺旋CT的离心力限制，其时间分辨力相比传统螺旋CT提升了10倍，最快扫描速度达0.08s/圈，静态CT的每个射线源，其曝光时间、曝光能量都可以根据临床需求进行设置，使静态CT可适用于全身各个部位的成像。分辨力方面，静态CT探测器的物理像素从1mm减小到0.25mm以下，重建分辨力可达到0.165mm。相较于传统螺旋CT，静态CT对精细解剖结构成像实现了跨越式突破，空间分辨力提升了64倍。除此外，静态CT还具有多能谱成像能力，且其信息捕捉更清晰、扫描辐射量更低，辐射剂量下降至传统CT的40%～50%。

近几十年来，CT的发展速度极快，扫描时间由最初的几分钟向亚秒级发展，图像快速重建时间最快的已小于1s，空间分辨力也提高到0.1mm。多源CT（尤其是双源CT）、能谱CT、宽体探测器多层螺旋CT得到了广泛的普及，功能有了进一步的扩展，大孔径CT可兼顾日常应用与肿瘤受检者定位，术中移动CT让受检者在麻醉状态下一站式完成精准定位及微创切除手术，组合型CT可在完成CT检查后直接进行正电子发射体层成像（positron emission tomography，PET）检查，使CT的形态学信息与PET的功能性信息通过工作站准确融合，可以更准确地完成定性与定量的诊断。

三、MRI设备的发展

20世纪40年代，物质的磁共振现象被发现，1977年，第一台全身医用MRI设备首次应用于临床，获得了第一幅人体磁共振图像。它是一种非电离辐射式医学成像设备，其物理基础是磁共振技术。它通过测量人体组织中氢质子的MR信号，实现人体任意层面成像。MRI设备实现了由显示解剖结构信息向显示功能信息的发展，其密度分辨力高，通过调整梯度磁场的方向和方式，可直接摄取横状、冠状、矢状层面和斜位等不同体位的体层图像；MRI设备的组织分辨力高，能显示体内器官和组织的形态、成分和功能，MR信号含有较丰富的组织生理、生化特征信息，可提供器官、组织或细胞新陈代谢方面的信息。

MRI设备可分为低场MRI设备和高场MRI设备：低场MRI设备主要以开放式永磁体为主，主要用于基层医院及大型医院的介入诊疗手术；高场MRI设备具有图像信噪比（signal-to-noise ratio，SNR）

高、空间分辨力高、功能多等特点，除具有低场MRI设备的常规功能外，还能进行人体器官功能成像及机体代谢变化的观察。

0.5T以下的MRI设备多为永磁体或常导磁体，1T以上的MRI设备都为超导磁体。目前，3.0T的MRI设备已大量用于临床，7.0T的MRI设备也已经拿到医疗器械注册证，9.0T的MRI设备正在临床试验中。

3.0T的MRI设备梯度磁场强度可达40mT/m，梯度磁场切换率可达150mT/（m·ms），从而可使回波时间更短，每次脉冲重复时间可获得更多的层面，而且不易受运动的影响。0.7T的开放型MRI设备进一步普及，它便于开展介入操作和检查中监护受检者，克服了幽闭恐惧症受检者和不合作受检者应用MRI检查的限制。双梯度场技术可在较小的范围内达到更高的梯度场强，有利于完成各种高级成像技术，如功能成像、弥散成像等。降噪措施和成像专用线圈也都有了较大的进步，如功能成像线圈和肢体血管成像线圈等。腹部诊断效果已接近甚至达到CT设备水平，脑影像的分辨力在常规扫描时间下提高了数千倍，而显微成像的分辨力达到10μm，现已成为医学影像诊断设备中最重要的组成部分。生物体磁共振波谱（magnetic resonance spectroscopy，MRS）分析具有研究机体物质代谢的功能和潜力，今后如能实现MRI设备与MRS相结合的临床应用，将会成为医学诊断学上一个新的突破。

MRI设备的应用实现了由宏观向微观的发展，适用于分子影像学的发展，极大地拓宽了医学影像设备的应用范围。

四、超声成像设备的发展

超声成像设备是利用超声波的透射和反射现象，对人体器官、组织形态结构进行观察的检查设备。它具有实时、无创、简单易行、可移动等优点，临床应用十分广泛，可与其他医学影像设备形成互补。

超声成像设备于20世纪50年代初期应用于临床。20世纪70年代，实时超声成像设备得到应用。其间，超声成像设备由早期的幅度调制型超声诊断仪发展为辉度调制型超声诊断仪，又发展为二维显示的超声诊断仪。20世纪80年代，应用声学多普勒效应的超声诊断仪出现。20世纪90年代，三维超声诊断仪和介入超声诊断仪得以实现。21世纪，便携式掌上超声竞相出现。另外，近年来，超声造影技术发展迅速，对于鉴别病变性质、评估肿瘤的治疗效果具有重大的意义。

医学超声技术的进步伴随着探头技术的改进。早期的单振子的机械扫描，随后的电子线阵扫描、凸阵扫描和相控阵扫描都是提高了线密度，从而改善了图像质量。探头技术的改进具体表现在四个方面：①固定聚焦点变成多点聚焦；②模拟技术向数字化改变，增加了电子聚焦；③全数字化的聚焦，可以对发射和接收同时聚焦；④全面的像素聚焦技术，可以对图像中的每个像素点进行聚焦成像。这些技术的改进全面提升了图像质量，减少了噪声和旁瓣效应。探头应用也从体表方式向体内、腔内方式改进；探头扫描从二维扫描向三维扫描、矩阵扫描改变。随着人工智能（artificial intelligence，AI）和科技的发展，现在有了超声成像流程的AI控制、成像及报告；功能成像和介入也广泛应用于临床。

超声技术还由单纯诊断扩展到治疗领域，主要有体外冲击波碎石、高强度聚焦超声治疗和超声引导下的相关治疗等。高强度聚焦超声治疗是向肿瘤组织发射聚焦高能超声，结合超声波的机械效应、热效应和空化效应，利用局部升温来抑制或杀死癌细胞。

五、核医学成像设备的发展

核医学成像设备是通过测量人体某一脏器或组织对标记有放射性核素药物的选择性吸收、聚积和排泄等情况，观察其代谢功能，实现人体功能成像的装置。核医学成像设备大致可分为两类，一是γ闪烁照相机，简称γ照相机；二是发射体层仪（emission computed tomography，ECT）。ECT根据所用的放射性核素放出的射线类型不同，又分为单光子发射计算机体层显像仪（single photon emission computed tomography，SPECT）和正电子发射计算机体层显像仪（positron emission tomography and computed tomography，PET/CT）。

1951年第一台闪烁探测器研制成功，象征着影像核医学的开始，奠定了将各种人工放射性技术应用于临床的基础。1957年，Hal O.Anger发明了γ照相机，使得人体各主要脏器几乎都能用放射性核素进行成像，让核医学成像进入动态和静态功能显像相结合的新阶段。γ照相机成为此后40多年最基本和最重要的核医学成像仪器。

1975年，利用发射正电子的放射性核素进行脏器体层成像的仪器PET研制成功。20世纪80年代，相继实现了利用正电子放射性核素^{11}C、^{13}N、^{15}O、^{18}F等许多标记化合物进行生理、生化、药理学等的基础研究工作，进入到分子核医学时代，取得了许多研究成果。PET能够在细胞和分子水平反映生理和病理特点，与CT在组织水平反映的解剖结构变化有机地结合在一起，成为当今在分子水平上利用影像技术研究人体代谢及功能的有效设备。被认为"在核医学史上奠定了一个划时代的里程碑"。

1979年第一台头部SPECT研制成功，它是继γ照相机之后，又一具有重大发展的放射性核素显像设备。此后，SPECT的发展十分迅速，也不断更新换代，从而使核医学成像从二维图像发展到三维图像阶段，显示出的信息量和图像质量较γ照相机有了很大的提高，现在SPECT已成为心、脑显像尤其是脑血流和功能显像不可缺少的重要核医学成像设备。

MRI具有多维度、多参数成像特点，组织分辨力高，已经广泛应用于临床。PET与MRI图像完美融合对于神经系统甚至全身性疾病的诊断与功能研究有了新的开拓。

小动物PET的问世，使其空间分辨力达到0.8mm，其探测效率为临床专用型PET的100～200倍，能在较小的体积容量上对组织进行动态分析，从而实现利用动物进行新药研发、基因表达显像、基因治疗效果检测，以及建立新的动物模型的活体进行高灵敏度的实验研究。小动物PET将促进活体生化、生理过程等基础医学研究的发展。

综上所述，多种类型的医学影像诊断设备与医学影像治疗设备相结合，共同构成了现代医学影像设备体系。

第2节 医学影像设备的应用特点

医学影像设备是医学检查和诊断的重要基础支撑，按照影像信息的载体来区分，现代医学影像诊断设备主要有以下几种类型：①X线设备；②CT设备；③MRI设备；④超声成像设备；⑤核医学成像设备。

一、X线设备的应用特点

X线设备通过发射并测量穿透人体的X线来实现人体成像。X线成像反映的是人体组织的密度变化，显示的是脏器的形态，而对脏器功能和动态方面的检测能力较差。此类设备主要有模拟X线设备、数字X线设备，其中数字X线设备目前在各级医院中更为普遍，分为CR设备、DR设备、DSA设备、数字X线透视（digital fluoroscopy，DF）设备等。

以X线作为医学影像信息的载体，要考虑两大性能参数，即分辨力和衰减系数。从分辨力角度，要使图像有意义，X线波长应小于5×10^{-11}m。从衰减系数角度，当X线通过人体时，应呈现衰减特性。若衰减系数过大，则透射人体的X线较少，当测量透射人体的X线时，信号噪声小，使得测量图像无意义。相反，若X线透射人体时几乎无衰减，也无法测量出有意义的数据，得不到清晰的图像。波长范围为$1\times10^{-12}\sim5\times10^{-11}$m的X线，穿过人体时对大部分组织呈现明显的衰减差别，是X线适合成像的波段，现在被广泛应用于X线设备。

在X线设备中，屏-片组合空间分辨力较高，可达到$5\sim10$LP/mm，且使用方便、价格较低，是早期各级医院中使用最普遍的设备之一。但它得到的是人体不同深度组织信息叠加在一起的二维图像，所以病变的深度很难确定，且对软组织分辨不佳。数字X线设备曝光量宽容度大，可获得数字化影像，便于进行计算机图像的后处理，同时扩大了诊断范围，可用于胃肠和心脏等部位的动态检查。

放射诊断作为医学影像学的基本检查，通过X线设备的透视和摄影两种选择性检查及综合应用，为临床工作提供重要的、确切的诊断信息。大量的临床实践表明，X线设备可应用于全身各系统包括呼吸系统、循环系统、泌尿生殖系统、骨骼、中枢神经系统和五官等疾病的检查，是临床医学中不可缺少的重要组成部分。X线设备作为医学影像设备大家庭的一名老成员，至今仍是基本且有效的临床检查设备之一。

二、CT设备的应用特点

CT设备成像速度快、密度分辨力高、图像清晰、无影像重叠，是目前医院应用最广泛，经济效益和社会效益最好的影像设备之一，在全球新型冠状病毒感染诊断中发挥了重要作用。

CT影像的空间分辨力可小于0.5mm，对组织的密度分辨差别可达到0.5%。因此，其影像的清晰度很高，可确定受检脏器的位置、大小和形态变化。CT设备在医学影像诊断中占有重要地位，尤其对颅脑、心脏，腹部的肝、胆、胰和后腹膜腔、肾、肾上腺等病变的诊断占据主导地位。多层螺旋CT（multislice spiral CT，MSCT）实现了各向同性，其获取的人体容积数据经计算机图像后处理可三维显示组织解剖和病理解剖的信息，同时还可获取组织的功能信息，如血流的灌注、血管的通透性等诊断数据。随着CT技术的不断创新，其扫描速度和成像速度均不断提升，CT设备在医院急诊医学中的应用越来越有优势，如疑似脑梗死的患者可快速同时完成计算机体层血管成像（CT angiography，CTA）检查和灌注成像检查；如鉴别胸痛三联症（心绞痛、主动脉夹层和肺动脉栓塞）的一站式检查等，均为急诊患者及时、合理、有效地获得治疗提供了可靠的影像依据。CT设备因其信息载体为X线，在一定程度上限制了在妇产科、儿科等领域中的应用，其在某些病变，如对中枢神经系统微小转移灶的发现及对脊髓病变的显示方面远不及MRI设备。

三、MRI设备的应用特点

MRI设备通过测量构成人体组织中某些元素（如氢质子）原子核的磁共振信号，实现人体成像。MRI影像的空间分辨力一般为$0.5\sim1.7$mm，比CT差；但它对组织的分辨力远远好于CT，在MRI影像上可显示软组织、肌肉、肌腱、脂肪、韧带、神经、血管等。此外，它还有一些特殊的优点：①MRI剖面的定位完全是通过调节磁场，用电子方式确定的，因此能完全自由地按照要求选择层面；②软组织的对比度方面，MRI比CT优越，能非常清楚地显示脑灰质与脑白质；③MR信号含有较丰富的有关受检者生理、生化特性的信息，而CT只能提供密度测量值；④MRI能在活体组织中探测体内的化学成分，提供关于内部器官、组织或细胞新陈代谢方面的信息；⑤MRI无电离辐射，目前尚未见到MRI对人体产生危害的报道。

MRI的缺点：①与CT相比，成像时间较长；②植入金属的受检者，特别是植入心脏起搏器的受检者，需评估后再进行MRI检查；③设备购置与运行的费用较高。

总之，MRI设备可作任意方向的体层检查，能反映人体分子水平的生理、生化等方面的功能特性，对某些疾病（如肿瘤）可作早期或超早期诊断，是一种很有发展前途和潜力的高技术设备。

四、超声成像设备的应用特点

超声成像设备分为利用超声回波的超声诊断仪和利用超声波透射的超声CT（ultrasonography CT，UCT）两大类。超声诊断仪，根据其显示方式不同，分为A型（幅度显示）、B型（亮度显示）、M型（运动显示）、D型（多普勒显示）等。目前，医院中应用最多的是B型超声诊断仪，俗称B超，其横向分辨力可达到2mm以内，所得到的软组织图像清晰而富有层次。目前B超多搭配超声多普勒系统，可实现各种血流参数的测量。临床上，超声诊断仪在甲状腺、乳腺、心脏、血管、肝脏、胆囊、肾脏和子宫等方面均有其独到之处。目前UCT所需扫描时间较长，且分辨力低，有待于进一步改进与提高，但由于它是一种无损伤和非侵入式的诊断设备，将来也可能成为重要的影像诊断设备。

以超声波作为医学影像信息的载体，从分辨力考虑，超声波波长越短，其分辨力越高，其波长应小于1.0cm（频率应高于0.15MHz），才可能适于人体研究。同时超声波波长越短，频率则越高，其衰减越大，对于较深部位的组织成像，选用频率为1.0～3.0MHz的超声波；对于较浅部位如眼球，选用20MHz较高频率的超声波。与X线不同，超声成像通常是利用回波（反射波）成像，由已知的声速和回波时间来计算传播深度，由回波强度来区别不同组织。由于在适用于软组织成像的波段内，空气和软组织交界面对超声波具有强烈反射，人体的某些部位不能用超声设备做检查（尤其是肺部）。由于整个胸部并非全被肺所覆盖，在左胸的前面有一个叫做心脏槽口的非覆盖区，通过这个"窗口"可用超声诊断仪（如超声扇扫设备）检查心脏疾病。

X线成像与超声成像两者均广泛应用于体检、相关疾病的初步检查，或作为疾病诊断的一个重要维度，超声成像是一种无创无损的成像方式，尽管X线成像现在已经显著地降低了诊断用剂量，但其危害性仍需要关注。针对不同的疾病排查，医生可以灵活地选择X线成像或超声成像，如针对甲状腺结节的检查，超声成像是最普遍也是最重要的检查手段；而针对肺炎、肺部结节，X线成像则是最普遍也是最重要的检查手段。

五、核医学成像设备的应用特点

核医学成像设备通过测量人体某一器官或组织对标记有放射性核素药物的选择性吸收、储聚和排泄等代谢功能，实现人体功能成像。主要有γ照相机、SPECT和PET/CT。

γ照相机既是显像仪器，又是功能仪器。临床上可用它对脏器进行静态或动态照相检查。动态照相主要用于心血管疾病的检查。其检查时间相对比较短，简单方便，特别适合儿童和危重受检者检查。近期，γ照相机已经采用成熟的数字化技术和整机微型化技术。但γ照相机是平面显像，结构重叠，存在着两个固有缺点：①较深的病变、微小的病变或放射性浓度改变较小的病变，常被其前后组织、器官的放射性掩盖而难以清晰地显示；②不便于对放射性分布进行精确定量计算。因为SPECT具有γ照相机的全部功能，又具有体层功能，所以明显提高了诊断病变的定位能力；加上各种新开发出来的放射性药物，从而在临床上得到日益广泛的应用。SPECT能做动态功能检查或早期疾病诊断。PET/CT的出现使其成为当今在分子水平上利用影像技术研究人体代谢及功能的有效设备。由于PET和CT共用一个机架、同一检查床和同一图像处理工作站，因此能进行PET图像和CT图像的精确定位，方便、准确地实现同机图像融合。PET/CT从根本上解决了核医学成像解剖结构不清晰的缺点，同时又通过采取CT图像对核医学成像进行全能量的校正，使用核医学成像真正达到定量的目的，可以更早期、灵敏、准确、客观地诊断和指导治疗多种疾病，在肿瘤的早期诊断、神经系统的功能检查和冠心病的诊断等方面起着越来越重要的作用。此外，在其附近需要有生产半衰期较短的放射性核素的加速器和放射化学实验室。一般情况下，核医学成像的缺点是其空间分辨力很差，提供成像的信息量相对较少，其影像不如CT、MRI显示的结构形态清晰和易于分辨，且检查时要使用放射性药物。核医学成像的横向分辨力很难达到1.0cm；且图像比较模糊，这是因为有限的光子数目所致。相比之下，X线成像具有高分辨力和低量子噪声。

5种典型的医学影像设备的比较，见表1-2-1。

表1-2-1　5种典型医学影像设备的比较

比较内容	DSA设备	CT设备	MRI设备	超声成像设备	PET设备
信息载体	X线	X线	无线电波	超声波	γ射线
检测信号	透过的X线	透过的X线	射频能量信息	反射回波	511keV湮天光子
获得信息	吸收系数	吸收系数	核密度、T_1、T_2、血液流速	密度	RI分布
结构变化	物体组成和密度不同，电子云密度不同	物体组成和密度不同，电子云密度不同	物体组成、生理、生化变化	人体组织弹性和密度改变	标志物的不同浓度
影像显示	组织中充满吸收物所占位置（二、三维）	器官大小与形状（二维、三维）	人体组织中形态、生理、生化状态变化（二、三维）	器官大小与形状（二、三维）	示踪物的流动与代谢吸收物（三维）
成像平面	纵向	横向	任何平面	任何平面	横向
成像范围	全身（纵轴向）	断面（方向）有限	全身	断面（方向）自由	全身
空间分辨力	0.5mm	<1mm	<1mm	2mm	10mm，3mm
影像特点	形态学	形态学	形态学	线性动态	生理学
信号源	X线管	X线管	氢质子	压电换能器	提取标志物
探测器	X线探测器	X线探测器	射频接收线圈	压电换能器	闪烁计数器
实时性	实时动态显示血流情况	不能实时动态显示器官运动和血流情况	不能实时动态显示器官运动和血流情况	实时动态显示器官运动、胎儿活动和血流情况	不能实时动态显示器官运动和血流情况
典型用途	血管狭窄处的测定	检测肿瘤、心血管疾病	脑肿瘤成像	胎儿生长，检测肿瘤、心脏病等	脑中葡萄糖代谢图，早期肿瘤
对受检者侵袭	有对比剂侵袭	可有对比剂侵袭	可有对比剂侵袭	无对比剂侵袭	RI注射侵袭
安全性	辐射危险	辐射危险	无辐射危险，有强磁场吸引力	安全	辐射危险
便携性	设备体积大，不方便移动	设备体积大，不方便移动	设备体积大，不方便移动	灵活方便，便携性较高	设备体积大，不方便移动
使用环境要求	需严格的放射防护	需严格的放射防护	需电磁屏蔽	无特殊的放射防护或者屏蔽要求	需严格的放射防护

前面主要介绍了5类医学影像设备的发展历程及其应用特点，广义来讲，凡是能够为医生提供人体（活体）组织、器官影像的仪器、设备及与之配套的机械装置和辅助装置都属于医学影像设备的范畴。热成像仪、医用内镜等仪器通过光学传感器提供医学影像，介入放射学设备和立体定向设备都是在影像的引导下实施诊断或者治疗，均属于医学影像设备；同时，作为数字图像显示终端的显示器（监视器）、打印胶片的激光相机及PACS，都是现代医学影像设备不可或缺的配套装置，也属于医学影像设备的范畴。

（马新武　李远洋）

ⓖ 学习目标

1. 掌握　X线发生装置的基本结构；X线管及X线管管套的结构；高压发生装置的结构。
2. 熟悉　X线管特性和规格参数；控制装置的基本构成与相互联系。
3. 了解　各基本电路的作用及原理。

　　X线设备是各级医疗卫生机构广泛使用的医学影像设备，重要性不言而喻。虽然不同类型的X线设备因为用途不同在结构上有很大差异，但基本机构都是由X线发生装置和辅助装置两大部分构成，其中X线发生装置尤为关键，它是产生实用、定向的X线的关键部件。X线发生装置由X线管、高压发生装置和控制装置三部分组成。

第1节　X　线　管

　　X线管是X线设备中最为重要的核心部件，用于产生X射线。常用的X线管包括固定阳极X线管、旋转阳极X线管和各类特殊X线管。

一、固定阳极X线管

　　固定阳极X线管由阳极、阴极和玻璃壳三部分构成，见图2-1-1。

　　1. 阳极　　主要由阳极头、阳极帽、阳极柄和可伐圈四部分组成，见图2-1-2。X线管阳极的主要作用是：承受高速运动的电子撞击，产生X线；将产生X线时产生的阳极热量辐射或传导至管外；吸收二次电子和散乱射线。

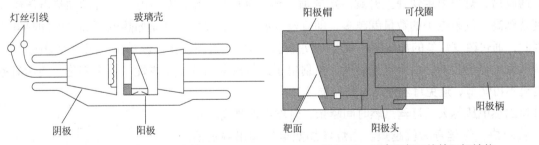

图2-1-1　固定阳极X线管　　　　　　图2-1-2　固定阳极X线管阳极结构

　　（1）阳极头　　由靶面和铜体组成。靶面承受高速运动的电子撞击而产生X线。由于在一次撞击时，高速运动的电子流的动能中不足1%的能量转换为X线能，其余能量则转换为热能，因此X线发生时将伴随大量的热量产生，靶面的工作温度很高，因此靶面材料选取有较高要求，一般选用熔点高、原子序数大、蒸发率低的金属钨制成，因此又称为钨靶。但钨的散热率低，产生的热量不能很快地传导出去，因此利用散热率高的无氧铜制成铜体，通过真空熔焊的办法将其与钨靶焊接到一起构成阳极头，从而提高阳极的散热效率。

（2）阳极帽 又名阳极罩、反跳罩，由含有一定比例钨的无氧铜制成，安装在阳极头上，罩在靶面四周。主要作用是吸收二次电子和部分散乱X线。

阳极帽有两个开口：一是正对阴极的高速运动电子流通道，二是侧面正对靶面中心的X线的投射通道。有的X线管会在X线投射通道上加一层金属铍片，用来吸收软X线，从而降低受检者皮肤的接收剂量。

高速运动的电子流撞击阳极靶面产生X线时，阳极靶面会因为反射而释放出部分电子，这部分电子被称为二次电子。二次电子撞击到玻璃管壳内壁上，会使玻璃温度升高并产生气体，从而降低管内真空度；部分二次电子会附着在玻璃壁上，使玻璃壁上集聚负电荷，从而造成管壁电位分布不均匀，产生纵向应力，损坏玻璃管壁；并且二次电子是散乱的，当它再次轰击靶面时，会产生散乱的X线从而使图像质量降低。所以，可在阳极头上加装阳极罩来吸收二次电子，阳极罩可以吸收50%～60%的二次电子。

（3）阳极柄 是阳极引出管外的部分，由普通铜（紫铜）制成，并与阳极头连接，浸泡在高压绝缘油中。其作用是将阳极头的热量传导到高压绝缘油中，热量在油中扩散，从而提高了阳极的散热能力。

（4）可伐圈 是阳极和玻璃壳的过渡连接部分，通常由铁镍钴合金圈与玻璃喇叭两部分封焊而成。由于X线管玻璃壳与阴、阳两极的金属膨胀系数不同，两者不宜直接焊接，故在铜体上镶有含54%铁、29%镍、17%钴的合金圈作为中间过渡体，再将玻璃壳焊接在合金圈上，使可伐圈与硬质玻璃膨胀系数相近，避免因温度变化而造成结合部分玻璃出现裂缝或碎裂。

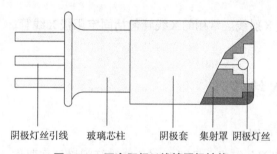

阴极灯丝引线　玻璃芯柱　　阴极套　集射罩　阴极灯丝

图2-1-3 固定阳极X线管阴极结构

2. 阴极 由灯丝、集射罩、阴极套和玻璃芯柱四部分构成，见图2-1-3。其作用是发射电子并使电子束聚焦，使撞击在靶面上的电子束具有一定的大小、形状。

（1）灯丝 由金属钨制成螺线管状，其作用是发射电子。金属钨的熔点较高，蒸发率较低，且延展性好，便于拉丝成型，还具有很好的抗张力性能，在强电场作用下不易变形。

灯丝加热电压通常为50Hz交流电，大小为5～12V，灯丝加热电流一般为2～9A，其中3～6A占多数。通电后，灯丝温度快速上升到一定数值（约2100K）后开始发射电子。灯丝加热电压越高，灯丝温度就越高，发射电子的数量就越多，即灯丝发射的电子数量与灯丝加热电压和灯丝加热电流成正比。因此，通过改变灯丝的加热电压就可以改变灯丝温度，进而改变灯丝单位时间内发射电子的数量，达到调节管电流的目的。由于灯丝温度与发射电子的数量呈指数（非线性）关系变化，使用时务必注意管电流不可调节，避免灯丝温度过高而损坏X线管。

灯丝加热电压越大，灯丝点燃时间越长，灯丝温度越高，钨的升华就越快，灯丝寿命就越短。当灯丝加热电压超出额定值5%时，灯丝寿命就会缩短50%。为了保证X线管的安全使用和延长其使用寿命，使用过程中要严格禁止灯丝加热电压超出额定值。X线设备中，灯丝常采用预热增温式，在曝光前让灯丝处于低温预热状态，需要曝光时再瞬间增温到额定温度。

根据灯丝数量不同，常用的X线管分为单焦点X线管和双焦点X线管。双焦点X线管在阴极配置两根灯丝，见图2-1-4。两根灯丝一长一短，一粗一细，分别称为大、小焦点灯丝。阴极端

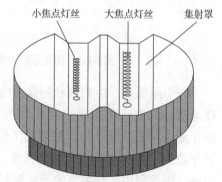

小焦点灯丝　大焦点灯丝　集射罩

图2-1-4 双焦点X线管阴极结构

通常有三根引线，其中一根为公共端（大、小焦点灯丝的一端连接在一起），另外两根分别为大焦点和小焦点灯丝引线。

（2）阴极头　又称为聚焦槽、集射罩或聚焦罩，常由铁镍合金制成阶梯直槽状，其作用是对灯丝发射的电子进行聚焦，使之呈现一定大小和形状。阴极灯丝经过灯丝加热电压的作用后温度升高，产生大量的电子，这些电子之间存在斥力，使得电子束向四周扩散。为了让电子聚集成束状飞往阳极，就将阴极灯丝安装在阶梯形凹槽的中心并且将灯丝的一端与之相连，获得同样的负电位，这样就可以借助几何形状的特殊性对电子束进行聚焦，见图2-1-5。图中实线表示灯丝前端发射的电子的运动轨迹，这部分电子撞击到阳极靶面后形成主焦点；虚线代表灯丝侧边和后方发射的电子的运动轨迹，这部分电子撞击到阳极靶面后形成副焦点。

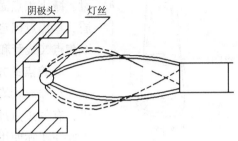

图2-1-5　X线管电子聚焦轨迹

3. 玻璃壳　又称管壳，其作用是固定和支撑阴、阳两极，保持X线管内的真空度。

玻璃壳通常采用耐高温、绝缘强度大、膨胀系数小的硬质玻璃制成。部分X线管为了减少玻璃对X射线的滤过作用，会将X射线投射出口处的玻璃研磨变薄。

当X线管内真空度下降时，X线图像质量会下降，空气含量进一步增加时还会使灯丝出现氧化烧断的危险。通常要求X线管内的真空度保持在10^{-6}mmHg下。

二、X线管焦点

X线管焦点是X线图像质量的最大影响因素之一。

1. 实际焦点　是高速电子在阳极靶面上的实际轰击面积。由于灯丝多数为螺线管状，所以实际焦点呈现为细长方形，被称为线焦点。实际焦点的形状、大小取决于阴极头的形状、宽度和深度。

2. 有效焦点　又称作用焦点，是实际焦点在X线各个投照方向上的投影。标称焦点是实际焦点在垂直于X线管长轴方向上的投影，又称为有效焦点的标称值。标称焦点是个无量纲的量，如0.3、0.5、0.8、1.0等。

实际焦点和有效焦点之间的关系，见图2-1-6。假设实际焦点宽度为a，长度为b，则投影后宽度保持不变，长度为$b\sin\theta$，那么

$$有效焦点 = 实际焦点 \times \sin\theta \qquad (2\text{-}1\text{-}1)$$

式中，θ表示阳极靶面与X线管长轴的垂直方向的夹角，称为阳极倾角，通常为7°～20°。

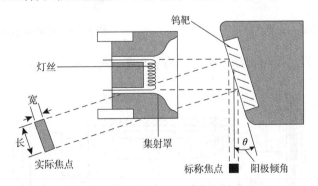

图2-1-6　实际焦点和有效焦点的关系

3. 焦点大小与成像质量　焦点大小与影像清晰度之间的关系，见图2-1-7。如果实际焦点是一个圆点，则影像清晰度最高；随着实际焦点面积变大，有效焦点尺寸也变大，图中所示本影变小，半影变

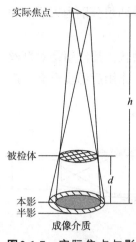

图2-1-7 实际焦点与影像清晰度之间的关系

*h.*焦点至成像介质距离；*d.*被检体至成像介质距离

大，影像清晰度下降。为了提高影像清晰度就需要减小有效焦点大小，减小有效焦点可以通过减小阳极倾角或减小实际焦点面积来实现，但减小阳极倾角会造成X线投照方向上的X线量减少，而减小实际焦点面积会造成X线管容量变小，需要增加曝光时间，这就容易出现运动模糊，并且增加受检者的受照剂量。减小焦点面积来提高影像清晰度和增加X线管容量而减小运动模糊这一矛盾，单焦点固定阳极X线管无法解决，为此，在单焦点X线管的基础上出现了双焦点X线管和旋转阳极X线管。

4. 焦点的方位特性 X射线呈现锥形辐射，在照射野不同方向上的有效焦点大小和形状均不同，投影方位越靠近阳极，有效焦点尺寸就越小；越靠近阴极，有效焦点尺寸就越大。不同投影方向上，有效焦点的形状还会出现失真。因此在实际使用X线管时，要注意保持实际焦点中心、X线输出窗中心与投影中心三点成一条直线，即X线束中心线应该对准摄影部位中心。

三、旋转阳极X线管

旋转阳极X线管也是由阳极、阴极和玻璃壳三部分构成，见图2-1-8。相比于固定阳极X线管，两者的阴极和玻璃壳相似，区别比较大的是阳极结构。由于阳极可以高速旋转，这样高速运动的电子束轰击靶面的位置不再是一个固定位置，而是一个转动的圆环，由电子轰击所产生的大量热量可以均匀地分布在旋转的圆环面上，有效提高了X线管的容量，所以旋转阳极X线管具有焦点小、瞬时负载功率大的优点，能够很好地解决提高功率与缩小焦点之间的矛盾，见图2-1-9。

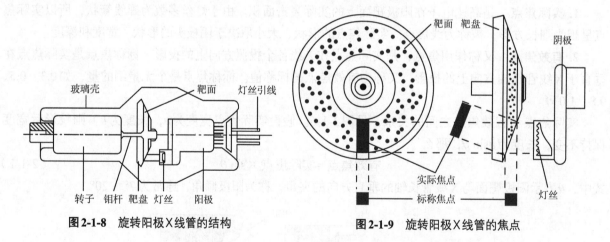

图2-1-8 旋转阳极X线管的结构

图2-1-9 旋转阳极X线管的焦点

旋转阳极X线管的阳极主要由靶盘、转子、轴承套座、可伐圈等组成，见图2-1-10。

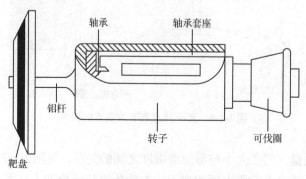

图2-1-10 旋转阳极X线管的阳极结构

1. 靶盘 是一个单凸状圆盘，直径为70~150mm，包括靶面和靶基，其中心固定在钼杆（转轴）上；靶面的倾角为6°~17.5°。由于旋转阳极X线管的瞬时功率大、热量高，纯钨制成的靶面热容量较小、散热性和抗热膨胀性也较差，使用后容易出现表面龟裂现象，使得X线管产生X线的能力下降，产生的X线质量也变差，改进后的阳极靶盘采用钼基铼钨合金复合靶或石墨基铼钨合金复合靶，极大地提高了X线管的热容量，有效提高了X线管的连续负荷能力，见图2-1-11。

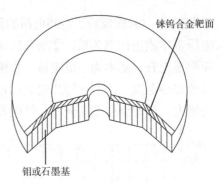

图2-1-11 合金复合靶结构

2. 钼杆 由金属钼制成，作用是连接靶盘和转子，要求具有良好的运动平衡性。钼杆通常做得很细，以阻止旋转阳极工作时产生的大量热量通过钼杆传导到转轴上。

3. 转子 是由无氧铜制成的，通过钼杆与靶盘连接，转子转动时，靶盘和靶面随之转动。转子表面进行了黑化处理，目的是提高其热辐射能力。转子的运转与小型单相异步电机的原理相同，转子安装在X线管的玻璃壳内，定子绕组则安装在X线管玻璃壳的外面。摄影时，转子由定子绕组驱动，低速旋转阳极X线管的阳极实际转速约为2700r/min（$f=50Hz$），高速旋转阳极X线管的阳极实际转速一般为8500r/min（$f=150Hz$）。摄影结束后，转子因为惯性原因会有较长的静转时间，静转时间越长，轴承磨损越严重，因此需要在切断定子绕组电源后对转子进行制动，以减少噪声，延长轴承的使用寿命。对于高速旋转阳极X线管，设置制动装置还可以避免转子在临界转速（5000~7000r/min）时引起共振，从而保护X线管免于被震碎。在设备维护中，X线管的静转时间长短可用来判断旋转阳极X线管的转动性能。

4. 轴承和轴承套座 轴承安装在轴承套座内，由耐热合金钢制成，以承受较高的工作温度。为保证轴承的转动性能，轴承内多采用固体润滑材料，如二硫化钼、银、铅等。

旋转阳极X线管曝光时产生巨大热量，为提高散热效率，避免造成X线管损坏，有些X线管装置内会设置专门的温度限制保护装置。

四、X线管特性与规格参数

（一）X线管特性

1. 阳极特性曲线 是指X线管灯丝加热电流（I_f）一定时，管电流（I_a）与管电压（U_a）的关系曲线，见图2-1-12。

灯丝发射的电子可根据其产生的部位不同分为三种：一是灯丝前侧发射出来的电子，在静电场的作用下它们几乎不受阻力作用，直直地飞往阳极靶面；二是灯丝侧面发射出来的电子，由于聚焦槽的作用，这部分电子的运动要受到一定的阻力，会在空间中发生交叉后飞向阳极；三是灯丝后侧发射出来的电子，这部分电子会受到电子间斥力和灯丝的屏蔽作用影响，使得它们受到的电场作用力很微弱，因此这部分电子在管电压较低时会滞留在灯丝后方的空间，形成空间电荷，只能随着管电压的升高而逐渐飞向阳极。

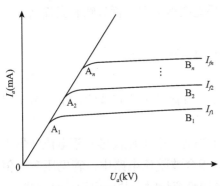

图2-1-12 X线管阳极特性曲线

在一定的灯丝加热电流下，由于三类电子的运动特点不同，曲线分为两段：①空间电荷作用区（0A段，$0A_1$~$0A_n$），这个区域中，由于管电压较小，灯丝后端产生的空间电荷不能完全飞往阳极靶面，会聚集在灯丝后方。当管电压升高时，空间电荷逐渐飞向阳极靶面，滞留在灯丝后方的空间电荷逐渐减少。0A段反映了空间电荷的作用，此时，随着管电压的升高，管电流也逐渐增大，管电流与管电压基本成正比例关系。②饱和区（AB段，$A_1B_1 \sim A_nB_n$），这个区域中，管电流不再随着管电压增加而明显上升，基本为一恒定值。在饱和区，管电压基本不再影响管电流的大小，管电流的大小取决于灯丝加热电流。当灯丝加热电流从I_n增大到I_m时，阳极特性曲线会逐渐抬高，这说明随着灯丝加热电流增大，灯丝温度逐渐升高，灯丝发射的电子数目增多，在管电压保持不变的情况下，管电流随之增大；同时空间电荷总量也逐渐增加，使管电流达到饱和状态的管电压也必将增大。

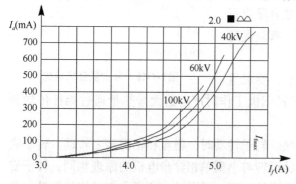

图2-1-13 某X线管大焦点灯丝发射特性曲线

2. 灯丝加热特性曲线 指在管电压为一定值时，管电流和灯丝加热电流的关系曲线，见图2-1-13。

灯丝加热电流不变时，管电压升高会使更多原本滞留在灯丝后端的空间电荷逐渐飞往阳极靶面，这样管电流就会增加，所以，如果想要得到相同的管电流，则管电压为60kV时所需的灯丝加热电流比40kV时要小。

（二）X线管规格参数

X线管的规格参数包括结构参数和电参数两大类。结构参数是指由X线管结构所决定的各种参数，包括外形尺寸、重量、靶面的倾斜角度、灯丝尺寸、焦点大小、管壁的滤过当量、阳极转速、最大允许工作温度和冷却及绝缘方式等。电参数是指X线管的电性能规格参数，如最高管电压、最大管电流、最长曝光时间、X线管容量等。

1. 最高管电压 是允许加在X线管两极的最高电压峰值，单位是千伏（kV）。最高管电压的大小在X线管生产出来时就已经决定，在工作中如果管电压超过了最高管电压，会导致X线管管壁放电，甚至击穿损坏。

2. 最大管电流 是在管电压和曝光时间保持不变时，X线管内允许通过的最大电流平均值，单位是毫安（mA）。调整管电流时不得超过该值，超过则会使X线管靶面承受过多的电子轰击，产生大量热量而不能及时散发出去，导致X线管靶面过热，同时也会缩短X线管灯丝寿命，最终损坏X线管。

3. 最长曝光时间 指在管电压和管电流保持不变时，X线管单次曝光所允许的最长曝光时间，单位是秒（s）。在工作中，如果曝光时间超过该值，则X线管阳极会积聚过多的热量无法及时散发出去，靶面温度会过高，从而损坏阳极靶面。

4. X线管容量 又名负荷量，是指在安全使用条件下，一次曝光或连续曝光而X线管无任何损坏时能够承受的最大负荷量。

（1）容量计算方法 X线管容量通常采用输入的电功率来表示，计算公式为

$$P = UI/1000 \tag{2-1-2}$$

式中，P为X线管的负载功率，也就是容量，单位是千瓦（kW）；U为管电压的有效值，单位为千伏（kV）；I为管电流有效值，单位为毫安（mA）。

X线管容量大小受到管电压和管电流的影响，但当整流方式不同时，管电压波形和管电流波形不同，峰值与有效值、平均值与有效值的转换也会有所不同。在单相全波整流电路中，管电压有效值=0.707×管电压，管电流有效值=1.1×管电流平均值。所以计算X线管容量时必须考虑到整流方式。

X线管容量还与曝光时间有关。单次曝光时间越长，阳极靶面产生的热量越多，若不能及时散发出去，热量将聚集在靶面上，X线管的容量将随之越小；多次连续摄影也会产生热量积累，后续曝光时所允许的容量也会减小。

由于X线管容量不是固定量，为了便于比较，引入了代表容量这一概念。代表容量又称为额定容

量或标称功率，是指一定整流方式和一定曝光时间下X线管的最大负荷量。固定阳极X线管的代表容量定义为在单相全波整流电路中，曝光时间为1s时所能承受的最大负荷。旋转阳极X线管的代表容量定义为在三相全波整流电路中，曝光时间为0.1s时所能承受的最大负荷。

（2）X线管容量的改变　由于高速运动的电子束携带的能量中99%以上转换成热能，只有不到1%转化为X线能量，实际焦点上的温度升高很快，超过一定温度时会导致靶面熔化而损坏X线管。因此X线管容量受到一定限制，可以从以下五个方面增大X线管容量：①增大实际焦点面积；②减小靶面倾斜角度；③提高阳极转速；④增加焦点轨道半径；⑤减小管电压波形的纹波系数。

5. 热容量　X线管容量只能说明一次性负荷的安全容量，无法说明累积性负荷时靶面温度上升和散热的关系，对于累积性负荷用X线管热容量来表示。X线管热容量的单位是焦耳（J），公式为

$$1J=1kV（有效值）\times 1mA（有效值）\times 1s \tag{2-1-3}$$

热容量的单位还可以用HU（heat unit，HU）来表示，即

$$1HU=1kV（峰值）\times 1mA（平均值）\times 1s \tag{2-1-4}$$

整流方式不同时，峰值、有效值、平均值换算关系不同，因此两个热量单位之间的换算关系也不同。例如，单相全波整流时，两者的换算关系是：1HU=0.77J。

五、X线管管套

X线管管套是用于放置X线管的一种特殊容器，具有防电击、防散射、油浸式的特点。具体结构会随着用途不同有所区别。

（一）固定阳极X线管管套

固定阳极X线管管套基本结构，见图2-1-14。

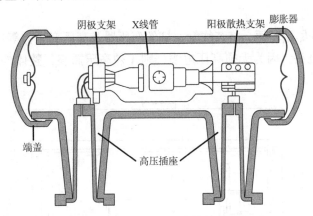

图2-1-14　固定阳极X线管管套结构

管套主体由薄钢板等金属制成，内壁衬有薄铅层，用来防止射线出口外的其余方向上的散射线射出。中间部分有一个圆形开口（放射窗），其上安装有透明塑料或有机玻璃制成的凹形小碗，既可减少X线出线口处的油层厚度而增加X线输出剂量，又可通过窗口观察X线管灯丝的点亮情况。通常在放射窗窗口前放置一层铝滤过片以减少软X线对人体的伤害。有时候在窗口处还装有碗状的铅窗以避免焦点外X线的射出。

管套的端盖内通常安装有耐油橡胶或金属制成的膨胀器，防止管套内的油压因油温升高、体积膨胀而增加。管套一侧安装有两个高压插座，用来连接高压电缆的高压插头，完成X线管管电压和灯丝加热电压的传送。

X线管用绝缘支架和高压插座固定在管套中,X线管焦点中心对准放射窗窗口中心。整个管套内充满变压器油,作为绝缘和冷却用。注油孔多在窗口附近或管套两端。有的管套无专用注油口,可通过窗口注油。

(二)旋转阳极X线管管套

旋转阳极X线管管套结构,见图2-1-15。

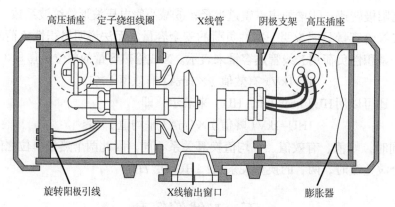

图2-1-15 旋转阳极X线管管套结构

大体结构与固定阳极X线管管套类似,不再赘述,主要区别是X线管管套的阳极端有旋转阳极启动所需的定子绕组线圈,其引线接线柱固定在阳极端内层的封盖上,和控制部分的阳极启动电路连接,并且与高压绝缘。有些大功率X线管的管套,在阳极侧的管套外壁会设置一个温度传感器,当管套内油温过热时,工作电路会自动切断高压,以保护X线管。

(三)组合机头

为了使小型X线设备尽量轻便,将X线管、灯丝变压器及高压变压器等组装在一个充满变压器油的密封容器中,即组合机头。因为无须高压电缆,则无须高压插座,整体外形为圆筒状,结构简单,见图2-1-16。

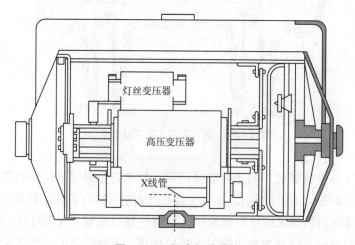

图2-1-16 组合机头结构

中高频X线机出现后,出现了新一代的大功率组合机头,原因是高压变压器、灯丝变压器及高压整流器等部件的体积成倍减小,使X线管、高压变压器、灯丝变压器封装在一起成为可能,形成了新一代的大功率组合机头。

第2节 高压发生装置

高压发生装置是X线发生装置的重要组成部分，由高压变压器、灯丝变压器、高压整流器、高压交换闸、高压插头与插座等高压元件构成。这些部件组装后安装在钢制的方形或圆形箱体内，箱内注满变压器油，用以加强各部件之间的绝缘和散热，箱体接地，以防出现高压电击产生的危害，见图2-2-1。

高压发生装置的作用包括：①为X线管提供直流高压；②为X线管灯丝提供灯丝加热电压；③若X线设备有两个或两个以上的X线管，则完成管电压和灯丝加热电压的切换。

简化的变压器方程为

$$NA=U/kf \qquad (2-2-1)$$

式中，N为变压器绕组匝数；A为变压器铁芯横截面积；U为变压器的输出电压；f为电源频率；k为常数。

从上式可知，电源的频率的大小影响高压发生装置的体积大小。如果确定得到一定的输出电压，则电源频率越大，变压器绕组匝数N和铁芯横截面积A的乘积就越小，也就是变压器铁芯横截面积和绕组体积可大幅度缩小。所以，中、大型工频X线设备高压发生装置的体积均较大，需要单独设置。随着逆变技术的发展，中高频X线设备高压发生装置体积变小，可以放置在控制台内。

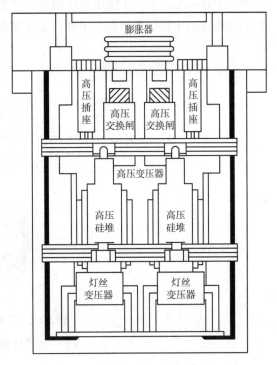

图 2-2-1 高压发生装置的结构示意图

一、高压变压器

高压变压器是一个升压变压器，其作用是产生交流高压。它的变压比通常比较大，所以初级、次级绕组匝数相差很大。其工作原理和分析方法与普通变压器相同。

（一）高压变压器的结构

高压变压器的结构包括铁芯、初级绕组、次级绕组、绝缘材料等，见图2-2-2。

1. 铁芯 铁芯的作用是提供磁场通路，多采用表面涂漆的硅钢片剪成不同宽度的矩形条叠成阶梯状，最后嵌成闭合口字形或日字形。为使铁芯压紧以减少漏磁，多用扁铁或角铁夹持并用螺栓紧固。现代X线设备中广泛使用C形铁芯，卷绕紧密间隙小，可有效减少漏磁和磁化电流，提高了导磁率，具有重量轻、体积小等特点。

2. 初级绕组 通常采用高强度的漆包线、玻璃丝包线或扁铜线，将线圈分若干层绕在绝缘纸筒上。用厚度为0.12mm的电缆纸或多层0.02mm的电容器纸作为绝缘介质。

初级绕组具有以下特点：①匝数较少，一般为数百匝；②绕线较粗，直流电阻小，一般在1Ω以下；③输入电压较低，通常小于500V，对绕组层间绝缘强度的要求不严格，但瞬间电流可能很大，可达数百安培。

3. 次级绕组 通常采用线径很小的油性或高强度漆包线绕制，为了增强绕组的抗电强度和机械强度，防止突波冲击时出现断路现象，次级绕组的开始和最后二、三层都用绝缘强度高、线径较粗的漆包线绕制。

次级绕组特点如下：①匝数较多，多在数万匝到数十万匝；②绕线线径较小，通过的电流很小，多数在1000mA以下；③输出电压很高，多数在30～150kV。因此次级绕组一般分两组绕制，每组呈阶梯状绕成数十层，两组绕组串联，套在初级绕组外面，并保证初、次级绕组间有良好的绝缘。

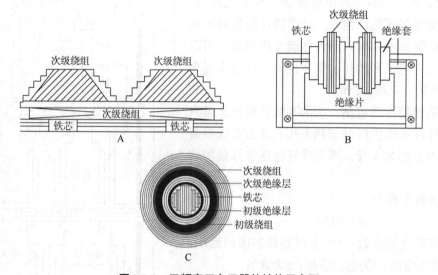

图2-2-2　工频高压变压器的结构示意图

A.初级、次级绕组剖面结构；B.外形结构；C.断面结构

（二）高压变压器的特点

1. 输入电压低，而输出电压高。诊断用X线设备管电压为30～150kV，治疗用X线设备管电压更是可高达200～300kV，甚至更高。

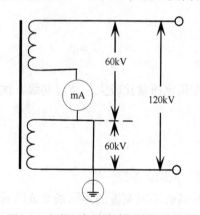

图2-2-3　高压变压器次级中心点接地

2. 次级中心点接地。X线设备高压变压器一般采用两个次级绕组同相串联、次级中心端接地的方式，这样可使高压变压器总的绝缘要求降低一半，见图2-2-3。

从图2-2-3可知，次级绕组任何一个输出端对中心端的电位，均等于输出高压的一半。如果高压变压器次级输出的电压为120kV，中心端接地后，次级输出端对中心端（地）的电位都是60kV。这就使得高压变压器的整体绝缘要求从原来的120kV降到60kV。并且电流表串接在次级中心端处并安装在控制台上，次级中心端接地后，使控制台免受高压威胁，从而保证操作人员的安全。

3. 设计容量远小于最高输出容量，通常是最高输出容量的1/5～1/3。

4. 浸泡在绝缘油中使用，提高各部件间的绝缘性能和散热效率。

二、灯丝变压器

灯丝变压器是降压变压器，其作用是产生X线管灯丝加热电压。

（一）灯丝变压器的结构

灯丝变压器的结构与普通变压器相似，也是由铁芯、初级绕组和次级绕组构成，见图2-2-4。

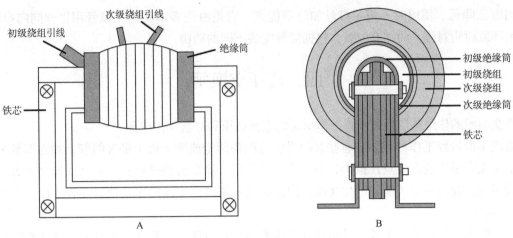

图2-2-4 灯丝变压器的结构示意图

A. 正视图；B. 侧视图

1. 铁芯 通常采用涂漆硅钢片以交错叠片的方法制成"口"字形或"C"字形，有的铁芯还将有绕组的一臂叠成阶梯形。

2. 初级绕组 流经初级绕组的电流很小，因此通常选用线径为0.19～0.93mm的细漆包线，总匝数为1000匝左右，分若干层绕在阶梯形臂上，层间用绝缘纸绝缘。

3. 次级绕组 流经次级绕组的电流较大，故一般用直径2mm左右的纱包或玻璃丝包圆铜线，总匝数多为数十匝，分几层绕制。初、次级之间用绝缘强度较高的绝缘筒作为绝缘材料。

（二）灯丝变压器的特点

1. 变压比较大，次级输出电压较低。灯丝变压器的初级端输入电压通常为100～200V，次级输出的灯丝加热电压为5～12V。

2. 次级绕组电位很高，初、次级绕组间必须有足够的绝缘强度。灯丝变压器次级绕组的一端与高压变压器次级相连，因此次级绕组电位很高，这就要求初、次级绕组间具有良好的绝缘，绝缘强度不能低于高压变压器最高输出电压的一半。

3. 灯丝变压器需要较大的容量。灯丝变压器在工作中需要连续负荷，因此必须具有足够的容量，才能为X线管提供持久稳定的灯丝加热电流。通常，灯丝变压器容量在100W左右。

三、高压整流器

X线设备高压整流器的作用是将高压变压器产生的交流高压转变为直流高压。

高压变压器次级输出的交流高压如果直接加到X线管两极，由于没有经过专门的整流电路，此时X线管本身可以看成是一个整流元件，完成自整流。那么，只有在阳极端电压为正时，灯丝发射的电子才能够飞向阳极靶面，产生X线；当阳极端电压为负时，灯丝发射的电子无法达到阳极，不能产生X线，无法充分发挥X线管的效能。并且，由于负半周逆电压很高，容易导致各高压元器件的击穿损坏。

现代X线设备，通常采用半导体整流器形成高压整流电路，将高压变压器输出的交流高压变成脉动的直流高压。

半导体整流器有很多类型，如氧化铜整流器、硒整流器、硅整流器和锗整流器等。目前应用最广泛的是高压硅整流器，又称高压硅柱、高压硅堆，见图2-2-5。具有体积小、机械强度高、绝缘性能好、寿命长、性能稳

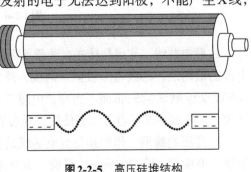

图2-2-5 高压硅堆结构

定、正向电压降低、使用时不需要灯丝加热等优点。它是由许多单晶硅二极管用银丝同向串联而成，外壳采用环氧树脂封装。两端有引线，根据需要安装不同的插脚。

四、高压交换闸

高压交换闸的作用是切换X线管工作所需的直流高压和灯丝加热电压。

为适应不同诊疗工作的需要，有些X线设备会配备两个或两个以上的X线管，如在双管X线设备中，一个X线管用于透视或点片摄影，另一个X线管用于摄影或特殊检查。虽然配有多个X线管，但是同一时间内只允许一个X线管产生X线，因此必须利用高压交换闸来切换X线管工作所需的管电压和灯丝加热电压。

高压交换闸多为电磁接触式，其结构和工作原理与普通接触器相同。根据需要设计使用数量和连接方式。由于它需要频繁切换两个电压，所以要求其结构必须牢固，具有很高的绝缘强度和机械强度。

五、高压电缆和高压插头、插座

高压电缆的作用是传送高压发生装置产生的管电压到X线管的两极，同时传输灯丝加热电压到X线管阴极。高压电缆与X线管装置和高压发生装置的连接必须由高压插头和插座来完成，在高压电缆线两端安装好高压插头，X线管管套和高压发生装置上安装好高压插座，安装电缆时只需要将高压插头与插座进行连接即可。

（一）高压电缆

高压电缆有两种类型，分别是同轴式高压电缆和非同轴式高压电缆。目前比较常用的是非同轴式高压电缆，其结构如图2-2-6所示。从内到外结构如下：

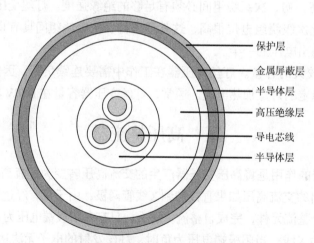

保护层
金属屏蔽层
半导体层
高压绝缘层
导电芯线
半导体层

图2-2-6 非同轴高压电缆结构示意图

1. 导电芯线 作用是传送X线管所需的高压和传送灯丝加热电压（仅限阴极侧电缆）。它位于高压电缆的最内层。芯线由多股铜丝制成，外包绝缘橡皮，厚度约为1mm，其绝缘要求为：能承受50Hz、1000V交流电试验5min而不击穿。电缆芯线数目有二芯、三芯、四芯等几种。二芯线供单焦点X线管使用，三芯线供双焦点X线管使用，四芯线供三极X线管使用。

2. 高压绝缘层 作用是使导电芯线的高电压与地之间绝缘。它位于导电芯线外侧，多由天然橡胶制成，厚度为4.5～20.0mm。目前，也有采用高绝缘性能的塑料作高压绝缘层，直径可做得较细，机械强度和韧性都较好。高压绝缘层对机械强度和韧性要求较高，需要在一定范围内可以弯曲，但一般不少于30cm，避免过度弯曲导致芯线折断，耐压值则一般要求在50～200kV（峰值）。

3.半导体层 作用是消除绝缘层和屏蔽层之间的静电场，防止因静电场不均匀而引起的静电放电，从而导致高压电缆电击，最终破坏高压绝缘层性能。它由具有半导体性能的橡胶制成，紧包在高压绝缘层外，厚度为1.0～1.5mm。

在非同轴式电缆的导电芯线外包有一层半导体层，称为内半导体层，它的作用是使芯线与高压绝缘层间的静电场分布均匀。高压绝缘层与金属屏蔽层之间加一层半导体层，称为外半导体层。

4.金属屏蔽层 当高压电缆击穿时，导电芯线的高压便与金属屏蔽层短路，而金属屏蔽层通过固定环接地，从而保护操作者、受检者和设备的安全。

金属屏蔽层是由直径不大于0.3mm镀锡铜丝编织而成，编织密度不小于50%。也可用镀锡铜丝网重叠包绕，但接合部必须接触良好。金属屏蔽层必须紧包在外半导体层上，并在高压电缆的两端与高压插头的金属喇叭口焊接在一起，借固定环接地。

5.保护层 作用是加强对高压电缆的机械保护，减少外部损伤，防止有害气体、油污和紫外线对高压电缆的危害。它位于高压电缆的最外层，多为塑料制成。

（二）高压插头、插座

高压插头、插座与高压电缆连接，对耐压的要求高，多由机械强度大、绝缘性能好的压塑性材料或橡胶制成。各厂家生产的高压插头与插座均采用国际电工委员会标准，可以通用、互换，见图2-2-7。

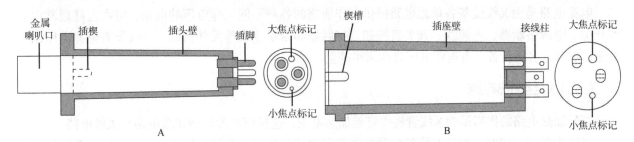

图2-2-7 高压插头与插座的结构示意图
A.高压插头；B.高压插座

有些高压插头的三个插脚呈等腰三角形排列，插入时要注意插脚的方位。为了正确插入和防止高压插头扭动，在插座口处铸有楔槽，高压插头尾侧铸有相应的插楔，插入时插楔对准楔槽，用固定环固定即可。为了避免高压沿面放电，高压插头表面需要均匀涂抹一层脱水凡士林或硅脂，插入高压插座时要注意排出空气。

第3节 控制装置

X线设备控制装置因设备型号不同在结构、体积、功能等方面有较大差异，但总的来说，根据控制曝光参数的方式不同，有三钮制控制台、二钮制控制台等不同类型。

一、对电路的基本要求

根据临床使用目的，能够灵活调控X线的质和量。

1. 为X线管提供一个稳定、可调的管电压，使X线管阴极发射的电子能够高速地撞击阳极靶面，产生X线，达到调节、控制X线质的目的。

2. 为X线管灯丝提供一个稳定、可调的灯丝加热电压，以此控制X线的量。

3. 准确控制管电压的通和断，达到精确控制X线产生时间的目的，最终影响到X线的量。

二、基本电路组成

诊断用X线设备的基本电路包括电源电路、灯丝加热电路、高压发生电路和控制电路。四者之间的关系，见图2-3-1。这些单元电路有机结合在一起，彼此独立又相互控制，相互配合。

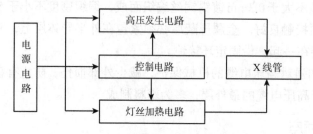

图2-3-1　基本电路相互关系图

（一）电源电路

电源电路是为X线设备各单元电路提供工作所需的各种不同工作电压的电路。电源电路通常由电源开关、电源熔断器、电源线、开关机按钮、接触器和指示仪表等元件构成。一般设有电源电压调节旋钮，也有些X线设备设有电源电压自动调整装置。

（二）灯丝加热电路

灯丝加热电路的作用是为X线管提供灯丝加热电压，包括灯丝变压器初级电路和次级电路。

当曝光时间一定时，调节X线管的管电流即可改变X线量。在灯丝加热电路中，通过调节灯丝变压器初级绕组的输入电压，就改变了次级绕组的输出电压，即改变了X线管的灯丝加热电压，最终改变了X线管管电流的大小，达到改变X线量的目的。

为了稳定管电流，并且确保管电流较大时灯丝的安全，通常在灯丝变压器初级电路中设置稳压器以稳定灯丝加热电压。工频X线设备中通常采用谐振式磁饱和稳压器实现该功能，而中高频X线设备则在逆变电路中采用闭环反馈的方式实时稳定灯丝加热电压。

由于空间电荷的存在，管电流除了受灯丝加热电压影响外，还与管电压有关，使得即使灯丝加热电压不变，一旦调整管电压，管电流也会发生细微变化。为解决这一问题，在灯丝加热初级电路中设置有专门的空间电荷补偿装置。其原理是调整管电压时，通过空间电荷补偿装置相应地改变灯丝加热电压的大小，使管电流保持不变。例如，当减小管电压时，相应增加灯丝加热电压使管电流保持不变。

（三）高压发生电路

高压发生电路是为X线管提供稳定、可调的管电压的，包括高压初级电路和高压次级电路。

1. 高压初级电路　作用是实现管电压的调节、控制、预示和补偿。管电压的调节是通过调整高压变压器初级绕组输入电压来改变次级绕组的输出电压，从而改变X线管获得的管电压，调节范围在30~150kV。管电压控制是指控制管电压的通与断。比较常见的有接触器控制法和晶闸管控制法两种控制方法。

管电压预示是指在X线管空载时，通过测量高压变压器初级电压后利用变压比计算出次级电压，并将这个计算出的电压指示出来，这个指示电压并非曝光时真正施加于X线管两极的管电压，因此称为管电压预示。由于管电压预示是在X线管空载时计算出来的，一旦X线管曝光，电路中实际存在许多电阻，电路将会产生电压降，且电压降随着管电流的增加而增加，这就使得X线管实际获得的管电压小于预示的管电压值，因此需要进行补偿。管电压补偿的原理是：根据管电流的大小，通过电阻补偿或变压器补偿对管电压的预示值进行补偿，以预先增加空载时的初级电压，使预示值等于实际管电压值。

2. 高压次级电路　该部分电路需要完成交流高压整流和管电流的测量。高压整流电路有多种形式，如单相全波整流电路、倍压整流电路等。在单相全波整流电路中，对高压次级绕组中心接地点处的交流电进行整流，再用直流电流表进行管电流测量。此时，要注意X线管曝光时高压电路中会存在分布电容，从而产生电容电流。电容电流大小一般为0.5～3mA，也会经过整流电路整流后进入到毫安表内，使得管电流测量的电流值高于管电流实际值，这种影响在摄影时可以忽略，但在透视时影响很大，必须进行电容电流补偿。补偿方法包括电阻补偿法和变压器补偿法。

（四）控制电路

控制电路的作用是控制各单元电路的工作，所用元件多，电路结构复杂，包括手闸、脚闸、接触器、继电器、限时器等基本元件，并且根据X线设备工作目的不同，设有透视、胃肠摄影、普通摄影和滤线器摄影等控制电路。

（蔡惠芳）

第3章
模拟X线设备

学习目标

1. 掌握　普通X线设备的基本组成。
2. 熟悉　高频X线设备的主要特点及工作原理。
3. 了解　程控X线设备的主要特点及电路组成。

　　诊断用X线设备是利用透过人体后的X线强度差异进行成像的设备，一般具有透视、点片摄影、普通摄影、滤线器摄影、立位摄影和体层摄影等功能。根据成像原理不同，可以分为模拟X线设备和数字X线设备。本章主要介绍模拟X线设备，包括工频X线设备、高频X线设备及模拟X线设备的安装与维护等。

第1节　工频X线设备

　　工频X线设备即高压变压器初级电源频率为50Hz或60Hz的诊断用X线设备，分为普通X线设备和程控X线设备两种。

一、普通X线设备

　　普通X线设备因用途不同、型号不同，结构上差异较大，但基本上都是由X线发生装置和外围装置两大部分组成。X线发生装置又称主机装置，主要由X线管、高压发生装置和控制装置三大部分组成，其主要任务是控制X线的发生与停止，并控制X线的质和量。外围装置是根据临床检查需要而配备的各种机械辅助装置、影像装置和记录装置，包括X线管头支持装置、遮线器、滤线器、诊视床与点片摄影装置、摄影床与立位摄影架、医用显示器等。X线发生装置已在第2章详细介绍，下面将重点介绍外围装置。

（一）X线管头支持装置

　　X线管头支持装置简称管头支持装置，也称为管头支架。借助于X线管头支持装置，可以把X线管头固定在摄影所需的位置和角度上，使X线管头以一定的距离和角度进行摄影，并保证摄影时X线管头处于稳定状态。根据结构形式不同，X线管头支持装置可分为落地式、附着式、悬吊式、C形臂式等。

　　1. 落地式　落地式多用于中小型X线设备，按结构形式不同又分为双地轨式和天地轨式两种。

　　双地轨式X线管头支持装置，见图3-1-1A。其立柱结构和天地轨式基本相同，不同的是该装置没有天轨，采用两条平行的地轨支持立柱的纵向移动。该装置对机房高度无特殊要求，安装比较方便，不足之处在于地面轨道较多，显得不够整洁。

　　天地轨式X线管头支持装置，见图3-1-1B。其主要由底座、天轨、地轨、立柱、滑架和横臂等组成。立柱是主体，为方形或圆形钢板结构，顶端设有滑轮，内有平衡锤，钢丝绳经滑轮联系平衡锤和滑架。立柱能在天地轨间平稳地纵向移动，以满足X线管头纵向移动的需要，并借助于安装在底座上的刹车装置，将立柱固定在任意所需位置上。滑架能沿立柱上下移动，以调节X线管头的高度，靠固定螺栓或电磁锁止器固定。横臂由滑架与立柱相连，横臂能伸缩，以满足X线管头横向移动的需要，靠固定螺栓或电磁锁止器固定。横臂还能绕立柱转动，改变X线投照方向，以适应不同角度摄影的需求。

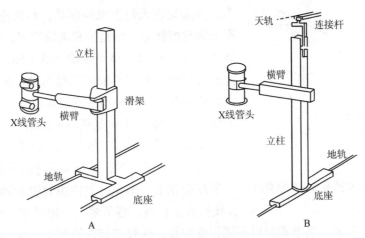

图 3-1-1 落地式X线管头支持装置结构示意图

A. 双地轨式；B. 天地轨式

2. 附着式 附着式X线管头支持装置的主要特点是立柱由轨道或转轴附着在摄影床的侧面，包括轨道附着式和转轴附着式两种。

轨道附着式X线管头支持装置，见图3-1-2A。用于支持立柱的轨道附着在摄影床的侧面，虽然立柱活动范围较小，但具备落地式立柱的各种功能，能完成日常摄影的绝大部分工作。

转轴附着式X线管头支持装置，见图3-1-2B。立柱由转轴固定在摄影床侧面。立柱可作一定角度的倾斜。横臂不伸缩，也不能绕立柱转动，仅可绕自身长轴转动±90°。这一动作可使X线管头进行倾斜角度摄影或与一定距离上的胸片架组合进行胸部摄影。X线管头在原始位置时，中心线正对滤线器中心，虽通用性较差，但进行头颅、躯干的滤线器摄影时操作方便。

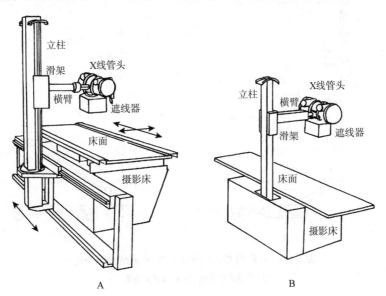

图 3-1-2 附着式X线管头支持装置结构示意图

A. 轨道附着式；B. 转轴附着式

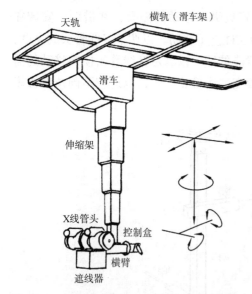

图3-1-3 悬吊式X线管头支持装置结构示意图

3. 悬吊式 悬吊式X线管头支持装置，常用于大型固定式X线设备中。其主要组件有天轨、横轨（滑车架）、滑车、伸缩架和管头横臂等，其外形结构，见图3-1-3。

天轨牢牢地固定在机房顶部天花板上，它承担着天轨以下悬吊部分的全部重量。横轨安装在天轨上，横轨可携带滑车、伸缩架在天轨上纵向移动，移动范围多在3m以上。滑车安装在横轨上，由框架和滚轮组成，滑车可携带伸缩架在横轨上横向移动，移动范围多在1.5m以上。上述两种运动完成X线管头在水平面的二维运动。伸缩架安装在滑车上，由伸缩筒及其升降传动平衡装置或电机驱动装置组成，伸缩架能上下升降，升降范围在1.5m左右。这样，即可完成X线管头在水平面的第三维运动。伸缩架一般由5节伸缩节构成，第1节是固定的，下面4节均能做上下伸缩活动，且每一节都套在上一节里，其内由轨道和轴承导向，稳定性好。

X线管头上行时，各节缩入一定尺寸，到顶时全部缩入等于外框长度；X线管头下行时，各节同时以不同速度伸长。横臂安装在伸缩架下端，其一端设X线管头固定夹，另一端设控制盒和把手。横臂可绕伸缩架轴心转动，分档嵌入固定，沿X线管长轴方向的倾斜角度可达±90°。X线管头的三维运动都采用电磁锁止方式，各电磁锁止控制按钮集中设在控制盒上。

悬吊式X线管头支持装置能充分利用机房上部空间，减少地面设备，使机房整洁宽敞，方便工作人员的操作，并且X线管头能在较大范围内做纵向、横向、上下三维移动，X线中心线移动范围大，有较大的灵活性，能满足各种位置和方向的X线检查需要。

4. C形臂式 C形臂式X线管头支持装置是为了适应各种不同的X线特殊检查而设计的，其名称因其形状而来，C形臂的一端装X线管头和遮线器，另一端装影像转换和记录装置，如影像增强器、电视摄像机等。C形臂可以与悬吊式装置结合，组成悬吊式C形臂X线管头支持装置，见图3-1-4A；也可以与专用底座结合，组成落地式C形臂X线管头支持装置，见图3-1-4B。

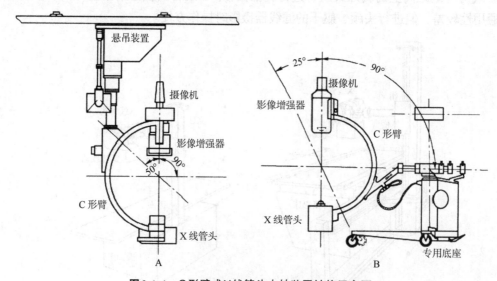

图3-1-4 C形臂式X线管头支持装置结构示意图

A.悬吊式C形臂；B.落地式C形臂

C形臂式X线管头支持装置结构紧凑，占据空间少，并能沿槽移动和绕水平轴转动，活动范围大且灵活，特别适用于心血管系统的X线检查。其最大优点是检查时无须移动受检者。小型移动式X线设备装配C形臂后，非常适用于床边X线检查和手术室使用。

（二）遮线器

遮线器又称缩光器，安装在X线管管套的窗口位置，其作用是遮去不必要的原发X线，控制照射野的大小和形状，尽可能地减少受检者受照剂量，提高图像清晰度。此外，摄影用遮线器内部还设有光源和反光镜，用来模拟X线管焦点的位置，指示照射野和中心线。

1. 工作原理

（1）照射野调节原理　遮线器是利用间隙可调的铅板来控制和调节照射野的。X线管焦点、铅板的位置和间隙与照射野的关系，见图3-1-5。其间比例关系为$A/B=a/b$。一般A是固定的，B对于特定部位通常也是固定的，这样，调节铅板间隙大小a，就可以调节照射野大小b。

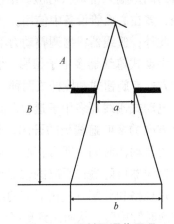

图3-1-5　照射野调节原理

A. 焦点到铅板的距离；*B.* 焦点到胶片的距离；*a.* 铅板间隙大小；*b.* 照射野大小

（2）照射野指示原理　遮线器内部有光源和反光镜，用来模拟X线管焦点位置，指示照射野和中心线，见图3-1-6。光源、X线管焦点以反光镜为轴中心对称。光源经反光镜反射后进入X线通道，经下组遮线板遮挡，模拟X线照射野的范围。

光源现在多采用低压供电的卤素或LED灯泡，功率在100W左右。为延长灯泡使用寿命，大多采用自动闭灯装置，开启后到达预定时间自动关闭。灯泡属于损耗品，在更换时，要注意安装位置，否则容易引起照射野的误差。

2. 种类和应用

遮线器根据结构形式可分为不同类型，如遮线板、遮线筒、活动遮线器、多层遮线器、圆形照射野遮线器等。不同类型的遮线器，遮线效果和应用也有所不同。

（1）遮线板　是在X线管管套窗口附加一块开有一定尺寸的方形或圆形开口的铅板，铅板开口中心对应X线中心。这样，根据开口大小，就可以得到一定距离上一定范围的照射野。一般备有多块开有不同孔径的遮线板，在各板上标明特定距离上的照射野大小，以便选用。

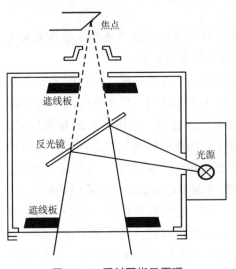

图3-1-6　照射野指示原理

（2）遮线筒　由铁板制成圆柱形、圆锥形或方锥形，内壁附有铅板。遮线筒的口径各异，口径不同，控制的照射野大小也不一样。摄影时可依据实际所需合理选用。

（3）活动遮线器　内部由两对能开闭的铅板分两层垂直排列，每对铅板的开闭决定一个方向上照射野的大小。通过调节两对铅板的开闭程度改变照射野的大小和形状。同一层相对的两个铅板总是以X线中心线为轴对称开闭。这种遮线器效果更理想，操作较方便、灵活，可以在任意距离上，满足对各种尺寸胶片的遮线要求。

（4）多层遮线器　是由几组遮线板组成的遮线器，同一方向的多对遮线板工作时同步活动，区别在于它们到焦点的距离不同，活动幅度也不同，距离焦点近的上组遮线板活动幅度较小，下组遮线板活动幅度较大，上下两组遮线板具有共同的照射野。在两组遮线板之间加有吸收散射线的方筒，另外，遮线器的外壳也具有吸收散射线的作用。多层遮线器还设有软射线滤过板更换轨道，有插入式和转盘更换式两种。

（5）圆形照射野遮线器　这种遮线器仅在配有影像增强器的透视装置中使用，使照射野与影像增强器的圆形输入屏形状对应。结构有单片遮线板式和叶瓣式，后者可以电动控制，连续调节照射野的直径，多在心血管设备中使用。

此外，遮线器根据调整动力不同还可以分为手动式和电动式两种。

手动式遮线器多用于摄影。它直接用手通过机械传动开闭遮线器的遮线板，控制照射野的大小。操作方式有旋钮式和拨杆式两种。

电动式遮线器多用于透视。其结构与手动式基本相同，只是调整动力是由小型电机提供的。纵横两个方向的多叶遮线板的开闭，是由两个微型电机通过两套减速器和传动机构控制。控制电机的正、反转动及动作时间，即可将照射野调整到适当大小。电机的转动由手控开关和限位开关控制。有的电动式遮线器可随透视距离的改变自动调节，以保持照射野大小不变。在点片摄影时，自动转换成与所选胶片规格和分割方式相对应的照射野大小。心血管设备中的遮线器光栅还可以X线中心线为轴顺时针或逆时针旋转，从而达到更好地控制照射野的目的。

（三）滤线器

滤线器是置于被照体与影像接收器之间的吸收散射线的X线摄影辅助装置。其主要性能指标为栅焦距、栅比、栅密度等。当X线管发出的X线（原发X线）在透过人体时，其中一部分X线与人体组织发生康普顿效应产生散射线。相比于原发X线，散射线方向随机、能量较低，一方面会增加受检者辐射剂量，另一方面会到达胶片形成灰雾，降低影像质量。为了减少散射线的影响，X线设备一般会配备滤线器装置。

1. 滤线栅的结构　滤线栅外观为一块厚4~8mm的平板，内部有许多极薄的铅条和一些易被X线穿透的低密度物质（纸条、木条或铝片等）交替排列，上下再用薄铝板封装而成。

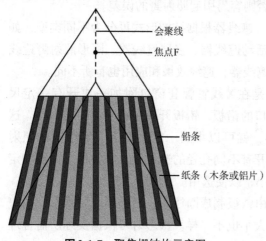

图3-1-7　聚焦栅结构示意图

滤线栅根据结构特点分为聚焦栅、平行栅和交叉栅等。平行栅的铅条相互平行排列。交叉栅由两个栅焦距相等的平行栅交叉而成。目前，应用最多的是聚焦栅，见图3-1-7。滤线栅中心两侧的铅条向中心倾斜一定的角度，将所有铅条平面沿倾斜方向延长，会聚成一条线，称为会聚线。滤线栅平面中心垂直线与会聚线的相交点，称为滤线栅的焦点（F）。滤线栅聚焦的一面为正面，或称为聚焦面，另一面称为背焦面。聚焦面印有文字或图形标记，如"—⊙—"，圆点或圆圈表示中心，横线标记铅条的方向，也有的用X线管标记。

2. 滤线器的种类　滤线器可分为固定式滤线器和活动式滤线器两种。

（1）固定式滤线器　可直接用于X线摄影，使用时，将其置于受检者和片盒之间，曝光时固定不动。固定式滤线器使用方便，但栅密度较小时，易产生铅条阴影。因此，要求栅密度越大越好，但栅比不宜过高。

（2）活动式滤线器　一般安装在摄影床、诊视床的床面以下。其结构由滤线栅及其驱动机构、暗盒托盘等组成。所用滤线栅面积较大，以满足最大尺寸的片盒横放或竖放使用。滤线栅在曝光前的瞬间开始运动，曝光结束后停止运动，运动方向与铅条排列方向垂直，这样，既能滤除散射线，又不易形成铅条阴影。托盘用于夹持片盒，使之固定于滤线器中心。驱动机构可驱动滤线栅按一定方式运动，并与曝光时间协调，运动时间要长于曝光时间。

活动式滤线器主要有电动式和减幅振动式两种，见图3-1-8。

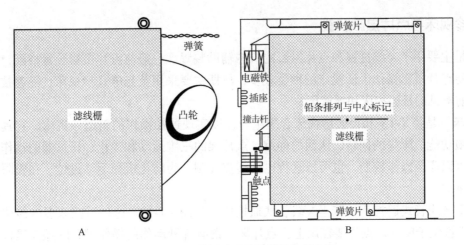

图3-1-8 两种活动式滤线器结构示意图
A. 电动式活动式滤线器；B. 减幅振动式活动式滤线器

电动式活动式滤线器的滤线栅由弹簧牵引，并由小型电机驱动。摄影时，电机在曝光前得电旋转，带动凸轮旋转。凸轮通过触碰滤线栅，使之往复运动，其速度均匀恒定。

减幅振动式活动式滤线器的滤线栅由4片弹簧支撑呈悬浮状态。曝光前滤线栅在电磁力作用下移向一侧储存能量，曝光指令发出后，滤线栅被释放开始往复振动，直到曝光结束。

3. 滤线栅的规格参数

（1）栅焦距（F_0） 为滤线栅焦点F到滤线栅板中心的垂直距离。常用滤线栅的焦距有80cm、90cm、100cm、120cm、150cm等。

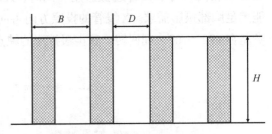

（2）栅比（R） 为滤线栅板铅条高度H与其间隙D的比值，即$R=H/D$，见图3-1-9。栅比可以反映滤线栅滤除散射线的能力。栅比越大，滤除散射线的效果越好，但对原发X线的吸收也随之增加，故应根据管电压的高低选择合适栅比的滤线栅。一般摄影选用栅比

图3-1-9 滤线栅规格参数示意图
B.相邻两根铅条之间的距离；D.相邻铅条间隙大小；H.铅条高度

（5～8）：1的滤线栅，高千伏摄影多选用栅比（10～12）：1的滤线栅。

（3）栅密度（N） 滤线栅单位距离内的铅条数，$N=1/B$，单位用L/cm表示。栅比相同时，栅密度值大的滤线栅滤除散射线能力强。一般摄影用活动滤线栅的栅密度为20～30L/cm，固定滤线栅的栅密度为40L/cm以上。

4. 滤线栅的切割效应 即滤线栅铅条对原发X线的吸收作用。产生原因有滤线栅反放、横向倾斜或偏离栅焦距、焦片距超出允许范围等。

5. 滤线栅的使用注意事项

（1）滤线栅应置于人体与片盒之间，聚焦面朝向X线入射方向。

（2）X线焦点应置于滤线栅铅条的会聚线上，X线的中心线可沿铅条方向倾斜，不要横向倾斜，并尽量不要横向偏离滤线栅的中心线。这样，X线辐射方向与铅条方向一致，原发X线最大可能地透过滤线栅，散射线因传播方向是随机的，很少与铅条方向一致，所以绝大部分被铅条吸收。

（3）摄影时，应根据滤线栅的焦距来确定焦片距，其改变不应大于或小于焦距的25%。对于活动式滤线器，其滤线栅的运动时间应至少长于曝光时间的1/5。

（4）由于滤线栅会吸收部分原发X线，故滤线栅摄影时要适当增加曝光条件。

（四）诊视床与点片摄影装置

诊视床是主要用于X线透视和点片摄影的机械辅助装置，一般与点片摄影装置搭配，这样既方便透视，又方便点片摄影操作。诊视床的种类较多，早期主要采用荧光屏式诊视床，随着技术发展已经被淘汰，目前常见的是遥控床和摇篮床。

1. 遥控床　是将X-TV和普通诊视床合理组合，以实现遥控操作的新型诊视床。它具备荧光屏式诊视床的各项功能。床身的回转、床面的伸缩、点片架的三维运动和锁止、压迫器的动作、遮线器的调节等，既可以床旁操作控制，也可以远程电动遥控控制。为防止机械运动过位，在极限位置均设有限位和限位保护。

（1）床下X线管式遥控床　床下X线管式遥控床，见图3-1-10。这种遥控床多由传统的诊视床改进而来，X线管位于床下，点片架在床上，点片架上设有各种动作的操作键，除遥控操作外，也可进行床旁操作控制。这类遥控床由于点片架上的影像增强器和胶片等与受检者的距离较近，因此图像放大率减小，图像清晰。另外，床下X线管式遥控床有利于X线防护。但不足之处是点片架距受检者身体太近，活动易受到受检者身体的影响，同时点片架多采用有暗盒式。

（2）床上X线管式遥控床　床上X线管式遥控床，见图3-1-11。这种遥控床是把点片架和影像增强器设计在床面以下，点片架多改用无暗盒式。床面以上只有X线管和一个机械压迫器，使整个诊视床的结构更加紧凑、合理。透视过程中受检者转动身体不受点片架的妨碍。并且X线管的位置与普通摄影床相同，可兼做普通摄影用。同时，X线管和床面间的距离也可调整，有些甚至可调到150cm，能满足胸部摄影需求。X线管的投照方向可向受检者头侧和足侧各倾斜30°，更有利于病灶的观察。床身能在+90°～0°之间回转。这类遥控床的缺点是不利于X线防护。

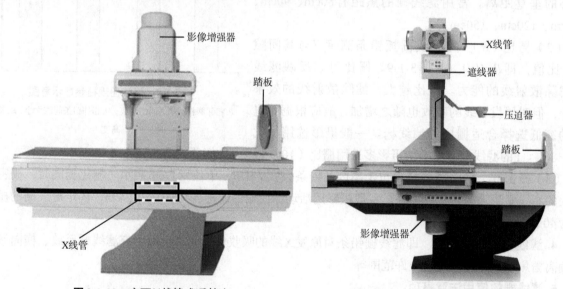

图3-1-10　床下X线管式遥控床　　　　**图3-1-11**　床上X线管式遥控床

2. 摇篮床　是一种设计更加完善、功能更多、自动化程度更高的遥控床，多采用固定底座和C形滑槽结构，可实现床身垂直、水平和负角度回转，见图3-1-12。床面可绕其纵轴作±360°顺转，X线管和影像增强器可绕受检者转动±90°，可进行任意方向投照，透视和点片摄影等。

（五）摄影床与立位摄影架

摄影床主要用于摄影时安放受检者、摆放体位，见图3-1-13A。摄影床一般由床身、床面组成，床面可沿床纵向方向移动，有些摄影床的床面可沿横向方向移动，靠手柄或电磁锁止器固定。摄影床的床面下方一般配置有活动式滤线器，以用于滤线器摄影。

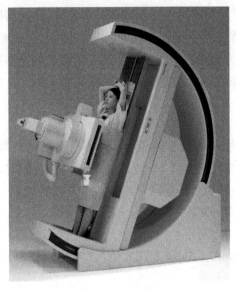

图3-1-12 摇篮床

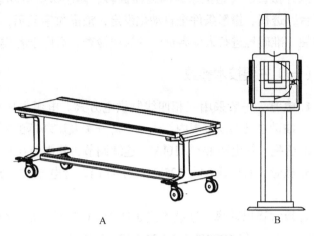

图3-1-13 摄影床与立位摄影架

A. 摄影床；B. 立位摄影架

立位摄影架主要用于胸部X线摄影，故也称胸片架，见图3-1-13B。胸部摄影时通常取站立位，胶片暗盒放置在胸片架的暗盒夹内。有的胸片架上配有长焦距、高栅比的固定或活动式滤线器，用于立位滤线器摄影。

（六）医用显示器

医用显示器是一种专为医疗行业设计的显示器，具有高清晰度、大屏幕、色彩还原准确等特点，适用于医疗影像诊断、手术导航、远程会诊等医疗场景。医用显示器不仅提高了医疗工作的效率，还为医生提供了更准确、更直观的诊疗依据。

医用显示器的发展经历了几个不同的阶段，早期主要采用的是阴极射线管显示器（CRT），随着技术发展，已逐渐退出市场，目前，液晶显示器（liquid crystal display，LCD）与发光二极管（light emitting diode，LED）显示器已成为主流产品。

1. LCD 是一种被动显示设备，其主要利用液晶的物理特性来控制图像的显示。LCD由液晶面板、背光源、控制电路和外壳等组成。其工作原理是利用液晶的物理特性，通过控制电路来控制液晶分子的排列和旋转，从而控制光线的透过和反射，最终呈现出图像。液晶分子在电场的作用下会发生排列和旋转，当光线通过液晶分子时，由于液晶分子的排列和旋转，光线的传播方向会发生改变，从而呈现出不同的颜色和亮度。它具有体积小、重量轻、能耗低、寿命长、亮度高、视角大、色彩丰富等优点。

2. LED显示器 主要由LED发光元件、电路板、驱动芯片、保护层和外壳组成。LED发光元件是核心器件。LED显示器内部由数百万个LED组成，每个LED可以独立控制亮灭，通过控制LED发光元件的亮灭状态，实现信息的显示。LED显示器具有高亮度、色彩鲜艳、反应速度快、使用寿命长、节能环保等特点。

二、程控X线设备

程控X线设备是一种由单片机（微机）控制的工频X线设备，相较于普通X线设备，由于采用了单片机控制，其自动化程度、工作稳定性和可靠性均有了大幅度提高，用户操作比较简单、方便。接下来，以FSK302-1A型程控X线机为例作简单介绍。

FSK302-1A型X线机是一种500mA、防电击、防散射、采用微机控制的国产程控X线机，具有透视、点片摄影、普通摄影、滤线器摄影、体层摄影等功能，可根据需要配备X-TV，以及立式滤线器摄影台；透视、摄影条件全自动化设定，液晶数字显示，微机内存有各种备用的、可修改的操作程序，可方便、准确地进行人体各部位的X线检查，适应于各类医疗和教学科研单位使用。

（一）主要技术参数

1. 电源 一般采用三相四线制供电方式。电源电压为380V，波动在±10%的范围内，电源频率50Hz，波动在±1Hz范围内，供电电源开关及熔断器的容量应不小于60kW，电源内阻应小于0.3Ω。

2. 透视 管电压45～110kV，连续调节；管电流0.5～5mA，连续调节。

3. 摄影 管电压44～125kV，分41档；管电流30～500mA，共分8档，曝光时间0.02～5s，共分23档。

4. 最大输出功率 连续方式0.41kW（0.74×110kV×5mA），间歇方式大焦点29.6kW（0.74×80kV×500mA）、小焦点9.25kW（0.74×125kV×100mA）。

（二）主要特点

1. 摄影管电压（kV）、管电流（mA）、摄影时间（s）分别通过摄影管电压调节键、摄影管电流调节键、摄影时间调节键进行调节。根据X线管容量保护值，由软件编制联锁保护条件，进行自由搭配。

2. 透视管电压、管电流分别由相应的电位器设定，如配备X-TV，按下IBS键和指示灯按钮，机器可自动完成透视管电压、管电流的调整。图像亮度系统（image bright system，IBS）可以自动调整管电压和管电流，从而保持图像的稳定。

3. 旋转阳极的启动、运转和灯丝加热电路的工作状态，受保护电路和微机的双重监测，如果有故障发生将给出相应的故障代码。

4. 摄影管电压补偿由软件控制，保证在额定电源条件下，有较正确的管电压输出。

5. 在灯丝加热电路中，针对不同的管电压和管电流，软件确定了不同的灯丝触发频率，以提高X线输出的稳定性。

6. 具有连续透视累积时间5min限时功能。在s/100窗内显示透视累积时间，达300s后程序会自动关闭透视。

7. 使用两档曝光手闸，采用隔离的低压电源，以保护操作人员的安全；为防止无关人员影响机器正常工作及接受X线的辐射，设有外部联锁保护接口。

8. 诊视床、摄影床的切换由五种工作方式确定，在进行技术方式选择的同时即可完成X线管的选择；摄影床配有体层摄影装置，可完成0～22cm内任一层面的纵向体层摄影；诊视床的X线管组件设有过热保护接口，并安装有温控开关，防止X线管因过热而损坏。

（三）电路组成

FSK302-1A型X线机主要由电源伺服板、灯丝加热板、接口板、取样板、微机板、操作显示板等组成，见图3-1-14。

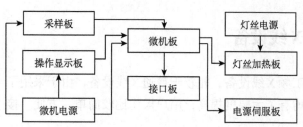

图3-1-14 FSK320-1A型X线机电路组成图

1. 电源伺服板 主要作用：①提供各种电源；②伺服电机控制；③放大可控硅触发信号。

2. 灯丝加热板 主要作用：①提供灯丝电源；②进行管电流调整；③灯丝初级电压逆变。

3. 接口板 主要作用：①实现单片机电路与外围设备的接口；②灯丝电流取样、旋转阳极启动取样和高压初级取样。

4. 采样板 主要作用：①电源、摄影管电压、透视管电压和摄影管电流采样；②透视管电流显示。

5. 微机板 采用典型的三总线结构的8位单片机系统，负责控制整个系统。

6. 操作显示板 主要作用是：①显示预示的管电压值——kV；②显示管电流——mA，管电流时间积——mA·s；③显示曝光时间——s。六组发光二极管是用来显示体位的，在程控X线设备中，设计者把经常使用的一些体位的摄影条件存储在单片机里，用时调出即可。这些数据也可以根据用户需要随时修改、存储。

第2节 高频X线设备

工频X线设备在应用中存在着很多不可避免的缺点，如：①体积与重量庞大；②高压波形脉动率高、X线剂量不稳定、软X线成分多，皮肤剂量高；③曝光参量的准确性和重复性差。为了克服上述缺点，将直流逆变技术引入到X线设备中，将高压电源频率由工频（50Hz或60Hz）提高到中频（400～20 000Hz）或高频（20kHz以上），研制出了逆变X线设备。高压电源频率在400～20 000Hz的X线设备称为中频X线设备，高压电源频率在20kHz以上的称为高频X线设备。下面将从主要特点、工作原理、直流逆变电源、高频X线设备实例几个方面介绍。

一、主要特点

1. 受检者皮肤剂量低、输出剂量大、成像质量高 高频X线设备高压输出波形近似于恒定直流，脉动率非常低，波纹系数＜±5%，输出X线的能谱集中，软X线成分少，可有效降低受检者的皮肤剂量，提高成像质量，增大输出剂量，缩短曝光时间。

工频X线设备，特别是单相全波整流X线设备，其高压输出波形脉动率高达100%，对成像无用的软X线成分较多，受检者皮肤剂量大。

2. 可进行实时闭环控制，曝光参数稳定度、精度高 高频X线设备采用微机对管电压和管电流进行实时闭环控制。在曝光过程中，管电压和管电流采样值实时与设定值进行比较和调整，使得管电压、管电流实际值等于设定值，控制精度非常高。

工频X线设备则为开环控制，虽然采用了管电压补偿和管电流补偿等稳定措施，但由于自耦变压器的内阻与碳轮位置有关、空间电荷效应具有非线性、曝光过程中电源的波动等，都使得管电压、管电流的精度和稳定度变差。

3. 高压变压器体积小、重量轻 高压电压频率的提高，使得高频X线设备高压发生器的体积和重量大大减小，这对于生产便携式和移动式X线设备非常有利。采用直流逆变技术的便携式和移动式X线设备在X线输出量、X线质、操作轻便灵活、电源适应能力、安全与美观上，与工频X线设备相比都具有明显的优势。

4. 便于智能化 高频X线设备使用计算机对整机进行控制和管理，并且这一控制和管理方式与程控X线设备相比有着显著的不同。计算机的应用将高频X线设备的各种性能提高到一个崭新的水平，如降落负载、曝光限时、故障报警、实时控制、数据存储、自动处理等，这些都为X线设备的数字化和智能化创造了必要条件。

5. 可使用直流电源供电 高频电源是从直流逆变而来，这意味着对缺少交流电或电源条件差的场合，可以采用蓄电池来解决电源问题，这在野外、边远地区、严重的自然灾害和野战条件下，具有重要的意义。

高频X线设备和工频X线设备的性能比较，见表3-2-1。

表3-2-1　高频X线设备和工频X线设备性能对比

项目	工频X线设备	高频X线设备	项目	工频X线设备	高频X线设备
线谱	宽	窄	波形	1～12脉冲	近似直流
稳定性	预调不稳定	随调稳定	可控性	预置	实时
有效成分含量	低、中	高	皮肤剂量	大	中
重复性	≤0.05	≤0.02	体积重量	大	小
管电压	<±10%	<±5%	设计要求	中	高
管电流时间积	<±20%	<±10%	材料要求	一般	高
短时曝光	3ms	1ms	适用范围	全型号	大、中型

二、工作原理

高频X线设备的电路构成，见图3-2-1。它主要由主电路、功率控制电路、旋转阳极启动电路、键盘及显示电路、接口电路等其他控制电路和计算机系统构成。主电路主要包括工频电源、整流滤波电路、主逆变和灯丝逆变、高压发变器等，功率控制电路主要包括主逆变触发控制和灯丝逆变触发控制两部分。

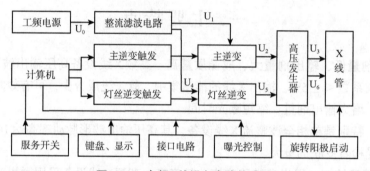

图3-2-1　高频X线设备电路构成图

工频电源U_0经整流滤波后变为540V左右的直流高压U_1，经主逆变电路变成频率为几万Hz的高频交流电压U_2，送往高压变压器初级，高压变压器次级输出交流高频电压经整流滤波后变成恒定直流高压U_3，加在X线管的阴极和阳极，提供X线管产生X线所需的管电压。灯丝加热电压也采用类似的方法，工频电源U_0经过整流、滤波、调整后输出直流电压U_4，逆变后成为几千或几万Hz的高频电压U_5，送往灯丝变压器初级，灯丝变压器次级输出电压U_6作为X线管的灯丝加热电压。

主逆变触发和灯丝逆变触发大多采用闭环控制模式，在曝光过程中，管电压和管电流检测信号或灯丝检测信号与曝光参量设定值实时进行比较，比较信号不断跟踪调整主逆变触发脉冲的宽度或频率和灯丝逆变触发脉冲的宽度或频率，从而实时调整管电压和管电流。

计算机是高频X线设备的核心，其主要作用是通过读、写数据并发出指令来协调整机电路按预定的程序工作。它一般由单片机和外围电路组成。通过服务开关可以设置X线管、主机及外围设备的一些参数，同时还可以调用服务程序完成模拟曝光、显示实际管电压和管电流值、显示热容量等多种功能。键盘操作、数码或液晶显示、曝光操作及X线管阳极启动等都由计算机系统控制和管理。如果配以相应的设备，高频X线设备还可实现自动亮度控制（ABC）和自动曝光控制（AEC），多数还包括较完善的故障检测及保护、故障显示等电路。

三、直流逆变电源

直流逆变电源也称高频电源，是高频X线设备的重要组成部分，也是高频X线设备区别于工频X线设备的标志性电路。它主要由直流电源、直流逆变和逆变控制三部分组成。

（一）直流电源

直流电源是直流逆变的工作电源。小型高频X线设备可直接采用蓄电池供电，或由交流电源经整流后转换为直流电源供电。15kW以下的高频X线设备一般使用220V单相交流电源，经桥式整流或倍压整流后转换成直流电源供电；15kW以上的高频X线设备多采用380V三相交流电源，经三相桥式整流、滤波后转换成直流电源供电。

380V的三相交流电源经整流及电容C_1、C_2、C_3、C_4滤波后输出约540V直流电压U_O作为直流逆变电源，见图3-2-2。由于大容量电容的耐压值一般都在500V以下，为提高电容耐压值，保证其在540V电压下可靠工作，一般采用两个电容串联使用。

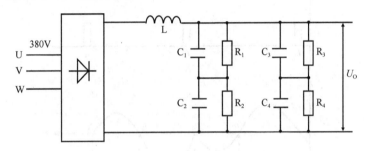

图 3-2-2 直流电源

U、V、W指的是三相交流电源的三个相，R_1、R_2、R_3、R_4为电阻

（二）直流逆变

直流逆变是指将直流电变换为交流电的过程。直流逆变的方法通常有三种：桥式逆变、半桥式逆变和单端逆变。桥式逆变的应用最为普遍，其逆变工作原理，见图3-2-3。图中$K_1 \sim K_4$为电子开关，Z为负载阻抗。通过适当控制4个电子开关的动作来实现直流电到交流电的变换。若电路上能确保4个电子开关按以下顺序开闭，则在负载Z上的电压波形就为正、负交替的矩形波，见图3-2-4。

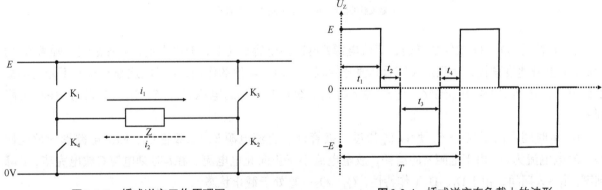

图 3-2-3 桥式逆变工作原理图　　　　**图 3-2-4** 桥式逆变在负载上的波形

时间t_1：K_1、K_2闭合，K_3、K_4断开，电流为i_1，Z上电压U_z为E；

时间t_2：K_1、K_2断开，K_3、K_4断开，电流为0，Z上电压U_z为0；

时间t_3：K_3、K_4闭合，K_1、K_2断开，电流为i_2，Z上电压U_z为-E；

时间 t_4：K_3、K_4 断开，K_1、K_2 断开，电流为 0，Z 上电压 U_z 为 0；

$t_1 \sim t_4$ 为一个周期 T，然后周而复始，如果周期 T 适当的话，就可以输出正负交替的矩形波。

在桥式逆变的实际应用中，电子开关可由晶体管、晶闸管、场效应管和绝缘栅双极型晶体管（IGBT）等器件构成，但以晶闸管和场效应管最为常见，输出功率较大的逆变器一般选用晶闸管，输出功率较小的逆变器一般选用场效应管。

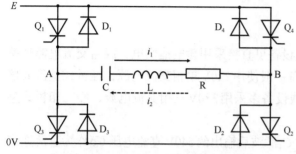

图 3-2-5 RLC 桥式晶闸管逆变电路

高频 X 线设备的高压逆变通常采用由电阻、电感、电容构成串联谐振的桥式逆变器（RLC 电路），逆变器的实际电路，见图 3-2-5。Q_1、Q_2、Q_3、Q_4 为 4 个晶闸管，组成了桥式逆变，负载回路由 L、C、R 组成，形成了串联谐振电路。

逆变电路的一个周期分为四个时段。四个时段的控制脉冲时序和输出波形，见图 3-2-6。

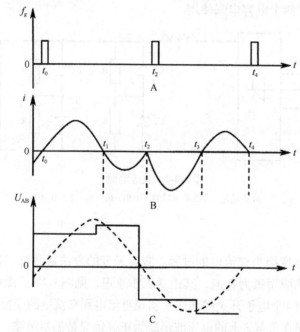

图 3-2-6 RLC 桥式晶闸管逆变工作波形图
A. 触发脉冲波形；B. 电流波形；C. 电压波形

$t_0 \sim t_1$ 时间：Q_1、Q_2 被触发导通，直流电源 E 迅速向电容 C 充电，充电电流 i_1 上升很快。随着 U_C 的增加，i_1 上升速度减慢，达到最大值后其值开始减小。由于电感的作用，i_1 只能逐渐衰减而不能立即减小到零，但电容 C 的电压仍继续上升。在 t_1 时刻电容 C 上充得的电压 $U_C > E$，Q_1、Q_2 自行关断，i_1 降到零。

$t_1 \sim t_2$ 时间：由于 $U_C > E$，所以 U_C 通过二极管 D_1、直流电源 E、二极管 D_2、RLC 电路形成放电回路，放电电流为 i_2。由于电阻 R 的消耗，放电电流小于正向充电电流。在 t_2 时刻电容 C 放电完毕，i_2 降到零。$t_1 \sim t_2$ 期间，由于 D_1、D_2 工作特性，Q_1、Q_2 一直处于截止状态。

$t_2 \sim t_3$ 时间：Q_3、Q_4 被触发导通，直流电源 E 通过 Q_3、Q_4、RLC 电路对电容 C 反相充电，充电电流为 i_2。在 t_3 时刻电容 C 上充得的电压 $U_C > E$，此时 Q_3、Q_4 截止。

$t_3 \sim t_4$ 时间：由于 $U_C > E$，U_C 通过二极管 D_4、直流电源 E、二极管 D_3、RLC 电路形成放电回路，放电电流为 i_1。$t_3 \sim t_4$ 期间，由于 D_3、D_4 工作特性，Q_3、Q_4 一直处于截止状态。

改变晶闸管触发脉冲的频率，就可以改变逆变器的振荡频率，从而改变逆变器的输出电压值及频率。

（三）逆变控制

高频X线设备的管电压和管电流的调节采用实时闭环控制。调控方法有两种：一是调宽控制，即保持脉冲周期不变，改变脉冲宽度（占空比），见图3-2-7A；二是调频控制，即保持脉冲宽度不变，改变逆变频率，见图3-2-7B。

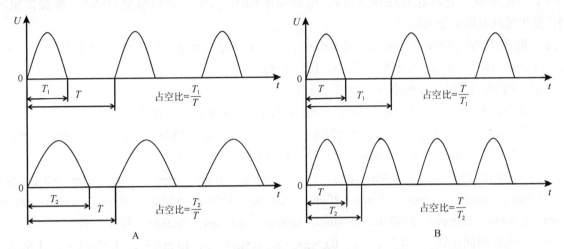

图3-2-7 逆变控制
A. 调宽控制；B. 调频控制

管电压闭环调节控制原理，见图3-2-8。在曝光过程中对实际加在X线管两端的管电压值进行采样，并将采样值U_r和设定值U_s进行比较，由比较结果来控制逆变器中晶闸管的触发频率，从而改变管电压值。这样的实时闭环控制，使得曝光参数的精度、重复性大幅度提高。

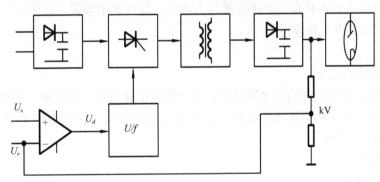

图3-2-8 管电压调控原理

四、高频X线设备实例

（一）HF50R型X线机

HF50R型X线机是我国自行研制生产的高频X线设备。本机主要由控制台（上位机）、高压发生器（下位机）、X线管装置、摄影床等组成，适用于医疗单位对受检者进行X线检查。

1. 主要特点

（1）采用高频电源，管电压波形稳定、曝光时间短、受检者剂量低、精度高。

（2）采用微处理器控制，大大提高了曝光的重复性。

（3）提供多种诊断程序，故障错误代码显示，方便故障检查及排除，使设备维修快捷方便。

（4）设有器官程序摄影（APR）功能，具备8个器官、3种体型和2种体位，共42组曝光参数，由微机按照所选自动给出曝光参数，也可由医生修改储存。

（5）采用电离室自动曝光控制（AEC），根据不同的增感屏速度，提供11条补偿曲线，保证胶片黑化度一致。

2. 主要技术参数

（1）供电电源　电源电压380V±38V，电源频率50Hz±1Hz，电源容量55kVA，电源内阻小于0.3Ω，保护接地电阻小于4Ω。

（2）标称功率　100kV、50mA·s（500mA，100ms）时大焦点的标称功率为50kW，150kV、50mA·s（500mA，100ms）时小焦点的标称功率为15kW。

（3）X线管焦点尺寸　小焦点0.6，大焦点1.2。

（4）摄影管电压调节范围　40～150kV，最小可调节间隔应不大于1kV。

（5）摄影管电流调节范围　大焦点125mA、160mA、200mA、250mA、320mA、400mA、500mA，共分7档，小焦点25mA、32mA、40mA、50mA、63mA、80mA、100mA，共分7档。

（6）曝光时间选择　5ms、6.3ms、8ms、10ms、12.5ms、16ms、20ms、25ms、32ms、40ms、50ms、63ms、80ms、100ms、125ms、160ms、200ms、250ms、320ms、400ms、500ms、630ms、800ms、1000ms、1250ms、1600ms、2000ms、2500ms、3200ms、4000ms、5000ms，共分31档。

（7）管电流时间积选择　0.5mA·s、0.63mA·s、0.8mA·s、1.0mA·s、1.25mA·s、1.6mA·s、2.0mA·s、2.5mA·s、3.2mA·s、4.0mA·s、5.0mA·s、6.3mA·s、8.0mA·s、10mA·s、12.5mA·s、16mA·s、20mA·s、25mA·s、32mA·s、40mA·s、50mA·s、63mA·s、80mA·s、100mA·s、125mA·s、160mA·s、200mA·s、250mA·s、320mA·s、400mA·s、500mA·s，共分31档。

3. 使用方法　接通电源，按下控制台上的开机按键，控制台屏幕依次显示"系统自检，请稍后"字样，如上位机和下位机通讯正常，此画面等待大约5s；如果通讯异常，程序自检过程中会显示错误代码。系统自检完毕后，进入操作界面。

（1）普通摄影

1）选择普通摄影技术方式。

2）选择曝光参数，即通过相应的按键操作，设定所需的管电压、管电流、管电流时间积。

3）按下手闸Ⅰ档，约1.8s后听到蜂鸣器"嘀嘀嘀"的信号后，按下手闸Ⅱ档进行曝光。

4）曝光结束，松开手闸。

（2）器官程序摄影

1）选择器官程序摄影技术方式。

2）选择投照方向、体形、摄影部位。

3）核实部位曝光参数。如曝光参数不能满足要求，可进行修改和存储。

4）按普通摄影方式要求曝光。

（3）自动亮度摄影

1）选择自动亮度摄影技术方式。

2）选择探测野、屏速、胶片的黑化度。

3）根据摄影部位设定曝光参数。

4）按普通摄影方式要求曝光。

（二）口腔全景摄影X线设备

口腔全景摄影X线设备是把呈曲面分布的颌部展开排列成一幅图像的一种体层摄影装置。口腔全景摄影X线设备主要由立柱、升降滑架、转动横臂及其驱动装置、头颅测量组件等组成，见图3-2-9。

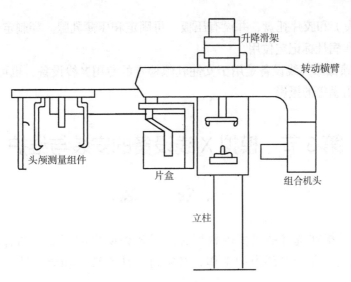

图3-2-9 口腔全景摄影X线设备外形图

1. 立柱 支持全部组件上下移动和转动，以适应不同高度的受检者。立柱内有平衡锤，对上述组件进行平衡。也有电动升降式的，但活动范围较小。立柱多为近墙安装，附着于墙壁上，地面较整洁。也有的采用单纯落地式，安装简单，但地面有底座伸延。

2. 滑架 滑架上装有转动系统和受检者定位系统。上端伸出的支架，用以支持转动横臂及其驱动装置。滑架正面设颏托和咬颌面定位器，可前后移动，并设有头颅固定器，正中线和水平线均有光束指示灯指示。

3. 转动横臂 转动横臂及其驱动装置都由滑架支持。转动部分的结构决定了横臂转动时的轴位方式。口腔全景摄影装置的改进也主要集中在横臂转动部分的结构方面。转动横臂的一端支持X线管组件，组件多采用组合机头方式，窗口设缝隙遮线器。转动横臂的另一端设片盒支架，片盒呈弧形，在片盒的前方有形成曝光缝隙的挡板。在横臂转动时，挡板缝隙始终与X线输出窗的缝隙遮线器形成的片状X射线束相对应。片盒除在转动横臂携带下公转外，还有自转动作，其角速度与转动臂的角速度相等。有的暗盒是平板形，它在曝光过程中按一定速度从曝光缝隙后方经过，其速度应等于X线束扫描体层面的速度。

4. 头颅测量组件 为了对头颅、咬颌部进行X线测量，多数口腔全景摄影X线设备机架都配备摄影测量专用组件。它由横臂和装于其远端的头颅固定装置、X线片托等组成，近端固定在支架的升降滑架上，片托中心正对X线中心线，焦片距在150cm以上，可方便地进行头颅正、侧位水平摄影。

（三）乳腺摄影X线设备

乳腺摄影X线设备也称钼靶X线设备，见图3-2-10。

1. 主要特点

（1）管电压调节范围较低，一般在20～50kV。

（2）使用钼靶或铑靶X线管，产生软X线。

（3）配有乳腺摄影专用支架，设有较长的遮线筒，用于靠近受检者，尽可能多地暴露乳腺，同时也有利于X线防护。摄影时受检者取立位，专用支架能沿立柱上下移动，以适应不同高度的受检者。支架能由垂直向转换到水平向，并可固定于其间的任意角度，用于多方向的摄影。专用支架上安装

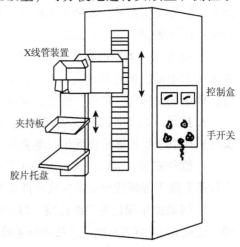

图3-2-10 乳腺摄影X线设备外形图

X线管头（组合式机头）和胶片托盘，并设有压板，可固定和压薄乳腺。穿刺定位器也安装在支架上，在摄影后作穿刺活检和病灶标记定位用。

2. 临床应用 乳腺摄影X线设备是用于女性乳腺检查的专用X线设备，也可用于非金属异物和其他软组织如血管瘤、阴囊等的摄影。

第3节 模拟X线设备的安装与维护

一、安 装

X线设备的安装是指在选好的机房内根据X线设备说明书的规定，结合机房的实际情况将X线设备组装起来。这是一份十分细致的工作，必须进行认真准备和周密计划，才能保证安装顺利进行。

（一）安装前准备

设备安装前要准备好搬运工具、开箱工具、吊装工具、装配工具、测量工具、电器连接工具等，主要包括液压搬运车、撬棍、螺丝刀、电烙铁、各种钳子和扳手，以及万用表等，还要备好乙醚和乙醇、高压硅脂或无水凡士林等，用于清洁机件和涂抹高压插头表面。

（二）机房布局

X线设备各机件在机房内的布局是安装的重要环节。要根据X线设备说明书中安装平面图所提供的安装数据，结合机房面积、结构、人员出入、操作等因素综合设计。合理的布局，既能充分发挥机器的各项性能，又能使机房美观、方便操作。具体要求包括如下：①以检查床为中心布局，先粗略确定检查床的位置，再设计其他装置的位置；②便于检查，要方便受检者和担架车的出入；③便于X线的防护；④便于操作和维修；⑤合理布线，考虑布线的方式和方向，避免电缆线过多交叉。

（三）安装

X线设备的安装应由受过专业培训的设备安装工程师依据设备厂商提供的安装指导手册规范进行。

1. 开箱检查 开箱前确认箱体是否按放置标记正确放置，箱体有无破损、雨淋，箱体上的机器标名与购货合同是否相符等，只有确认无误后方可开箱。开箱时箱体立正，使用正确的工具，切不可用锤子或撬棍冲击箱体，以免震坏部件。开箱后，根据设备的装箱清单和配置清单对箱内货物逐件核对，确保各部件无误、无错、无损。

2. 设备部件的定位与安装 不同X线设备结构不同，安装流程与要求也不同，要严格按照X线设备说明书中提供的指导进行。安装前首先要进行机件定位，确定基准线，确定天花板部件"定距"位置，确定地面部件"定距"位置，并认真核对。

3. 接线 设备各部件安装到位后，根据设备接线图和设备各部件的具体位置，确定布线方案，核实各连接电缆线的标号和标记，电源线、信号线、地线要分类布线捆扎。

4. 软件安装 大部分X线设备出厂前已按照购货合同预装了操作系统软件、功能软件等，必要时由设备安装工程师按照要求完成软件安装。

5. 辅助设施配置与网络连接 包括配置连接激光相机、连接图像后处理工作站、配置TCP/IP局域网、连接RIS/PACS系统、连接叫号系统等。

（四）调试

当X线设备安装结束时，应进行通电试验及主要参数的检测与调试。不同类型的X线设备在具体的调试方法上有较大的区别。通常情况下，应根据X线设备厂家提供的调试方法、步骤进行调试。X线设备的常规调试程序如下。

1. 静态检查及确认 设备安装完成后，应对设备各部件及各组件运动的安全距离进一步调试、确认。核实接线是否正确，各插件有无松动、接触是否良好等。

2. 通电调试 按照设计要求，对X线设备的接线、部件质量、工作程序和基本性能全面检查，为主要性能校准和调试排除故障。通电调试应遵循先附件后主机、先低压后高压、先单元电路后整机的原则。

3. 图像质量调试 参照X线设备的图像质量检测项目与技术要求，以及设备厂商提供的技术参数，对影响图像质量的因素做进一步的调试校准。

二、维　护

正确合理的操作与使用、维护与保养，可保障设备正常运行，降低设备故障发生率，发挥设备最大性能，延长设备使用寿命。X线设备操作人员必须经过专业培训，熟悉设备结构性能和工作原理，严格遵守使用说明中的规定，谨慎、规范操作。设备的维护与保养主要有日常维护与保养和定期维护与保养两方面。

（一）日常维护与保养

1. 保持机房干燥 X线设备中有大量电子学器件，受潮后，可能会造成设备故障甚至电击事故，故X线设备机房要保持良好的通风，机房温度一般在18～24℃，相对湿度在40%～60%。X线设备机房一般配置温度计和湿度计来检测机房温度、湿度。

2. 做好清洁卫生 尘土会使某些电气元件接触不良，还可造成电路短路，影响机器的正常工作，甚至损坏机器。保持机器清洁，防止尘土侵入机器内部，是保证机器正常运转的重要措施。清洁外部尘土时，最好用吸尘器；机器内部的尘土，最好用电吹风和细毛刷清理，绝不能用湿布擦抹。有些部件可以用布罩套盖，以达到更好的防尘效果。

3. 观察电源情况 大多数X线设备对供电电源的电压波动范围及频率都有严格、明确的要求，当电源条件不能满足时，有些X线设备甚至不能开机，因此务必严格按要求供电，必要时可以添加交流稳压电源。当电源条件不能满足时，应当切断电源，待电源稳定后再开机，强行开机会损坏电气元件，缩短机器的使用寿命。

4. 注意安全检查 X线设备在使用过程中，由于器件的使用寿命和某些客观原因，总会产生一些不安全因素，只要随时注意检查，就可防患于未然，避免重大事故的发生。日常检查的重点是：操作键、设备仪表及指示灯的指示情况、图像有无抖动、显示参数是否正常、接地是否良好、X线管管套有无漏油、X线管升温是否过快、机器运转是否正常、钢丝绳有无断股、控制台各旋钮是否错位、是否有异常的声音或异味等。一旦发现异常，应立即切断机器电源，进行维修或更换。

5. 谨慎操作 操作机器不应动作粗暴，要避免强烈震动，特别是对于影像增强器、电视监视器、液晶显示屏、数码显示屏、X线管头支持装置等，需要移动时更应做到谨慎小心。

（二）定期维护与保养

X线设备在使用过程中，除了日常维护与保养外，还应进行定期的全面检查，以便及时排除故障隐患，防止重大事故的发生，延长设备的使用寿命。

定期全面检查，通常1～2年一次，检修内容主要包括机械部件的检查和电气部分的检查两个方面。

1. 机械部件的检查 X线设备的机械部件较多，如各种床的机械部分、X线管的支持装置和悬吊装置、荧光屏吊架、天地轨等。在这些部件中，有些长期工作在承重状态，如钢丝绳、滑轮等，有些长期工作在频繁活动中，如轴承。它们的故障往往是逐渐形成的，从局部的损伤渐变为整件的损坏。因此对机械部件的定期检查，不仅要检查有明显损伤的部件，更重要的是把那些已有潜在故障的部件检查出来。检查的重点如下：

（1）活动及传动部件 检查并清洗所有的滑轮、轴承、齿轮变速装置、传动装置和各种导轨。发现损坏或将要损坏的部件，应予以更换，并重新加注润滑剂，使之传动平滑，活动自如，机械噪声小。

（2）钢丝绳 检查各种平衡用及传动用的钢丝绳，发现有断股或严重折痕的都应更换，并清除锈斑，用机油润滑。更换钢丝绳时要注意安全，要使新更换的钢丝绳松紧适度。

（3）紧固螺钉 检查各紧固螺钉，尤其是那些影响设备稳定性、安全性的螺钉，如立柱调节紧固螺钉、各限位开关的固定螺钉、立柱限位块固定螺钉、平衡铊固定螺钉等，若有松动应重新拧紧固定。

2. 电气部分的检查

（1）电源线 检查电源线绝缘层有无老化、碎裂现象，有无过负荷痕迹。若绝缘层老化变脆，必须更换。

（2）接地装置 接地装置是否完好，关系到人员安全和设备能否正常运转，因此应重点检查。一是检查接地线是否完好无损，各接触点是否良好。二是测量接地电阻有无变化。若发现接地线有局部断折应更换或焊接好，若接地电阻明显增大并超过规定值，应进一步检查各连接点，必要时对接地电极进行检查。

（3）限位开关 检查电动诊视床限位开关的限位是否准确，立柱式和悬吊式装置的电磁锁定是否良好。

（4）控制台内电路的检查 随着科学技术的发展，X线设备的电路也越来越复杂，尤其是计算机控制的X线设备，其以微处理器为核心，配以大量的计算机集成电路和数字、模拟电路。检查时重点是除尘，特别是接触器接点、继电器、自耦变压器等，检查连接线有无松动，绝缘层有无老化，有无过热元件、电解电容有无漏液等。检查时要注意仔细认真，绝对不能由于检查而引起新的电路故障。

（岳若蒙）

学习目标

1. 掌握　DR、DSA的成像原理、基本结构及各组成部分的相关功能。

2. 熟悉　CR成像原理、基本结构及各组成部分的相关功能，DR、DSA对工作环境的要求及各设备维护保养的相关注意事项。

3. 了解　DR探测器的分类。

20多年来，数字X线设备快速发展，应用范围越来越广泛，正全面替代模拟X线设备，在很大程度上提升了医疗卫生水平。

数字X线设备是指把X线图像的模拟信号转换为数字信号并进行图像处理，再转换成模拟图像显示的一种X线设备。根据不同的成像原理，数字X线设备可分为CR设备、DR设备、DSA设备、DF设备。

第1节　计算机X射线摄影设备

计算机X射线摄影（CR）设备在原有的诊断X线设备直接胶片成像的基础上，将传统X线摄影中产生的模拟信息转换为数字信息，使常规X线摄影信息数字化，进而提升图像的分辨力与病灶显示能力。CR具有图像后处理功能，增加了图像信息的显示层次，在临床中有更广泛的应用。传统X线摄影与CR的工作流程近乎相同，放射工作人员能够快速学习并熟练操作。

一、概　　述

（一）分类

根据不同用途分为普通型CR（有暗盒）和专用型CR（无暗盒）两种。

1. 普通型CR设备　可分为柜式阅读器和台式阅读器。柜式阅读器又分为单通道（单槽）和多通道（多槽），应用最广泛，具有兼容性好的优点，可与原有X线设备适配，能够替换屏-胶暗盒进行所有X线摄影项目的检查；缺点是需要手工操作更换暗盒，工作效率较低。

2. 专用型CR设备　可分为立式摄影专用型和卧式摄影专用型，其特点是信息读取装置与滤线器摄影床或立位摄影架结合在一起。其缺点是功能相对单一，但不需要手工操作替换暗盒，工作效率高，适用于专科或大型综合性医院。

（二）基本构成

CR设备由信息采集、信息转换、信息处理、信息存储和记录等部分组成，见图4-1-1。

1. 信息采集　由成像板（imaging plate，IP）替换传统胶片，接收并储存X线摄影信息，形成潜影。

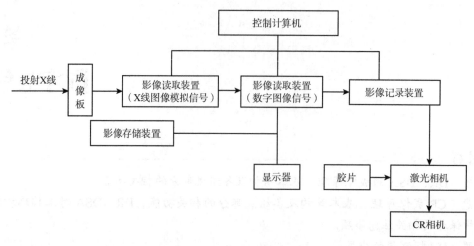

图4-1-1 CR设备的基本结构

2. 信息转换 由图像读取装置完成，将X线图像潜影的模拟图像信号经模数转换变换为数字图像信号。

3. 信息处理 由计算机来完成，可对已获取的数字图像做相关后处理，如大小裁剪、缩放、灰阶变换、空间频率处理、减影计算等。

4. 信息存储和记录 在存储前通常进行数据压缩，再利用光盘、硬盘等存储媒介存储数字图像信息，可以直接在计算机显示器上显示图像，也可用激光相机打印图像。

（三）成像板

CR设备的X线图像不是直接记录于胶片上，而是先记录在IP上。IP可重复使用，但不能直接显示图像。IP由表面保护层、荧光层、基板（支持层）、背面保护层组成。

1. 表面保护层 由一层非常薄的聚酯类纤维制成，能弯曲、耐磨擦、透光率高，其作用是防止荧光层受到损伤。

2. 荧光层 由光激励发光（photo stimulated luminescence，PSL）荧光物混于多聚体溶液中，涂在基板上制成。PSL荧光物是一种特殊的荧光物质，能记录第一次照射它的X线信号，当IP受到激光二次激发时，会发出与第一次照射的X线能量呈正比的荧光信号。多聚体溶液的作用是使荧光物的晶体互相结合。

3. 基板（支持层） 用聚酯类纤维制成，该材料有较好的平面性、适度的柔韧性和良好的机械强度。其作用是保护荧光层免受外力损伤，延长IP的使用寿命。

4. 背面保护层 该层材料和作用与表面保护层相同。

（四）读取装置

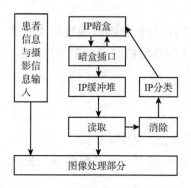

图4-1-2 暗盒型读取装置的结构

读取装置也称为阅读器、读取器或扫描器，具有IP传送、读取IP潜影信息、擦除IP残存潜影等功能。CR设备的读取装置可分为暗盒型和无暗盒型两种。

1. 暗盒型读取装置 其特点是需要将IP置入类似于常规X线摄影暗盒的专用暗盒内，可在任何X线设备上使用，并代替X线胶片，见图4-1-2。

2. 无暗盒型读取装置 该装置采用专用X线设备，有立式和卧式两种形式，集摄影、读取于一体，因此没有IP暗盒更换环节。在X线曝光后IP直接进行激光扫描和残影消除处理，IP可重复使用。

（五）计算机图像处理

由于CR设备的高精度扫描及读出的数字信号可传输至计算机进行图像后处理，因此在一定范围内，CR设备可通过图像后处理改善图像质量，并得到一幅稳定且高质量的图像。CR设备的图像后处理如下所述。

1. 与图像显示和打印功能有关的处理 通过灰阶处理、频率处理、减影处理等，为临床提供可满足不同诊断目的、诊断价值较高的图像，这个过程常称为后处理。

2. 与读取数据系统功能有关的处理 选择恰当的图像读取技术，保证整个系统在很宽的动态范围内自动获得具有最佳密度和对比度的图像。

3. 与图像信息的存储和记录有关的处理 可节省存储空间和高效率地传输信息，在不降低图像质量的前提下压缩图像数据，得到高质量的图像。

二、工作原理

（一）成像板工作原理

通过人体后的X线光子射入IP后被荧光层内的PSL荧光物吸收，释放出电子。其中部分电子散布在荧光物内呈半稳态，形成潜影，完成X线图像信息的采集和存储。当用激光束二次激发并逐行扫描已有潜影的IP时，半稳态的电子转换成荧光，即发生PSL现象，亦称为光致发光现象。所产生的荧光强度与第一次照射IP的X线强度成正比。荧光图像还需由读取装置完成光电转换、增幅和A/D转换，数字信号再经计算机进行处理，最终形成数字图像。

（二）读取装置工作原理

读取装置采用激光扫描系统，才可将存储在PSL荧光物中的潜影信息读出并转换为数字信号，再传输至计算机计算出数字图像。在高精度电动机的带动下，IP精确地匀速移动，激光束由摆动式反光镜或旋转多面体反光镜进行反射，对IP整体进行精确而均匀的逐行扫描。受激光激发而产生的PSL荧光被高效导光器采集并传输到光电倍增管的光电阴极上，经光电转换和放大后，再经A/D转换获得数字信号0和1。这一过程反复进行，扫描完一张IP后，即可得到一幅完整的数字图像，见图4-1-3。

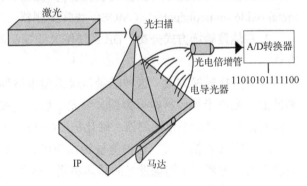

图4-1-3 IP读取方式示意图

第2节 数字X射线摄影设备

数字X射线射影（DR）设备在影像增强器电视（image intensifier TV，II-TV）系统的基础上，首先利用A/D转换器对模拟视频信号进行数字化，之后再进行计算机图像处理。随着电子技术、材料技术、制造工艺和计算机技术的不断发展，X线平板探测器（flat plane detector，FPD）技术进入了飞速发展的时期，并于1995年11月在北美放射学会（RSNA）上推出了早期机型。2009年，把以II-TV系统为核心的胃肠设备与已经成熟的平板DR相结合，制造出了世界上第一台多功能动态DR设备，成功实现了可视化拍片，大大降低了漏诊率和误诊率。在这之后又相继推出了以平板探测器成像系统为核心的多功能动态DR设备，这种设备具有透视、造影、高清晰点片的优势；以及三维动态DR设备，其把数字X线摄影从二维成像成功带入了三维成像领域，实现了DR设备的巨大飞跃。

与CR相比，DR具有更多优势：曝光剂量进一步降低，使受检者受辐射剂量更小；时间分辨力明显提高，曝光数秒内即可显示图像。现在可实现动态成像，进一步扩大了设备的应用范围；具有更高的动态范围，更高的信噪比，量子检出效率（detective quantum efficiency，DQE）和调制传递函数（modulation transfer function，MTF）性能更好；对比度范围更大，图像层次更加丰富；更好的高对比度分辨力，像素尺寸可达127μm；灰阶等级可达12～16bit。

目前，DR设备已经成为各级医院放射科的主流X线摄影设备。

一、分类与基本结构

（一）分类

DR系统有两种不同的基本分类方法。

1. 按X线曝光方式分类 DR系统按曝光方式分为面曝光成像方式和线曝光成像方式，其主要差别是采集方式不同。

（1）面曝光成像方式 这种成像方式的主要特点是探测器的设计，其采用大面积的面阵探测器，也称平板探测器。这种探测器在检查时可覆盖整个被检查部位并能一次性采集、保存被检查部位的成像数据，成像面积可达43cm×43cm。目前，使用面曝光成像方式的探测器主要包括非晶硒平板探测器、非晶硅平板探测器和CCD型探测器等。

（2）线曝光成像方式 这种成像方式采用线阵成像方法。当X线曝光时，X线照射野呈扇形垂直于人体，并沿人体长轴方向匀速扫描人体被检查部位，线阵探测器与X线管同步移动并按照时间顺序连续采集透过人体被检查部位的X线。目前，使用线曝光成像方式的探测器主要有：多丝正比电离室气体探测器、闪烁晶体/光电二极管线阵探测器、固态半导体/互补金属氧化物半导体（complementary metal oxide semiconductor，CMOS）线阵探测器。

2. 按能量转换方式分类 DR系统按X线探测器的能量转换方式又可分为直接转换方式和间接转换方式。

（1）直接转换方式 这种能量转换类型也被称为DDR，这种类型的基本原理是X线投射到X线探测器上，光电半导体材料采集到X线光子后，直接将X线信号转换成电信号。常见的直接数字X线摄影探测器有非晶硒平板探测器、碲化镉（CdTe）或碲锌镉（CdZnTe）线阵探测器。

（2）间接转换方式 这种能量转换类型也被称为IDR，这种类型的基本原理是X线投射到X线探测器上后，先照射到闪烁发光的晶体物质，这种物质在吸收X线能量后能够以可见光的形式释放出来，再经光电二极管把荧光信号转换成电信号。用于间接转换的闪烁发光晶体主要有碘化铯（CsI）和硫氧化钆（$Gd_2O_2S:Tb$），常见的间接数字X线摄影探测器有非晶硅平板探测器、CCD型探测器、互补金属氧化物半导体（CMOS）探测器。

需要注意的是，无论是哪种转换方式都是在X线探测器的内部进行能量转换的。经过X线探测器输出的数字化信号代表探测器采集到的X线图像信息，最大限度地还原反映人体影像信息。

（二）基本结构

DR设备是一种高度集成化的数字化X线成像设备，其主要由X线发生单元、X线采集单元、检查台/床与X线管支架单元、图像处理单元、图像显示单元等部件构成。X线发生单元大部分采用高频逆变发生器。这种发生器具有输出剂量大、皮肤剂量低、超短时曝光、能够实时控制等优点。其他普通的X线设备也可以通过加装平板系统，升级为平板DR设备。X线采集单元中，探测器是把X线信息转换为电信号的核心部件。X线采集单元负责完成X线信息的采集、能量转换、量化、信息传输等过程。不同类型的探测器有各自不同的工作原理，非晶硒平板探测器、非晶硅平板探测器、CCD型探测器和多丝正比室线阵探测器是当下4种较为常见的探测器种类。

1. 非晶硒平板探测器基本结构 这种探测器主要由基板、集电矩阵、硒层、电介层、顶层电极和保护层等构成。集电矩阵被固定在基板上，它是由按矩阵排列的接收电极和薄膜晶体管（thin film transistor，TFT）构成。非晶态硒层通过真空蒸镀的方式被人工合成为半导体合金膜，涂覆在集电矩阵之上，其上是电介层、顶层电极。非晶硒平板探测器的信号读出电路采用TFT阵列，由门控电路控制信号读出。信号线则以阵列方式排列在TFT阵列的各像素之间，横行是门控线，纵行是电荷输出线。每一个TFT单元对应一个像素，TFT单元的尺寸对图像的高对比度分辨力起决定性作用，如每个像素大小为139μm×139μm，在35cm×43cm的范围内则存在2560×3072个像素。整个非晶硒平板探测器采用板层结构，制成由多层薄膜叠加的大面积平板像素阵列。因探测器的放大器和A/D转换器都被封装在探测器的扁平外壳内，故被称为平板探测器。又因该类型探测器是接收X线照射后直接输出数字图像信息，所以又被称作DDR。

2. 非晶硅平板探测器基本结构 以碘化铯非晶硅平板探测器为例，非晶硅平板探测器主要由保护层、反射层、闪烁晶体层、探测器矩阵层、行驱动电路及图像信号读取电路层、支撑层等构成。

（1）保护层 把铝板或碳板作为上层面板，起到固定和保护作用。

（2）反射层 是一层白色的反光膜，其作用是确保闪烁晶体层产生的可见光有效进行全反射，以达到减少光能损失的目的，提高X线利用效率。

（3）闪烁晶体层 由经过特殊工艺制作出来的呈针状空心结构的碘化铯晶体连续排列构成，碘化铯闪烁晶体层的厚度为400～500μm，其输出开口界面紧贴于微电极板表面。因制作工艺的差异，探测器的闪烁晶体层有整板结构和多板拼接结构（也称转面结构）的差别，多板拼接结构所存在的缝隙和图像的背景均匀性由后处理软件技术弥补。闪烁晶体层的作用是吸收X线并将其转换成荧光。碘化铯掺铊形成的CsI：TI闪烁晶体因具有相对良好的空间频率响应特性和光谱响应特性，已经被大量应用于医用X线平板探测器。

（4）探测器矩阵层 根据实际需要，制成面积不同的光电二极管矩阵，矩阵上的每个光电二极管与TFT元件作为一个像素单元，其作用是捕获可见荧光并将其转换为电信号，见图4-2-1。

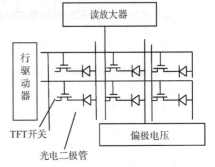

图4-2-1 非晶硅平板探测器像素矩阵示意图

（5）行驱动电路及图像信号读取电路层 本层由放大器、多路A/D转换器和相应的控制电路等组成，其作用是读出每个影像产生的电信号，并量化转换为数字信号，再传送到计算机进行处理。

（6）支撑层 以玻璃基板作为支撑层，起支撑和保护作用。

硫氧化钆非晶硅平板探测器是由高性能感光稀土络合物硫氧化钆晶体作为X线能量转换介质的。此晶体具有稳定的化学结构，温度、湿度适应范围大，对环境条件要求不严格。因此，在便携式DR探测器中应用较多。

3. CCD型探测器基本结构 CCD型探测器主要由荧光层、光学系统层（反射镜/透镜/光纤）、CCD层、计算机控制及处理系统等组成。由于CCD芯片生产工艺的限制，目前CCD芯片的最大有效面积仅为2.5～5cm²。因此CCD型探测器只能采用光学缩微技术。根据四种不同的光学缩微技术，CCD型探测器发展出了四种不同类型的结构。

（1）反射式CCD型探测器（2次光学缩微技术） 首先由大面积闪烁屏将入射X线转换为可见荧

光，再利用反射镜系统通过光路传输过程将光野进行缩微，之后通过镜头的光学透镜系统再次缩微，并投射到CCD芯片上，见图4-2-2A。

（2）直射式CCD型探测器（1次光学缩微技术） 首先由大面积闪烁屏将入射X线转换为可见荧光，再通过光学透镜系统缩微并投射到CCD芯片上，见图4-2-2B。

（3）光纤式CCD型探测器（锥形光纤束缩微技术） 首先由大面积闪烁屏将入射X线转换为可见荧光，然后通过锥形光纤束将大面积可见光野缩微后直接耦合到CCD芯片上，见图4-2-2C。

（4）平板式CCD型探测器（平面移动采集缩微技术） 首先由大面积闪烁屏将入射X线转换为可见荧光，晶体硅板从下向上平行移动，晶体硅板上的多个准直探测孔通过光路传输将荧光投射在CCD芯片上，见图4-2-2D。

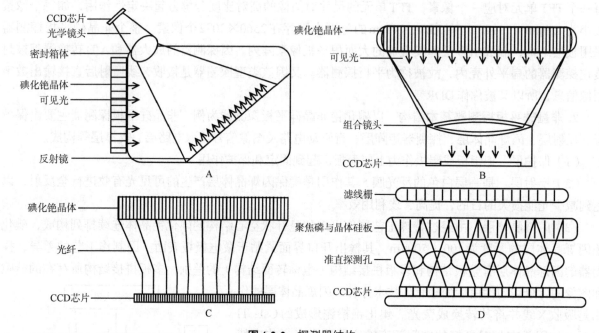

图4-2-2 探测器结构

A. 反射式CCD型探测器结构；B. 直射式CCD型探测器结构；C. 光纤式CCD型探测器结构；D. 平板式CCD型探测器结构

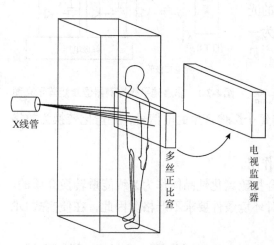

图4-2-3 多丝正比室扫描型DR的结构

4. 多丝正比室线阵探测器基本结构 多丝正比室线阵探测器是一种气体探测器，主要由高压电源、水平狭缝、多丝正比室、机械扫描系统、数据采集系统、计算机控制及图像处理系统等构成，见图4-2-3。探测器基本结构是在两块平行的大面积金属板之间平行并列许多条金属丝。这些彼此绝缘的金属丝，被各自施加一定的正电压（1kV左右）后，形成许多独立阳极，同时金属板接地形成公共的阴极，每个金属丝均作为独立的信号采集通道。当穿透人体被检部位的X线光子经金属窗射入正比室后，气体分子发生电离。电离电子在金属丝与金属板之间的电场作用下向金属丝移动，并与气体分子发生碰撞，如果电子从电场获得的能量大于气体的电离能时，将会引起气体进一步电离。电子越接近金属丝，电场越强，这将导致气体雪崩式电离，使金属丝收集到的电子比原始气体电离所产生的电子多$10 \sim 10^3$倍。因正比室对电离电子有放大作用，故具有较高的探测灵敏度。另外每根金属丝上收集的电子正比于初始气体电离电子，亦即正比于入射X线强度。

二、工作原理

（一）不同类型探测器工作原理

1. 非晶硒平板探测器 入射X线光子在硒层中激发产生电子-空穴对，然后在顶层电极和集电矩阵间的外加高压（5～10kV）电场的作用下，电子和空穴向相反方向移动，由此形成信号电流，并被像素电极所接收、收集后形成信号电荷，信号电荷被存储于电容中，因而产生相应的电容电位变化。由于电容存储的电荷量与入射X线强度成正比，故X线信息被转换为成比例的电荷信号或电容电压信号。每个像素都有一个对应的TFT，对其起开关作用。在读取控制电路信号的作用下，TFT被逐行依次导通，被存储在相应行内各像素电容内的电信号通过数据线依次被读出，经放大器和乘法器放大输出，再经A/D转换成数字信号，传送到计算机形成数字图像信号。

这种探测器的X线图像形成在X线照射后极短时间（2～5s）内即可完成，具体过程可分4步：每次曝光前，首先在顶层电极和集电矩阵之间预先施加高压（5～10kV）电场，使非晶硒层被置于偏置电场之中，像素矩阵处于预置初始状态；在X线曝光时，非晶硒层被X线光子激发从而产生电子-空穴对，并在偏置电场作用下向相反方向运动产生电流并被像素电极收集而产生信号电位；门控信号控制TFT输出信号电位，经放大、处理、变换，最终形成数字图像信号；为了保证非晶硒FPD能重复使用，在信号读取后，读出电路自动清除各像素电容中的剩余电荷。

2. 非晶硅平板探测器 这种探测器有两种基本类型，一种是把碘化铯（CsI）闪烁晶体材料作为X线转换介质的探测器，另外一种是以硫氧化钆（Gd_2O_2S: Tb）闪烁晶体作为X线转换介质的探测器。非晶硅平板探测器的优点有成像速度快、高对比度分辨力及低对比度分辨力良好、高信噪比、高稳定性、高量子检测效率、数字输出等，是目前应用市场的主流探测器。又因为硫氧化钆闪烁晶体对X线的转换效率不及碘化铯闪烁晶体，因而目前在临床上，以碘化铯作为闪烁晶体的非晶硅平板探测器在使用上更为广泛。

X线光子穿透人体被检部位后，照射到非晶硅平板探测器上，再由闪烁晶体层将X线光子信号转换成荧光信号；荧光再照射到由非晶硅光电二极管构成的阵列上，非晶硅光电二极管阵列把荧光信号转换成与入射X线强度成正比的电荷信号，同时该阵列还能够将空间上连续的X线信号转换成为一定数量的行和列构成的点阵式信号。在中央时序控制器的统一控制下，处于行方向的行驱动电路与处于列方向的读取电路将电荷信号逐行取出，再经A/D转换后，获得数字信号，经通信接口电路传送到图像处理器进行处理和存储，在监视器上显示。

3. CCD型探测器 把碘化铯或硫氧化钆等发光晶体物质作为荧光层将入射X线转换成可见荧光，荧光经过光学系统层（反射镜/透镜/光纤）的缩微和光传导后，将光信号按确定的方向导入CCD芯片，再由CCD芯片将光信号转换成光生电子并存入存储装置，存储的电荷按像素矩阵的排列方式被移位于寄存器转移、放大，接着进行A/D转换而获得数字信号，再送入图像处理器进行图像后处理、存储，最后由显示器显示或激光相机打印。

4. 多丝正比室线阵探测器 X线管辐射的锥形X线束经水平狭缝准直后形成平面薄扇形X线束。X线通过人体被检部位，射入水平放置的多丝正比室窗口，在被探测器接收后，机械扫描装置使X线管头、水平狭缝及探测器沿垂直方向做均匀的同步平移扫描，到达新位置后再做水平照射投影；如此重复进行，就完成一幅图像的采集。多丝正比室的每根金属丝都与一路放大器相连，经A/D转换器将电压信号数字化后，输入计算机进行图像处理。

（二）不同成像介质DR的图像质量比较

1. 平板探测器与CCD型探测器的成像比较 平板探测器与CCD型探测器相比，具有以下六个方面的优势。

（1）无畸变、图像均匀度较好　影像增强器的真空结构会导致图像的几何畸变；CCD型探测器的特性会造成图像的高对比度分辨力和低对比度分辨力从图像中心向边缘快速降低。而平板探测器则是采用大面积非晶硅阵列成像，消除了图像畸变，图像边缘分辨率下降幅度较小。另外，平板探测器光晕现象影响较少。

（2）高MTF成像系统　相对于CCD型探测器耗时较长的转换过程（包括两次X光子-可见光-电子的转换过程），平板探测器信息转换的中间环节更少，信息的保真度更高，同时具有更高的调制传递函数。因此，相同的条件下，平板探测器能够提供更好的图像质量。

（3）动态范围宽　平板探测器固有动态范围达1：2000，能够显示不同体厚背景下的影像细节，具有很好的剂量线性度。

（4）量子探测效率高　即使在较低的剂量下，平板探测器系统仍能够保持很好的信噪比，具有更高的量子探测效率。

（5）体积小　平板探测器尺寸更小、重量更轻的特点有利于减轻机架负荷，便于移动式DR、便携式DR的应用。

（6）曝光寿命长　相同条件下，平板探测器曝光寿命比CCD型探测器更长。

2. 非晶硅平板探测器与非晶硒平板探测器的成像比较　非晶硒平板探测器不产生可见光，没有散射线的影响，能够获得相对较高的高对比度分辨力。但非晶硅平板探测器系统中负责X线能量转换任务的碘化铯晶体的有效原子序数高于非晶硒平板探测器系统中的硒，所以其具有更高的检测效率和量子检出效率；非晶硅平板探测器系统具有更好的对比度和细节检测能力，在图像质量相同的条件下，与非晶硒平板探测器系统相比较，非晶硅平板探测器系统可以有效降低受检者受照剂量。另外，非晶硒平板探测器在使用过程中对于工作环境要求非常高，故障率更高，且维护成本也显著高于非晶硅平板探测器，因此目前市场上非晶硅平板探测器占据主导位置。

三、主要性能参数及特殊成像技术

（一）主要性能参数

1. 探测器调制传递函数　调制传递函数的作用是衡量系统如实传递和记录空间信息的能力。DR系统是将X线信号转换成电信号，所以其调制传递函数性能较好；在DR中，调制传递函数受采样频率的限制，由像素的大小决定。

2. 噪声功率谱与空间频率响应　系统的噪声水平是影响成像质量的关键因素，所以对探测器噪声及其相关因素的控制是DR图像质量评价的重要指标。探测器噪声主要来源于：探测器电子噪声和X线量子噪声。一般情况下，探测器电子噪声显著小于X线量子噪声。X线量子噪声主要来源于入射X线量子的起伏，受探测器调制传递函数及采样点阵的影响。为了表示噪声的空间频率特性，通常用噪声功率谱来描述。

3. 量子检出效率　量子检出效率显示的是成像系统的有效量子检出率。探测器的量子检出效率定义为输出信噪比的平方与输入信噪比的平方之比，用以表征探测器对于图像信噪比的传递性能。量子检出效率综合了高对比度分辨力和图像噪声等各种因素，是全面评估DR系统的重要参数，是衡量平板探测器图像质量的金标准。量子检出效率越高，图像质量越好。

4. 整板设计　因制作工艺和成本的限制，大多数平板探测器采用四板或双板拼接而成。但拼接缝在图像中会留下盲区，且各个拼合板固有性能可能存在差异，导致图像质量受到影响。另外，多板拼接的边缘处容易由于机械压缩受损，同时容易受环境温度、湿度的影响而导致像素位移而引起图像畸变，因此，在日常工作中要经常对平板进行校准。而整板设计则没有这些影响。

5. 探测器尺寸 理论上来说，探测器的尺寸越大越能满足大视野观察的需求，目前大多数DR设备均采用良好的机械设计，使得探测器可以进行旋转，因而探测器的尺寸只需满足临床使用需求即可。常见的探测器尺寸为35cm×43cm或43cm×43cm等。

6. 像素和高对比度分辨力 像素大小和像素之间的间隔决定了图像的高对比度分辨力。理论上讲，更小的像素代表着更高的高对比度分辨力。但在DR系统中并不是这样，过小的像素尺寸会由于X线光子的散射而造成噪声增加，进而引起图像模糊。所以，DR系统中像素的选择应该是最好的而不是最小的。

7. 刷新和成像速度 是由电子收集器的电路结构、电子检测技术、A/D转化率等因素决定的。目前DR系统可在数秒内完成整个成像过程。

8. 动态范围 是指平板探测器能够检测到的最大信号与最小信号之间的范围。动态范围越大代表探测器所能检测到的信号就越多。

9. 平板感光度 表示探测器对信号的敏感程度。市场上常见的DR系统平板感光度一般可达ISO800（注：国际标准化组织International Standardization Organization，ISO）。

10. 填充因子 DR系统中扫描电路、读出电路会在各像素单元中占用一些空间，单个像素中非晶硅的面积与像素总面积的比值就代表DR探测器的填充因子。目前市场上常见的DR系统平板探测器的填充因子大多为65%。

（二）特殊成像技术

1. DR双能量减影技术 DR的双能量减影是指利用不同能量X线对同一部位进行曝光而得到的两幅图像与数据，再将图像与数据进行图像减影或数据分离，有选择地去除骨骼或软组织的衰减信息，能够得到可以体现组织化学成分的组织特性图像。在保留标准图像的同时，还可获得纯粹的软组织图像和骨组织图像。双能量减影可以降低高密度的骨组织和低密度的软组织在图像上的相互干扰，从而提高对疾病的诊断能力。

DR双能量减影的方法包括两次曝光法和一次曝光法。DR双能量减影最早应用于肺部病变的检查，也是目前应用最多的检查部位。同时DR双能量减影在咽部、颈部、腹部都有临床应用价值。

2. DR组织均衡技术 利用后处理软件将厚度较大的高密度区域与薄层组织低密度区域首先进行分割处理，再分别赋予各自的灰阶值，使不同厚度和不同密度的组织部位都可以形成对比良好的图像，之后再把分割处理之后的图像重组起来，经过计算机特殊图像处理，形成高低不同密度组织，可以同时显现、层次丰富，并且层次对比良好的图像。

使用DR的组织均衡技术，可以调节的技术参数主要包括边缘锐度、亮度、对比度、均衡强度、均衡面积、平滑度等。当然，为了获得丰富的图像层次，在运用组织均衡技术时除了要选择适当的参数外，还要保证足够的曝光剂量。DR的组织均衡技术在组织密度、厚度差别较大的摄影部位应用较多，如股骨颈、胸腰段椎体、颈椎下段、胸椎上段、跟骨等。

3. DR融合体层技术 是在传统体层摄影的基础上，将动态DR平板探测器和图像后处理技术相结合的一种数字化体层摄影技术。摄影时，X线管与平板探测器沿检查床或立位架的长轴做同步、反向的平行运动，同时，X线管受脉冲控制进行多角度快速曝光，平板探测器同步进行采集而获得多幅图像，计算机系统对这些图像采用位移叠加的算法，能够创建出不同体厚的高清体层图像。DR融合体层技术较常规的摄影技术可以在更短的时间内获得更多的影像信息，提高了诊断效率。在胸部、脊柱、泌尿系统、胃肠道和骨关节系统中都有所应用。

4. DR时间减影技术 是基于DR图像的对比分析软件技术，针对相同受检者、同一部位、不同时间摄影得到的不同图像，利用计算机时间减影进行对比的一种技术，可以观察到病变发展状况。本技术的临床意义在于对新的病变情况特别是细微的异常变化敏感程度更高。时间减影技术对于静态器官的对比效果较好。

5. DR图像拼接技术 是指DR在自动控制程序模式下，一次性采集不同位置的多幅图像，然后由计算机进行全景拼接，合成大幅面X线图像的技术方法。图像拼接有2种方式。

（1）第一种拼接方式 图像采集曝光时，把X线管组件固定于一个位置，探测器跟着X线管组件沿着受检者身体长轴移动2～5次，X线管连续曝光2～5次，计算机将这2～5次曝光所得到的数据进行重建并拼接，产生一幅整体图像。为了减少X线锥形束图像畸变，X线管组件在不同位置曝光时，采用了不同的倾斜角度，以避免视差造成的图像失真及匹配错位。

（2）第二种拼接方式 X线管组件垂直上下移动，探测器实时同步跟随X线管组件，分次脉冲控制曝光采集后计算机重建和自动拼接，具体采集过程：首先确定第1幅X线摄影区域，曝光后，X线管组件和探测器沿身体长轴移动到第二幅区域，进行第2次曝光，然后第3次、第4次……多次曝光，计算机将采集到的多组数据进行图像重建和自动无缝拼接，产生一幅整体图像。

大范围站立位的拼接图像，能够获得骨关节系统在人体正常负重生理状态下的图像信息，对于骨科的术前精准规划与术后精准评估有非常重要的临床价值。

6. DR三维成像技术 能够通过双悬吊X线管机械臂与探测器联合环绕运动，或者360°自动旋转扫描装置，来实现X线摄影的三维成像。DR三维成像技术使得DR从二维成像走向了三维成像，并可以提供负重状态下三维影像信息，弥补了CT、MR等设备无法解决的站立位三维影像信息的缺失问题，极具临床应用价值。

（三）DR与人工智能

随着我国积极推进医疗现代化的发展，目前医用数字X线设备的发展日趋完善，人工智能与影像结合正在成为医学影像诊断领域的新趋势。医学影像＋AI是未来人工智能医学影像发展的前沿领域。人工智能影像诊断在临床上已经开始应用，人工智能辅助摆位将成为下一个研究热点。基于人工智能的医用数字X线设备自助检查系统就是把人工智能应用于数字X线设备检查中，开发了体位识别装置、体位判断装置和语音提示纠正装置，对受检者实现体位自动识别，自主纠错，自我调整。而影像技师只需在监控下，按下曝光按钮便可完成检查，真正达到方便、安全、高效的目的。

1. 自助检查系统组成 由图像采集装置、体位识别装置、体位判断装置和语音提示纠正装置4部分组成。该系统采用软硬件结合技术，首先利用摄像头对受检者进行图像采集，接着利用体位识别系统检测受检者姿态关键点，然后通过体位判断装置，将大数据中的正确体位与受检者体位对比，通过语音提示装置提示影像技术人员可以摄片或者提示受检者纠正体位。

2. 自助检查系统的设计 主要由以下4部分组成。

（1）图像采集 受检者在诊断床上或荧光板前就位，用PC端摄像头对受检者体位进行拍摄采集，最后将得到的图像命名并存储到特定文件夹。

（2）体位识别 提取采集到的图像，检测受检者头、颈、胸、腹及四肢等部位，大约20个姿态特征点并反馈坐标信息。

（3）体位判断 提取受检者姿态关键点及坐标信息后，对比标准体位数据库里的姿态关键点信息，在95%的容错率下，判断受检者体位是否标准。

（4）语音提示纠正装置 将体位判断的结果通过播放器播放，从而对受检者的不当体位进行实时纠错或者提示影像技师可以摄片。

第3节 数字减影血管造影设备

数字减影血管造影（DSA）设备是一种利用计算机处理数字化的连续图像信息，以消除（减去）

骨骼和软组织影像的血管造影成像技术。

一、分类与结构

（一）分类

根据DSA的造影方式可以分为静脉DSA（intravenous digital subtraction angiography，IV-DSA）和动脉DSA（intraarterial digital subtraction angiography，IA-DSA）两种方式。动脉造影所需对比剂浓度低、用量小，显像清晰；血管重叠少，显著改善小血管成像质量；同时降低了运动伪影发生概率，降低了辐射剂量，提高了成像质量，有利于诊断，是目前主要采用的造影方式。

（二）成像特点

因为单束X线在穿透人体组织时服从朗伯-比尔定律，即射出X线强度与摄入X线强度之间符合指数递减规律，所以直接采集到的X线强度值需要首先进行对数变换，使数字图像的灰度为线性，这样减影之后的信号才能只与对比剂（血管）的厚度成正比，与骨和软组织无关。对数变换可利用对数放大器硬件或置于A/D转换后的数字查表来实现。平板DSA大多具有实时组织均衡技术的功能，能够实时地根据解剖部位的需求，优化调整图像，使相关解剖结构轮廓清晰，不会导致一幅图像中一部分过亮和另一部分过暗，这就是数字X线摄影技术的组织均衡（tissue equalization，TE）技术。采用TE技术，无须调节亮度/对比度（窗位/窗宽）就可以使整个视野内高密度和低密度组织同时得到很好的显示，见图4-3-1。

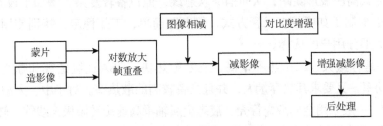

图4-3-1 数字减影处理流程

（三）逻辑控制

DSA的图像形成一般包括四个步骤：采集无对比剂的X线影像；把该图片设置为蒙片；采集血管造影像；使用计算机将蒙片与造影像相减，得到减影像。普通X线图像与造影像必须是同部位、同条件所采集的图像，这两个图像一般是一次曝光完成，依赖高压注射器注射造影剂延迟来实现。

计算机系统控制了图像采集和图像处理功能，见图4-3-2。工作时首先启动开关信号：启动开关1闭合，使X线设备接受计算机控制，由计算机对X线设备发出曝光准备信号；同时，计算机发出光阑控制信号，缩小光圈孔径。启动开关2闭合，造影过程开始，计算机启动高压注射器，并对X线设备发出脉冲曝光启动信号。当X线设备准备完毕后，向计算机发出准备就绪信号，表示可以进行脉冲曝光。曝光开始后，向A/D转换电路发出采样开始信号；转换结束后，通知计算机读取数字信号，再次进行脉冲曝光，采集下一帧图像。

（四）基本组成

DSA设备由X线发生器、探测器、图像采集、图像后处理、控制台、图像存储、辅助装置（限束器、导管床、高压注射器等）等部件构成。

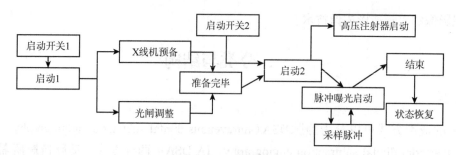

图4-3-2 控制流程图

1. X线发生器

（1）大功率高压发生器　X线设备在心血管造影时，采集频率高，每幅图像的曝光时间均很短；为减少活动脏器的运动模糊，通常采用脉冲曝光，曝光时间多在数毫秒。这就需要所用的X线设备能在很短的时间内输出足够大的功率，从而获得满意的X线图像。一般要求X线设备高压发生器的功率在80kW以上，通常为100kW。

（2）高压波形平稳　高压发生器输出的高压要平稳。为保证每幅图像感光量均匀一致，除各照射参数一致外，还要求管电压值输出稳定，且拥有优良的重复性。目前DSA均采用逆变高频高压发生器，能获得波纹较平稳的直流高压。

（3）脉冲控制　运用脉冲控制曝光技术，对快速活动的脏器如心脏等，可提高时间分辨力，减少其活动带来的图像模糊，能够得到较高的图像锐利度。脉冲控制包括栅控X线管方式和高压初级控制方式。栅控X线管方式高压波形陡峭，从而消除软射线，但设备较复杂，增加了成本和故障率；低压控制方式对于软射线的抑制不如栅控X线管方式，但电路简单，工作稳定，特别使用了逆变技术，控制起来比较容易，是大部分用户的选择。

（4）X线管　一是容量大，二是热容量高，三是散热快。DSA连续透视和曝光采集，既要求X线管能有较大的输出功率，又要求其热容量大，并且具备较高的散热率。对于中、大型DSA设备，热容量一般应在1～3MHU。一般采用金属陶瓷管壳、液态金属轴承高速旋转阳极X线管，转速可达9000r/min。金属陶瓷管壳X线管能够提高散热率，还可以吸收由于靶面升华而产生的金属颗粒，提高图像质量和X线管的寿命。X线管组件内的绝缘油采用外部循环散热方式或冷水进入组件内循环散热方式，保证X线管的连续使用。同时，为适应不同的采集方式、放大倍数和投照部位，部分DSA设备采用三焦点X线管。

2. 机架　目前DSA设备的机架大都采用C形臂（也有设备设计成G形或者U形臂）。其安装方式主要有落地式和悬吊式两种，这两种方式各有利弊，可根据工作特点和机房情况选择。

（1）机架结构　现以落地式C形臂说明其结构，在C形臂的两端分别相对安装X线管和探测器，并使两者的中心线重合，即无论在任何方向进行曝光，X线中心线将始终对准探测器的中心。C形臂由托架支持，并设有驱动电机，使C形臂整体能够在托架上绕虚拟轴（x轴）转动。托架通过偏置臂和L形臂相连，托架可绕y轴转动，带动C形臂共同转动。这两个转动使X线管形成球面活动范围。L形臂可绕z轴转动，以满足各种特殊投照体位。

落地式C形臂也被称作三轴机架。C形臂可围绕受检者的x轴转动，便于向头部或足部方向倾斜投照，偏置臂带动C形臂可围绕受检者的y轴转动，方便向左或向右方向倾斜投照，L形臂带动C形臂整体可围绕受检者的z轴转动。围绕三轴的转动可以单独转动，也可联动，实现球面范围内对人体任意部位、任意角度投照。C形臂旋转速度一般为15°～25°/s，最快可达40°～60°/s，一些设备单次最大旋转角度可达305°，以满足三维成像的需要。

三轴系统是旋转采集成像、计算机辅助血管最佳角度定位等功能的基础。判断机架的性能主要看

L形臂的旋转活动范围，C形臂的转动角度范围和偏置臂的转动角度范围；运动的速度和稳定性；探测器的上下运动等。设备应能自动显示C形臂的位置、角度等数据。

为了扩大活动范围，悬吊式和部分落地立柱拥有活动轨道，救护受检者时可使C形臂完全离开导管床。还有机器人式多轴机架结构，其落地机架可以在检查室自由活动。活动范围和投照角度更加灵活。

C形臂的特点是能够在受检者不动的情况下，完成对受检者身体各部位多方向的透视和摄影检查。当肢体位于C形臂转动中心时，在C形臂活动过程中，被检部位一直处于照射野中心。C形臂X线管焦点至探测器的距离是能够调节的，通常是探测器移动。为了保护受检者和设备的安全，在活动的X线管和探测器周边布满传感器，一旦机架和受检者或导管床接近到一定程度，可立即减速移动或停止移动。

（2）机架功能

1）角度支持：C形臂能够便于进行各种角度的透视和摄影。

2）角度记忆：当C形臂转到需要的角度进行透视观察时，系统能自动搜索并重放该角度采集的图像，供医生诊断或介入治疗时参考；也能够根据图像自动将C形臂转到采集该图像时的位置，重新进行透视、造影。这种技术特别有利于心、脑血管的造影，尤其是冠状动脉介入治疗手术。

3）体位记忆技术：是专门为手术医生设计的体位记忆装置，能存储多达100个体位，各种体位可事先预置，也可在造影中随时存储、调用，使造影程序化，加快了造影速度。

4）快速旋转：C形臂能在托架中快速旋转运动，达到45°～60°/s。这要求C形臂具有精确的角度重现性，与图像处理软件配合完成。

5）安全保护：C形臂支架还配有自动安全防撞装置。计算机能够依据机架、床的位置自动预警和控制C形臂的运动速度，利用传感器感受周围物体的距离，自动实现减速或停止（例如，离物体10cm时减速，离物体1cm时停止）。

3. 导管床　又被称作检查床，是用来支撑被检查者或便于医生操作而设计，拥有浮动床面和升降功能，适应手术和透视两种需要。

（1）高度　需适应不同手术者的要求。借导管床的高度调整，与C形臂相配合，在有微焦点X线管的情况下，能够通过调整导管床高度，完成不同放大倍数的放大摄影。

（2）床面　为了快速改变透视部位，床面设计为在水平面内可做二维移动。尤其是沿床长轴方向有较大的活动范围。配合C形臂使用时，床面能把受检者送入X线照射野。床面在两个方向都有电磁锁，以便将床面固定在指定位置。有的导管床床体还可以旋转。

为了满足下肢血管造影跟踪采集的需要，有些导管床附加有床面驱动装置。该装置在接收到驱动信号后快速把床面移动一定距离，或受人工控制。随着血液的流动，对比剂充盈远端血管，借助床面移动能够进行跟踪采集，注入一次对比剂完成腹部血管摄影后，继续采集下肢的全部血管像。床面采用高强度、低衰减系数的碳纤维，不但有较低的X线吸收系数，并且有较高的机械强度，在正常工作时，承重可达250kg以上。

（3）防护帘　导管床旁设有防护帘等屏蔽装置，减少散射X线对工作人员的电离辐射。

4. 探测器　目前，动态FPD已广泛应用于DSA系统。动态FPD采用非晶硅或非晶硒制作而成，具有体积小、接收面积大，转换效率高、高对比度分辨力较高、成像动态范围大、刷新速度快等优点。与普通X线用FPD相比，动态FPD最大的优势是刷新速率高，可达30f/s。

（1）非晶硅FPD　也称作碘化铯FPD，其基本结构为碘化铯闪烁层、非晶硅光电二极管阵列、行驱动电路及信号读取电路。碘化铯闪烁层厚度为500～600μm，由连续排列的针状碘化铯晶体构成。它的结构是在非晶硅上自然生长5～10μm针状通道的碘化铯晶体层，针状的碘化铯外表面再由金属铊包裹，这样可以把闪烁光信号传导到光电二极管上。非晶硅光电二极管阵列将可见光信号转换为电信号，探测器的阵列一般按照矩阵排列，每个单元大小一般为150～200μm，最小可达76μm。行驱动电路及信号读取电路，每个像素单元由非晶硅光电二极管、不能感光的开关二极管、行驱动线和列读取线构成。同一行的所有像素单元的行驱动线相连；同一列的所有像素单元的列读取线相连，构成探测矩阵的总线系统。

（2）非晶硒FPD　其利用非晶硒的导光性，将X线直接转换为电信号，基本结构为X线转换介质、探测器单元阵列和高速信号处理单元。X线转换介质位于探测器上层，为非晶硒光电材料。当X线照射到非晶硒层时，可以产生电子-空穴对，这些电荷在偏置电压的驱动下以电流的形式沿电场方向运动，并被探测器单元阵列收集。探测器单元阵列位于非晶硒的底层，用TFT技术在玻璃底层形成数百万小的检测单元，每个检测单元对应图像的一个像素，大小约139μm，由一个电容和一个TFT组成，电荷存储在电容中。高速信号处理单元产生地址信号，按顺序逐个激活TFT，存储在电容内的电荷便被读出，形成电信号。数据读取后，扫描电路自动清除潜影和电容中存储的剩余电荷，为下次曝光做准备，这也导致其成像速度慢于非晶硅FPD。

5. 图像采集　以平板探测器为主体的全数字DSA系统的采集系统输入的直接就是数字信号。采集板主要包括采集帧缓存、积分电路、积分帧缓存和外设部件互连标准（peripheral component interconnect，PCI）接口四部分，见图4-3-3。

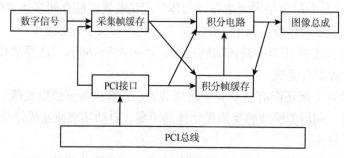

图4-3-3　图像采集流程图

（1）采集帧缓存　主要是接收来自A/D转换后的图像数字信号，并把图像进行反转后输出至积分器和积分帧缓存。

（2）积分帧缓存　主要负责图像的降噪和图像的保存。实时透视和电影摄影的图像噪声可在这里通过递归和非递归的算法进行降噪，另外还有一种特殊的运动校正噪声抑制，其主要目的是降低运动物体（心脏）产生的运动伪影。

（3）积分器　通过对透视和电影图像输入的数据进行实时积分而完成数据的平均，实现降噪。

（4）PCI接口　将从PCI总线传来的控制信号传递给其他部分。

6. 图像后处理　DSA图像的后处理在专用的图像工作站进行，常见功能有以下几项。

（1）数字减影　是指对某种特定改变前后所得到的图像，经过数字化图像处理，实施减影来突出特定结构。主要包括时间减影（temporal subtraction）、能量减影（energy subtraction）和混合减影（hybrid subtraction）等三种方式。当前主要减影方式为时间减影，即对同一部位对比剂注射前后分别采集并做减影处理。

（2）数字电影减影　用快速短脉冲曝光技术进行数字图像采集。实时成像，25～50帧/秒，一般单向可达50帧/秒、双向25帧/秒。这种采集方式通常用于心脏、冠状动脉等运动部位。

（3）路径图技术　是为便于复杂部位导管插管及介入治疗的需求而设计。具体方法是，注入少许对比剂后采集，运用峰值保持技术，把对比剂流经部位的最大密度形成图像，将此图像与以后透视的图像进行叠加显示。图像上既有前方血管的固定图像，也有导管的走向和前端位置的动态图像，便于指导导管及导丝更容易地被送入病变部位的血管内。也有利用同一部位刚做过的DSA图像，叠加在透视图像上，作为"地图"指导导管插入。

（4）自动分析功能 在心室和血管造影后，计算机利用分析软件实时提取与定量诊断有关的功能性信息，添加在形态图像上。其功能主要包括：①左心室体积计算和分析功能：利用从DSA图像得到的左心室扩张末期图像和收缩末期图像，计算左心室的体积；根据这个结果再算出射血分数、室壁运动、心排血量、心脏重量及心肌血流储备等功能参数；冠状动脉血管分析软件是计算机运用几何、密度等处理方式，测量血管直径、最大狭窄系数、狭窄或斑块面积、病变范围及血流状况等。②功能性图像：是利用视频密度计对摄取的系列图像绘出时间视频密度曲线，再根据从曲线获得的参数形成的一种图像。这种图像反映功能性信息，与传统的反映形态学信息范畴的图像不同。从曲线可以提取对比剂在血管内流动的时间依赖性参数，局部血管的容量或深（厚）度参数，以及局部器官实质血流灌注参数，这些参数对心血管疾病的确诊和治疗不可或缺，有利于在早期发现病灶。

（5）虚拟支架置入术 置入支架对很多疾病都是比较好的解决方案，但要取得手术成功的关键是准确选择合适的置入支架。虚拟支架置入系统可在有待进行支架置入的病变血管部位形象地展示支架置入的效果，可清晰地模拟显示内支架置入后的情况，包括支架置入的位置、大小是否合适、支架贴壁情况、封闭部位是否合适，如不合适可再次更换支架，直至欲置入支架十分适合时，再选择同样实体支架置入体内，就会获得一个良好的治疗效果。

7. 图像显示系统 DSA的图像显示系统使用专用的医用显示器，通常为单色液晶显示器。优点是对比度高（可达300∶1）、分辨率高（可达2M）、刷新率高（<16ms）、亮度大（可达900cd/m^2）、可视角度大（可达160°）。

二、工作原理

减影技术的基本原理是把人体同一部位的两帧序列图像相减，从而得出图像间的差异。不含对比剂的图像称为蒙片（mask），注入对比剂后得到的图像称为造影像或充盈像（contrast agent image）。广义地说，减影像（subtraction image）是造影像减去蒙片的图像。

由DSA的成像原理可知，减影后的图像信号与对比剂的厚度成正比，与对比剂和血管的吸收系数有关，与背景无关。在减影像中，骨骼和软组织等背景图像被消除，使浓度很低的对比剂充盈的血管在减影像中显示出来。

DSA设备成像方式依据X线产生方式不同，可以分为脉冲方式、超脉冲方式、连续图像方式。脉冲方式采用间歇X线脉冲来形成蒙片和造影像，每秒摄取数帧X线图像，脉冲持续时间一般大于视频信号一帧的时间（20ms）。在对比剂未流入感兴趣区血管时摄取蒙片，在对比剂逐渐扩散的过程中对X线图像进行采集和减影，得到一系列连续而有间隔的减影像系列，每帧减影像之间的间隔较大（如150ms）。由于曝光X线脉冲的脉宽较大（如100ms左右），剂量较高，所得图像的信噪比较高。它主要用于脑血管、颈动脉、肝动脉、四肢动脉等活动较缓慢的部位。超脉冲方式以6～30fps的速率进行X线脉冲摄影，然后逐帧高速反复减影，具有频率高、脉宽窄的特点，能以实时视频的速度连续观察X线数字图像或减影像，具有较高的动态清晰度。这种方式能适应肺动脉、冠状动脉、心脏等快速活动的脏器，图像的运动模糊小。连续图像方式所用X线可以是连续的，也可以是脉冲的，得到与摄像机同步的、频率为25fps或30fps的连续图像。有些平板探测器在3D采集时可达99fps。因采集图像频率高，能显示快速运动的部位，如心脏、大血管，时间分辨率高。

三、主要性能检测及特殊功能

（一）主要性能检测

1. 动态范围及检测方法 动态范围是用于减影的衰减范围，在此范围内均能在减影像中观察到血管系统。把性能模体水平安置在诊断床上，调整焦点-影像接收器距离（focal spot to image receptor distance，SID）为系统允许的最小值，设置影像视野（field of view，FOV）为系统允许的最大尺寸，调节X线管角度使射线垂直入射模体表面。在透视状态下进行定位观察，前后左右移动诊断床，使模体处于视野的中心，调整限束器使得照射野与模体大小一致。采用自动控制模式，选择DSA程序进行减影，采集模体的影像作为蒙片。当蒙片影像采集完3~5s后，推动模体的血管插件模块，采集减影像。

观察减影后的影像，调节窗宽和窗位使影像显示最佳，0.4mm血管模拟组件可见的灰阶等级即为DSA动态范围。为减少检测人员的辐射剂量，应使用电动无线遥控体模推进器或气动推进器，使检测人员可以远程控制模体运动。

2. 对比灵敏度及检测方法　对比灵敏度系统显示低对比度血管相对于图像背景的能力，是一种对低对比度血管影像可视性的衡量。用同样的方法获得减影像后，观察图像，得到灰阶上每一个血管模拟结构均可见的阶梯计数，即为DSA对比灵敏度。

3. 伪影及检测方法　伪影是影像上明显可见的图形，但它既不体现物体的内部结构，也不能用噪声或系统调制传递函数来解释。其检测步骤与DSA动态范围的检测大致相同。为了检测伪影的时间依赖性，伪影检测时的持续时间应以每秒一帧图像的条件进行。将性能模体放置在诊断床上，选择DSA程序进行减影，并持续10~20s。然后停止曝光，观察图像中是否有伪影并记录。其间应使DSA体模中的模拟血管运动并产生位移，检查减影得到的图像上是否有伪影存在，并详细描述伪影的外观及可能产生的来源。

（二）特殊功能

特殊功能是通过机械部分和数字部分结合共同实现的。

1. 旋转DSA　旋转式血管造影是一种三维图像采集方式。它利用C形臂的两次旋转动作，第一次旋转时采集一系列蒙片，第二次旋转时注射对比剂、曝光采集充盈像，在相同角度采集的两幅图像进行减影，以获得序列减影像。旋转DSA的优势是能够得到不同角度的血管造影像，增加了图像的观察角度，能从最佳的位置观察血管的分布，有利于提高病变血管的显示率。

2. 3D-DSA　是在旋转DSA技术上发展起来的新兴技术，是旋转血管造影技术、DSA技术及计算机三维图像处理技术相结合的产物。其作用原理为通过二次旋转DSA采集原始图像，在工作站进行容积重建（volume reconstruction，VR）、多平面重组（multiplanar reformation，MPR）和最大密度投影（maximum intensity projection，MIP）等后处理，显示血管的三维立体图像，能够在任意角度观察血管及病变的三维关系，并在一定程度上克服了血管结构重叠的问题，比常规DSA能提供更丰富有益的影像学信息，在临床应用中发挥了重要作用。

3. 岁差运动DSA　是类似于旋转DSA的另一种运动形式。它利用C形臂和偏置臂两个方向的旋转，精确控制其转动方向和速率，形成了X线管焦点在同一平面内的圆周运动，增强器（探测器）则在C形臂的另一端做相反方向圆周运动，从而形成岁差运动（进动）。在运动中注射对比剂、曝光采集，形成系列减影像，有利于观察血管结构的立体关系。在临床应用中，岁差运动主要用于腹部、盆腔血管重叠的器官，以观察血管立体解剖关系。

4. RSM-DSA　实时平滑蒙片（real-time smoothed mask，RSM）DSA是DSA的另一种减影方式。它是利用间隔很短的两次曝光，第一次曝光时增强器适当散焦，得到一幅稍微模糊的图像，间隔33ms再采集一幅清晰的造影像，两者进行减影可以获得具有适当骨骼背景的血管图像。在对比剂注射后，可在一次运动中获得减影像，避免了普通DSA需要两次运动采集，并且减少两次采集间因受检者移动而造成减影失败的可能性。由于蒙片随时更新，且间隔仅为33ms，因此不会产生运动伪影。

5. 步进DSA　即下肢血管造影的跟踪采集。其主要技术环节包括：控制床面移动速度分段采集蒙片，运用同样程序分段采集血管造影像，计算机减影后拼接连成长腿血管像，并实时显示DSA图像。

该项功能适用于双下肢血管病变的诊疗，特点是对比剂用量少，追踪显影，显示双下肢血管并可行双侧对比，利于病变血管的显示及血管变异的识别，特别适用于对比剂用量不宜较大的受检者。当前应用于临床的步进DSA有单向的，即从头侧向足侧者；也有双向的，即既能从头侧向足侧跟踪动脉血流，也可以从足侧向头侧跟踪静脉血流。

6. 自动最佳角度定位系统 从两个投影角度大于45°的血管图像，计算出两条平行走向的血管在360°球体范围内的最佳展示投射角度。在临床应用中可利用正侧位DSA图像，测算指出某一段迂曲走行血管的最佳显示投照角度，可控制C形臂一次调整到最佳角度来显示此段血管。

7. C形臂体层成像 是平板探测器DSA与体层技术结合的产物，不同的厂家名称各不一样。利用C形臂迅速旋转采集数据重建出该处的体层图像，一次旋转可得到区域信息，重建出多个层面的图像。因为平板探测器每个像素的面积很小，所以采集数据的信噪比差。现在的水平是高对比度分辨力优于普通CT，而对比度分辨率不及普通CT。图像可与3D血管图像相融合，更直观。这一技术解决了介入治疗过程中需进行CT检查的需求。

8. 3D路径图 是对被检部位进行血管重建，产生三维血管图像后，对三维血管图像进行旋转，C形臂机架则随着图像的转动自动地跟踪，自动调整为该投照方向的角度，这样使透视图像与三维图像重合，可以最大程度显示血管的立体分布，以利于引导导管或导丝顺利地进入目标血管内。另外，由于是三维血管成像，因此更容易选择性进入病变区的C形臂工作位，且易显示病变形态，如颅内动脉瘤，可清晰显示瘤颈，易于确定微导管进入瘤腔内的角度和动脉瘤颈与载瘤动脉的关系；可以体外指导对微导管前端进行弯曲塑形，使之更容易进入动脉瘤内，并可在载瘤动脉内有最大的支撑力，这样在送入微弹簧圈时才不易弹出，更加容易完全致密填塞动脉瘤。

9. 导航技术 是以CT成像图像为参考在实时透射条件下完成穿刺介入术。医生可以利用图像互动式穿刺路径精确设计，在其他辅助定位装置帮助下保证进针精度，术中可以精确调整穿刺针的位置、方向、深度。可以节约手术时间，尤其适用于复杂解剖部位。

10. 图像融合技术 是把多种成像设备所采集的同一目标的图像经过图像处理算法，最大程度提取各自原图像的有用信息，最终输出一张高质量图像的方法。DSA图像可以与CT或者MRI图像融合，得到包含组织结构和高分辨率血管信息的重建图像。

第4节　数字X线设备安装与维护

一、CR 设备

（一）安装

CR设备的安装过程复杂，主要由X线发生装置、X线接收装置、X线读取装置组成。

1. X线发生装置 是X线设备的核心部件，安装方法等同于传统X线成像设备。

2. X线接收装置 CR设备使用IP作为X线接收装置，取代了传统X线成像设备使用的胶片。IP在读取时需存放于暗盒中，安装过程中一定要轻拿轻放，IP必须以正确的方向插入暗盒，不可正反倒置，避免X线信息无法读取。

3. X线读取装置 CR的信息读取是通过激光扫描IP进行二次激发产生荧光，通过光电倍增管放大，再由A/D转换器转换为数字信息来完成。这个过程需多个部件参与，包括激光发射器、IP、暗盒、光电倍增管、A/D转换器等。安装过程中尽量保证安装环境干净整洁，避免灰尘影响机器散热。

（二）巡检

巡检是对设备的一种常见管理方法，主要运用于监测和检查设备的运行状态，可以降低设备故障发生概率，在日常工作中务必保证做到以下几点。

1. CR设备的环境供电电源加稳压器，保证电压稳定，且一定要接好地线，防止静电产生。调节室内温度不高于25℃，保持室内空气干燥，以确保CR设备不在高温、高湿的环境下工作。

2. 每天打扫卫生，进入操作间的人员戴鞋套或穿无尘鞋，避免室内灰尘太多。

3. 定期对CR设备重新启动（最好不要超过1周），以便于系统自检。

4. 每2个月对磁盘碎片进行整理；不在计算机上安装其他软件，避免由于软件原因，影响CR系统的运行，不用此计算机上网浏览网页，避免计算机感染病毒或者木马程序导致运行不正常甚至瘫痪。

5. 检查影像工作站是否及时打印影像工作站中需要打印的图像，避免计算机内存不足的现象发生。

6. 定期检查IP，IP是CR系统最关键的部件，分为保护层、成像层、支持层和基层。CR设备运行时，外伤受检者的血液很容易在拍片时污染到IP，有时甚至污染到成像层，因此，需要定期对IP进行清洁。此外还要对IP定期进行更换，以防止产生斑点噪声，影响照片质量。

（三）使用注意事项

1. CR数字化影像设备运行过程中，严禁将IP暗盒打开，同时严禁工作人员用手或硬物直接接触CR设备IP表面，避免污染或破坏CR设备IP感光层。

2. CR设备IP感光层易受到空气中其他形式的电磁波影响，导致检查过程中扫描图像出现斑点、黑点等，影响图像质量。因此，若长时间未使用CR设备，再次使用时需对CR设备IP实施强光擦除。

3. 机房内严禁放置装有IP的暗盒，避免临床检查中，因IP的重复照射或散射线照射，导致图像出现伪影，影响检测结果。

4. 将装有IP的暗盒竖立放置，不可将装有IP的暗盒叠放，避免IP或暗盒因压力过重，造成IP或暗盒变形。

5. 对装有IP的暗盒需要注意轻拿轻放，避免发生碰撞事件、导致暗盒或IP电磁感应装置意外损坏。

（四）日常维护

1. IP的维护　CR设备使用过程中，若IP上有灰尘或污垢，则会对潜影成像效果造成影响，对此，需定期对IP进行科学维护，提高图像质量，避免这类现象出现。在进行实际护理保养过程中，要注意以下几点：需根据医院使用情况，制订合理的固定清洗周期，避免过度清洗IP造成损伤；在对CR设备IP进行清洗过程中，需使用干净软布或医用棉球蘸专用清洁剂进行清洗处理，清洗时注意力度，要轻轻擦拭，避免清洗过程中损伤或划伤IP；此外，清洗顺序应按照IP先行清洗，暗盒后行清洗；在对暗盒进行清洗过程中，需注意避免暗盒中或弹簧口内清洗液的进入，以免影响仪器工作；IP及暗盒清洗剂不可随意选择，应采用蒸馏水或配套专用清洗剂，禁止使用高浓度乙醇清洗，因IP表面易受到乙醇的腐蚀损伤；在对仪器IP清洗时，禁止用手或硬物直接接触IP中间部分，应该只接触其边缘部分，避免清洗中划伤或损伤IP；且清洗过程中轻拿轻放，避免IP发生变形、弯折等；IP完成清洗后，晾干之后再放回暗盒中，且晾晒时放置于阴凉位置自然风干；IP放回暗盒时，注意放置位置，避免发生正反倒置、放置错位等基础性错误。

IP清洁方法：IP外观像1个普通的增感屏，清洗时要戴上手套，从暗盒中依次取出IP，目测是否有污垢、弯曲和裂纹等，再用干净软布或运用棉球轻轻擦拭表面污垢和暗盒，如果擦拭不掉，则使用专用的清洗剂。注意不要用力过大和过量使用清洗剂。待IP和暗盒完全干燥后，放回暗盒。

2. 激光扫描器的维护　激光扫描器作为CR设备的重要构成部分，其功能在于对IP上的潜影进行读取，激光头是激光扫描器中最易出现故障的部位，若有污垢或灰尘覆盖在激光头上，则在扫描获得的图像中会显示一条或多条白色线条，对图像质量造成影响，甚至造成激光仪器无法正常运行。在进行实际护理保养过程中，需注意：医院CR设备运行过程中，激光扫描器部分电子元件因温度过高或附着有灰尘，极易导致临床CR设备出现死机及其损毁等严重问题；因此，须保持CR工作室温度在22～23℃；同时，要时刻保证仪器室环境干燥、清洁、干净，禁止非工作人员入内，并尽量避免开窗；将下侧面前门开关按下，打开前门后可见细钢丝一条，取下钢丝挂钩，来回抽动并将钢丝拉直，擦拭清洗干净激光头；激光扫描机未进行工作时，需将CR设备关机，并定时清洁、保养处理激光读取器，保证其能够正常运行。

3. 打印机的维护　打印机是CR设备的重要构成部分，其主要功能为打印胶片，CR技术成像质量好坏受到打印机工作性能与工作状态的影响。若打印机保养、维护不够，内部沉积较多灰尘或其他杂质，会对图像质量造成严重影响。因此，可采用无水乙醇定期对打印机辊轴、热敏打印头进行清洗，保证其正常工作运行。

二、DR 设 备

（一）安装

DR设备主要包括X射线发生单元、探测器、检查床、图像处理和显示4个单元。

1. X射线发生单元　与传统X线成像设备相似，DR设备采用了高频逆变发生器，使输出的X线和平均功率得到有效提高。采用集成化的电路，使得DR设备的体积和重量小型化。采用数字化的人机交互操作控制台，使DR设备的系统性能更加稳定和人性化。

2. 探测器　是DR设备的核心部件，探测器的种类很多，主要有CCD平板探测器、非晶硅平板探测器和非晶硒平板探测器，其中CCD平板探测器将逐步退出市场，不同的探测器工作原理不尽相同，但都主要负责X线的信息采集、X线的能量转换和信息的传输等成像过程。X线在探测器内部进行转换，输出数字化信号，评价探测器成像质量的基本标准是X线信息的获取程度。

3. 检查床　DR设备检查床正在向着多元化和多功能化的方向发展，其机械结构主要有悬吊式、U形臂式、C形臂式、移动式等。

4. 图像处理和显示　DR设备拥有强大的计算机处理能力，可对探测器输出的数字化X线信息进行多种功能的处理，如窗宽、窗位，图像移动、翻转、镜像、反向、反转、放大、缩小、面积测量、标注等功能，还能进行时间减影、能量减影、融合体层等，最大程度地满足临床对DR图像的各种需求。经过计算机处理后的图像经过压缩成DICOM标准格式后在医用显示器上显示，实现DR图像的传输、存储和打印等功能。

（二）巡检

在日常使用中，DR常见的故障有时间故障、X线管故障和过载故障。巡检过程应对以上方面加以重视。

1. 时间故障　即DR设备系统画面显示时间数值存在滞后，部分DR设备拍片时间与X线片实际显示时间存在明显差异，即使尽快重新设置设备显示时间，仍无法有效解决此类故障问题。造成这种故障的原因，多与设备BIOS电池电能出现异常存在较大关系，所以需要拆解DR设备时间显示模块，去除BIOS电池及FPGA附近板件，然后对原有BIOS电池做更换处理，之后装载并重新启动，进入BIOS界面调制硬盘制式为AHCI，启动X线片程序，其间若系统界面信号灯显示为红色、绿色，便可判断

FPGA板亦存在信号传输不良的故障问题，需再次插拔启停DR设备系统，最后进入系统，若软件信号灯为黄色，表明DR设备拍片程序加载运行完成，时间显示亦会恢复正常，以此达到解决DR设备时间故障的目的。

2. X线管故障 也是DR设备常见故障之一，具体表现为X线管一直处于运行模式，无法有效关停，此类故障多发于DR设备长时间、高强度运行期间，这个过程中由于未对设备做好周期性的专业保养维护，一旦出现金属疲劳、润滑度下降、松紧度下降等情况，便会造成X线管无法实时关停的状况发生。针对此类故障问题，实际处理解决时主要依据相应DR设备维修指南，合理拆解存放于IP下的长形塑料板块，看到六角孔时用六角工具做适度顺时针调控，保障X线管壁与水平面维持最低间隔，以此达到分离卡槽单元和X线管壁的目的。

3. 过载故障 DR设备的过载故障多以过载指示灯亮的形式体现，设备开机正常但在曝光手闸启动后指示灯便会亮起，对于该类故障的处理，依据DR设备维修指南可知引发此类故障的原因多与实际千伏值过大有直接关系。诱发过载故障的因素，结合DR设备工作原理流程，可细分为高压油箱异常、千伏控制板异常、高压电缆异常、CPU处理控制异常、X线管异常等。针对该类故障的处理解决方法，即借助示波器对所曝光实际千伏值进行专业检测，若阳极电流数值高于阴极电流数值，便可排除逆变器异常，若互换阳极、阴极高压电缆，检测发现曝光阳极电流实际数值仍然高于阴极，便可排除高压电缆异常；如此往复，利用排除法找出故障问题，予以实时解决即可。通常这种过载故障，确认CPU、电缆、逆变器等重要部件正常后，基本都是X线管处出现问题，此时更换X线管，便可有效解决过载故障。

（三）使用注意事项

在实际使用DR设备时，必须明确相关人员日常操作流程的规范性和专业性。使用设备期间，必须完全依据操作标准启停DR设备系统，保障DR设备红外发射器和接收器之间畅通，不可有任何障碍物体阻隔遮挡。为防止接收、发射信号受到影响，以相应设备接收器及发射器区域5m为重点监控单位，5m内禁止有无线电波传输，避免信号传输受到影响，这是提高接收、发射信号精准性、真实性、完整性的关键措施。除此之外，从强化DR设备使用稳定安全层面考虑，实际操作过程中，相关人员切忌对设备随意连接外接硬盘、U盘等存储设备，消除DR设备"中毒"风险。

DR设备价格昂贵，在工作时对环境要求较严苛，操作人员还需注意以下几点。

1. 控制机房的温度 在设备工作的状态下，建议机房的温度维持在23℃左右，变化范围应在5℃/h左右，如果机房的温度低于0℃或高于34℃，建议开启空调来维持温度；此外，在设备开机准备检查前，应确保机房的温度维持在25℃左右。

2. 控制机房的湿度 机房的湿度是影响设备使用寿命的重要因素，而且设备中的非晶硅对工作环境的要求比较严格，所以在设备工作的状态下，一定要控制好机房内的相对湿度。

3. 维持机房的清洁 机房工作人员在清洁机房时，应避免用力过度或出现碰撞情况；在清洁机房的地面时，应使用吸尘器，且避免扬起灰尘，在需要使用水或相关的液体清洁剂时，不可将其溅入设备内部，在清洁设备外罩时，可以使用中性清洁剂，用干净的抹布清除污渍，不可使用强酸或强碱性清洁剂进行清洁；在清洁与受检者接触的设备部位时，应使用相应的消毒剂进行消毒擦洗，可使用次氯酸，该消毒剂无毒、对人体无害，杀菌后可完全降解，无残留、无腐蚀；注意避免擦洗液溅入设备内部。加强对设备的除尘，除尘的主要位置包含设备主机机箱、平板探测器及束光器等，机房工作人员应严格做好设备的除尘工作，以确保图像质量。

4. 定期保养、检测、校准 长期不进行保养会增加DR设备故障发生率或影响设备成像质量进而影响临床诊疗，故要求操作人员定期对设备进行保养维护，制订科学合理的保养计划。

（四）日常维护

DR设备为高端精密医疗器械，对于日常维护具有非常高的要求，如果对设备维护管理工作不到位，将可能导致DR设备无法正常工作，或者得到不准确的数据结果，进而影响诊疗结果的可靠性和准确性。因此在DR设备应用过程中应该严格按照相关操作规范对DR设备进行维护，尽量避免由于操作人员维护不当所引发的设备故障。

1. DR设备的日常电路维护 DR设备是依靠电子设备元器件开展工作的精密器械，电源及电路的稳定性对于设备的正常运行具有重要作用。因此应该定期对DR设备的电路进行维护。一方面在日常检查中应该认真检查DR设备的电源接入口和接地线，确保供电输入的稳定，确保电压保持稳定，不能出现过载情况。另一方面在放置DR设备的房间内，不能将DR设备专用插座与其他设备进行混用，特别是房间内的空调等大型用电设备需要与DR设备电源进行并联安装。在条件允许的情况下可以安装稳压器，可以有效避免因其他用电设备出现意外情况导致DR设备电压突然增加。同时还应该对DR设备接地电阻进行定期检验和更换，通常为2～3个月，有效避免漏电对受检者造成意外电击伤害。

2. 定期清除机内灰尘 相关人员应定期对DR设备的机内进行除尘干燥，并且在除尘过程中不要拆卸电路板，只打开机器的外壳和机内的盖板，因为人体自身带有静电，易导致电路板上的芯片被击穿，加之DR设备的机器昂贵，所以在除尘过程中一定要做到精细。

三、DSA 设 备

（一）安装

DSA设备主要由X射线发生装置、数据采集系统、计算机系统、存储与显示系统和机械系统组成。机械系统是临床设备运行中的重要维护部件和质量控制管理部件，其质量好坏与设备诊疗服务水平和安全保障能力有直接关系。

机械系统由X线管专用支架、介入诊疗床和高压注射装置3部分组成。

1. X线管专用支架 心血管造影过程中根据临床诊疗需要进行X线投射方向的调整，因此X线管专用支架应具备倾斜和同步移动功能，根据结构不同分为C形臂和U形臂等类型。支架运动部分两端固定X线管和探测器，使两者中心对齐且同时相对旋转，完成受检者被检部位的多向透视和摄影。同时，为确保介入诊疗活动的安全高效，支架还具备体位定位、自动跟踪和安全保护功能，实现心血管造影程序化，自动安全防撞装置可根据设备部件的位置进行预警和运动控制。

2. 介入诊疗床 DSA介入诊疗床具有手术治疗和造影检查的功能，为便于受检者摆位操作和急救治疗，诊疗床要满足位置调整迅速和定位精准的要求。具体结构功能包括：设置脚踏控制开关，床面可进行电动升降，满足医务人员身高要求；设置床旁控制按钮，床面可进行水平移动，便于将受检者送入X线照射野；床面宽度范围为40～60cm，材料多以碳素纤维增强塑料板为主，具有较高的机械强度和较低的X线吸收水平。部分DSA设备采用悬吊床结构，具有活动范围大、地面空间开放的特点。

3. 高压注射装置 电动式高压注射装置由操作控制台、电机制动和注射器3部分组成，通过电机驱动和离合减速，带动滚珠丝杆向前推进，使活塞向注射筒内运动，高压推动下将对比剂引入导管。其中，通过调整电动机转速和运行时间可以控制注射器的注射流速及总量，配合X线曝光时序，实现短时间内感兴趣区血管的造影成像，见图4-4-1。

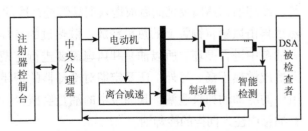

图4-4-1 高压注射装置示意图

（二）巡检

DSA作为大型的电子精密仪器，对工作环境的要求非常高。工作环境温度应为18～22℃，室内的相对湿度应达到35%～65%。室内温度的波动会形成电噪声，导致空间内出现电干扰，而且温度的过度变化会导致机台出现局部形变。相对湿度过低会产生静电，影响DSA设备的工作。而相对湿度过高会使电路板上凝结露点，腐蚀性增强，设备更容易出现故障。良好的工作环境是保证DSA设备正常运转的基础。在巡检过程中必须保证操作间和扫描间内温度和湿度在理想范围内并保持稳定。

（三）使用注意事项

研究表明，机体各部位对射线的敏感性不同，胸腹部的组织和器官（如乳腺、肺支气管和消化道等）具有较高的辐射致癌敏感性。因此，在介入放射工作人员的诊疗活动中，应重视胸腹部区域的防护问题。

在保养过程中工作间的地面一定要进行抗静电处理，可以使用抗静电的活动地板，也可以铺设水磨石或水泥地面。特别注意不要在工作间内铺设地毯等易产生附属物的材料，这样既容易产生静电，也容易积聚灰尘，灰尘的大量积聚会直接影响部件的散热。

（四）日常维护

1. C形臂的定期检查　DSA设备又称大C臂，可见C形臂在DSA设备中的重要程度。在设备使用前需要对C形臂的位置进行检查，并且对机臂的运行角度进行调试，如果存在偏差则要对电位器进行线性调整。在C形臂运行的过程中要特别注意是否存在异常噪声，如果存在噪声则要对C形臂中的传动带、多楔带、螺杆、涡轮减速器和链条链轮进行逐一检查。各零部件上附着的杂质或异物应及时用干燥、整洁、柔软的纱布进行清理，为减少各部件之间的摩擦损耗，应及时进行润滑。设备管理人员每3个月对C形臂的运转状况进行全面检查。检查时应先拆下外罩、臂托外罩和成像系统架外罩，然后对成像系统和C形臂运动时的系统状况进行检测。特别要注意传动带和涡轮减速器是否出现松动的情况，还要对探测器软件的限位和自动保护功能进行检查。

2. 诊视床的维护　诊视床底部装有轴承和轨道，可使诊视床进行三维空间移动，操作台上有分别控制诊视床的前后、左右和上下移动的按键。床面的检查主要是对升降运动和横向、纵向的运动刹车灵敏度进行测试，诊视床出现无法进行固定的故障，多数是由于线圈中的螺丝和供电连线断开，无法形成磁场，这时需要将螺丝重新进行固定。诊视床的移动会直接影响受检者的诊疗质量，在对诊视床进行维护的过程中应特别注意螺丝是否产生松动，查看前后、左右方向和上下方向的线圈是否完好，可以将控制左右方向的一个线圈改装到前后方向，由于左右方向所受外力相对较小，这样可以更好地控制诊视床的整体运动。限位保护开关和液压升降系统也要进行检查和维护，对诊视床的轴承和轨道及接触面进行定期清理。在检查床体时要进行90°的左右旋转，以便可以对各螺丝的紧固状态予以了解，特别要注意床体旋转时齿轮盘的情况，如发现问题要及时进行清理和润滑。

3. X线管和冷却装置的检查　X线管是DSA设备中最为昂贵的部件，所以需要进行特别维护和保养。良好的散热功能是保证X线管正常运作的关键。可利用冷却油对阳极进行直接冷却，减少阳极热量。冷却油到达阳极靶面后被送入铜盘管进行冷却，铜作为热的良导体可以迅速吸收冷却油中的热量，然后再由风扇将铜管上的热量释放。散热过的冷却油通过油泵再次被送回到阳极，从而在阳极、铜管和油泵中进行循环。所以油泵和风扇需要进行定期的检查，并清理铜盘管上的积灰，防止因灰尘积聚而造成散热不畅。另外，还要定期对冷却器的密闭情况进行检测，查看是否有漏油现象，在密闭的管道中的冷却油如果泄漏，其油泵中的油量会减少。如果出现油量不足的情况，需要按照标尺刻度，在补油箱内注入同样的冷却油。

（郝利国）

学习目标

1. 掌握 掌握CT设备的基本结构、工作原理、日常质控方法，能独立对医学影像设备进行初级的保养和维护。

2. 熟悉 CT设备的分类及多排螺旋CT的数据采集及传输方式，可以对CT设备进行简单的维修。

3. 了解 CT设备的验收方法及步骤。

CT设备主要是利用人体不同组织对X线吸收与透过率的不同进行成像，清晰地显示人体的断层影像信息，准确描述病灶的大小、位置、形态等解剖学特性，为精准医疗的发展提供了影像信息支持，现已成为诊疗活动中重要的医学影像设备。

第1节 基本结构组成

一、概 述

非螺旋CT设备基本系统组成如下：根据设备部件布局的地理位置记忆，扫描间有扫描机架（gantry）、扫描床（table）、电源分配柜（PDU），操作间有操作台OC（主计算机、图像计算机）等。

X线管和高压发生器是产生X射线的部件，探测器接收经人体组织衰减后的X线，得到图像处理需要的投影数据。X线管和探测器位置相对固定，通过同步旋转和位移或者单纯旋转，可以获得对应成像视野的全投影数据。扫描过程由扫描机架中的扫描系统来实现，扫描获取的投影数据传送至计算机中，并通过相关的数学运算获得二维平面图像，见图5-1-1。

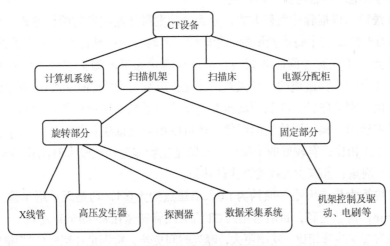

图5-1-1 CT的系统组成示意图

二、扫 描 机 架

CT机架内部由旋转部分和固定部分组成：前者主要包括X线管、散热器、准直器和滤过器、探测器、前置放大器、数据采集系统、高压发生器、低压滑环、A/D转换器等。后者主要包括机架控制和驱动、电刷、冷却系统，机架倾斜角度指示，扫描床控制系统等，扫描机架面板显示部分，机架左右两侧均设有控制开关和紧急开关。机架可根据诊断需要进行±20°甚至±30°的角度倾斜，满足受检者不同部位的检查需要，见图5-1-2。

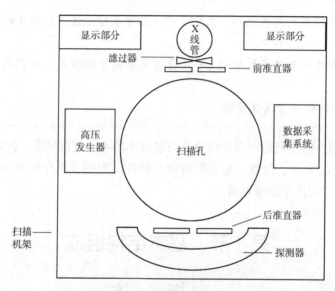

图5-1-2 CT扫描机架前面观示意图

（一）X线发生系统

X线发生装置是CT设备的重要组成部分，X线管是产生X线的核心器件，CT使用的X线管与普通X线设备上使用的X线管结构基本相同，一般分为固定阳极X线管和旋转阳极X线管两种（详见第2章），固定阳极X线管的长轴与探测器平行，旋转阳极X线管的长轴则与探测器垂直。

1. 固定阳极X线管　采用油循环冷却或油循环冷却配合水冷却方式。为了确保采样数据的一致性和准确性，X线管的管电压和管电流必须稳定。

2. 旋转阳极X线管　根据脉冲发射方式，分为脉冲发射和连续发射两种方式，现实中多采用脉冲发射方式。脉冲持续时间决定了每次投影的测量时间，旋转一周的脉冲个数决定了投影数。

脉冲发射的优点：①在脉冲间歇时间内自动进行测量通道的测量信号读出和零点复位，避免由于测量电子元件工作点的漂移造成的信号误差；②使投影数与受检部位匹配，通过控制射线脉冲持续时间，选择清晰度优的测量路径；③利用高压发生器控制适当的切换相邻脉冲的管电压，从而可在测量系统旋转一周时重建出两幅不同能量的图像，还可以用双能谱法获得解剖结构完全相同的双能谱图像；④与连续工作方式相比，有较好的信噪比，特别是在物体直径比较大时能获得噪声比较小的图像；⑤降低受检者的辐射剂量；⑥减少X线管产生的热量。

高速旋转的X线管大焦点大小一般约为1.0，小焦点约为0.4，均是无量纲单位，其阳极转速一般为3000～12 000r/min，甚至更高，目前常用的CT机X线管转速在8500r/min左右。

CT用X线管与常规X线管相比，功率更大，曝光时间更长，特别是在螺旋CT扫描中，需要长时间曝光，从而造成阳极上大量热量积累，要求其X线管具有较高的热容量和散热率，故螺旋CT机X线管多采用油循环冷却配合风冷却的双重冷却方式。当前，主流X线管的热容量可达8MHU，电子束控金属X线管的散热率高达4.7MHU/min，此X线管基本不受热容量的制约，其热容量可达50MHU/min，甚至更高。

非螺旋CT机的高压发生器在扫描机架外部，不受体积、重量的限制，高压发生器提供精确稳定的管电压和管电流，通过高压电缆提供给X线管。高压滑环CT中，高压发生器也是安放在扫描机架的外部，高压通过高压滑环供给X线管。低压滑环结构的螺旋CT中，高压发生器与X线管、探测器共同安放在扫描架的旋转部分上，要求高压发生器体积小、高性能、散热好等以维持长时间连续的扫描，因而螺旋CT上搭载的高压发生器常采用高频或超高频高压发生器，并采用高压倍压整流方式将直流高压通过高压电缆线直接提供给X线管。

CT设备获取的衰减后的X线能量与人体组织的吸收系数之间存在依赖关系，CT对高压的稳定性要求非常高，在高压发生装置中采用高精度闭环控制方式控制高压的产生。随着CT的飞速发展，其扫描速度更快，离心力作用突显，为了应对这个问题，技术人员研制了非油浸式高压发生器。

（二）滤过器和准直器

1. 滤过器 相当于普通X线设备的遮线器，其作用为①吸收作用：吸收低能X线（软射线），减少受检者表面剂量；②过滤作用：X线束通过滤过器后，变成强度均匀分布的射线束。

CT机扫描视野通常为圆形，扇形X线束照射时，边缘射线穿透厚度小，中心射线穿透厚度大，边缘与中心信号强度相差较大，为了减小信号的强度差，增加了滤过器，形状多为楔形或领结形。

2. 准直器 用来限制到达探测器组件的X线角度分布，只允许某一空间范围内的射线进入探测器，其他部分的射线则被吸收。准直器材料一般采用铅或含有少量锑、铋的铅合金等，其形状为狭缝状，利用步进电机控制狭缝的宽度。

（1）准直器的作用 可以减少进入探测器的散射线，限定成像的空间范围，还可以降低受检者的辐射剂量。

（2）准直器的种类 准直器有前准直器，即X线管侧准直器，作用是减少来自成像平面之外方向的散射线，使人体只接收垂直入射探测器的X线；后准直器，即探测器侧准直器，其狭缝分别对准每个探测单元，控制X线束在人体长轴方向上的宽度，从而控制扫描层厚度。

（3）准直器的内部结构 由补偿器、步进电机、联动齿轮、准直器叶片、相连的辅助杆、叶片运行通道的固定锁、层厚传感器等组成。

（4）准直器的作用 对于具有前后准直器的非螺旋CT和螺旋CT来说，前准直器的作用是减少其他方向的散射线的辐射，即减少辐射剂量，后准直器的作用是控制扫描层厚。对于仅仅有前准直器的非螺旋CT设备，其层厚由前准直器控制（如气体探测器机型）。对于多排（层）螺旋CT来说，仅有前准直器，其层厚是由多排探测器组合控制的，多排CT层厚由探测器组合决定，见图5-1-3。

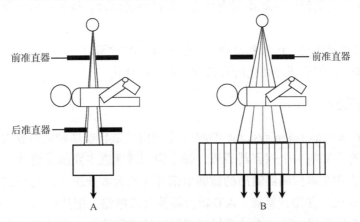

图5-1-3 单螺旋及多排（层）CT准直器位置示意图

A. 单螺旋CT准直器；B. 多排（层）CT准直器

（三）探测器

探测器是CT设备的核心组成部分，是一种将射线能量转换成电信号的装置。通过测量射线的吸收程度来重建物体的断层图像，直接影响医学影像图像的形成质量，根据探测器的制作材料，分为气体探测器和固体探测器两种。

1. 气体探测器 利用化学性能稳定的惰性气体氙气在X线作用下产生电离的原理进行探测，其阵列探测器由充满惰性气体的气体电离室制成，通过测量电离电流的大小，从而测量出穿过受检者后的X线辐射强度，因其动态范围较小，且易出现饱和现象，市场上已极少见。

2. 固体探测器 利用某些物质产生闪烁荧光的特性来探测射线的装置，其基本作用是将X线能量转换成可见的荧光能量，因应用闪烁晶体材料，故称为闪烁探测器。在闪烁体后面采用光电倍增管或者光电二极管，光电转换器件将此可见荧光强度信号转换成电流信号，即为采集到的投影数据信号，见图5-1-4。闪烁探测器探测效率高，分辨时间短，既能探测带电粒子，又能探测中性粒子，既能探测粒子的强度，又能测量它们的能量，鉴别粒子的性质，因此闪烁探测器在CT中得到了广泛应用。闪烁探测器因使用的闪烁体不同而有很多类型，如碘化钠、钨酸镉、稀土陶瓷、宝石、纳米板、光子探测器等，均系目前不同厂家应用的探测器。

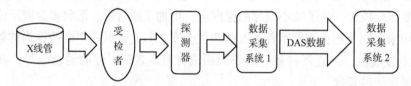

图5-1-4 探测器工作流程示意图

（1）闪烁探测器的优点 几何效率和空间分辨力较高，光电转换效率较高，需要的X线剂量相对较低，易于制成排列紧密的阵列探测器。

（2）闪烁探测器的缺点 余辉时间较长，易受温度影响，其一致性不如氙气探测器。

（3）探测器的特性参数如下

1）效率：指从线束吸收能量的百分数。几何效率、吸收效率、总检测效率都属于效率内容。检测效率是指探测器对X线吸收能量的百分数检测效率，是探测器性能的重要指标。影响探测器检测效率的因素有两个：几何效率和吸收效率。几何效率是由每个探测器的孔径和相关的每个探测器所占总空间的比来决定的，这个空间包括探测器本身的宽度 w，相邻探测器之间的间隔 d。射入间隔的X线不能被探测器吸收，无助于图像的形成，理想的情况是相邻探测单元间隔 d 要足够小。

2）稳定性：指从一瞬间到另一瞬间探测器的一致性和还原性，探测器需经常进行校准以保证其稳定性。

3）响应性：是探测器接收、记录和抛弃一个信号所需的时间。

4）准确性：人体软组织及病理变化所致衰减系数小的变化。

（四）数据采集部分

数据采集系统（data acquisition system，DAS）主要由模数转换器和信号放大器、数据传送器等共同组成，每个探测器都会对应一个探测器通道，每个探测器通道主要由前置放大器、对数放大器、积分放大器等构成，其作用是将探测器输出的微弱电信号经放大和处理后，变换成投影数据信号。DAS包含了所有的探测器通道、多路转换器、A/D转换器及接口电路，把从探测器通道获取的投影数据通过多路转换器送入A/D转换器，转换为计算机能够识别的数字信号，再经接口电路将此数字信号输入计算机。DAS除包括探测器阵列的信号外，还包括来自参考探测器通道的信号，见图5-1-5。

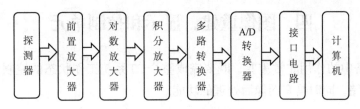

探测器 → 前置放大器 → 对数放大器 → 积分放大器 → 多路转换器 → A/D转换器 → 接口电路 → 计算机

图5-1-5 数据处理流程图

随着电子电路集成化程度的提高，DAS系统已与探测器集成为一体，主流的CT中已见不到独立的DAS系统。因其在CT成像系统中作用特殊，多排螺旋CT机中被列为一个系统，位于探测器与计算机之间电子器件，同探测器一起负责扫描后数据的采集和转换。

DAS系统的主要部件是模数转换器，主要作用有三个。

1. 射线束测量 包括通过人体后的衰减射线和未通过人体的参考射线。

2. 数据编码 将这些数据编码成二进制数据。

3. 数据传输 将这些二进制数据送往计算机。

三、扫 描 床

扫描床由床面和底座构成，其运动一般由水平移动电机及床身升降电机控制。为保证扫描位置的精确，其水平方向床的移动和垂直方向床身的升降都应平稳，电路设计上应相互联动和保护，见图5-1-6。

扫描床升降一般采用"马架"结构、斜体蜗杆结构等，上端接床面，下端接底座。床面最低可降到400mm左右，方便受检者上下床。其最低高度、最高高度、进头高度及进体高度的控制均通过底座上的行程开关实现。另外，升降电机从动的绕线轮上有一根尼龙线或者皮带，带动编码器来检测扫描床的高度，并在操作面板上显示。单相交流伺服电机（水平电机）带动同步型皮带驱动床面的水平移动，在水平电机旁边设有一个光电编码器，测量床面水平移动的相对位置。床面可通过计算机控制、面板控制和手动拖动三种方式进行水平移动，手动/自动方式的转换均由扫描床尾部下面的手动离合开关完成。

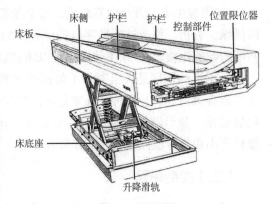

床侧 护栏 护栏 位置限位器 床板 控制部件 床底座 升降滑轨

图5-1-6 扫描床

（一）床面板

床面板由碳素纤维制成，具有强度高、重量轻、对X线透射性好等特点。扫描床面板比较长，可达2200～2400mm，床面水平移动的最大距离为1800mm，设有辅助加长移动功能的扫描床，床面移动最大距离可达2000mm，床台上设有限位开关和紧急开关，以保证床面在正常范围内移动。

（二）扫描床定位部分

体层位置的准确性由扫描床定位的精度决定，定位设计精度≤0.1mm。工作过程：在计算机系统设置床面位置后，发出指令，使水平电机驱动床面水平移动，到达指定位置后，光电编码器产生的脉冲由计数器计数发出到位信号，使计算机系统发出指令，让单相交流伺服电机失电、停转，从而实现高精度、闭环的床面水平移动控制。扫描机架上方的数码显示板可显示扫描床的高度、床面的水平位置和扫描机架的前后倾斜角度。

四、图像重建、显示和控制单元

计算机在CT设备中的作用非常重要，既要完成整个CT系统工作状态的控制，还要实现图像的重建和图像的显示与存储，同时具有图像后处理的功能。

（一）图像重建

图像重建计算机是CT计算机中的重要部分。早期计算机的处理速度较慢，需依靠专用的阵列处理机来重建图像，现在由于计算机制造技术的发展，阵列处理机已被运算速度更快的微型计算机代替，称为图像重建计算机。

图像重建计算机与主计算机相连，其本身不能独立工作，主要任务是在主计算机的控制下，进行图像重建等处理。图像重建时，图像重建计算机接收由数据采集系统或数据硬盘送来的数据，进行运算后再传送给主计算机，然后在显示器上显示。它与主计算机是并行工作的，图像重建计算机工作时，主计算机可执行自己的运算，而当图像重建计算机把数据运算的结果送给主计算机时，主计算机会暂停自己的运算，处理图像重建计算机交给的任务。

（二）图像显示

CT图像由十几万个像素组成，每个像素具有对应数值，这些数值可以转换为灰度编码。计算机可以操纵、分析、修改这些数字以提供有用的可见信息，包括放大倍数、测量区域或距离、标志轮廓及两个图像的比较，从CT图像中也可以建立直方图，将这些信息通过显示器直观呈现出来。

显示器的作用是人机对话（包括受检者资料的输入、扫描过程的监控等）和扫描结果图像显示。显示器有黑白和彩色两种，通常显示图像均采用高分辨力的黑白显示器，文字部分的显示有的采用彩色显示器。显示器的性能指标主要是显示分辨力，一般以点阵和线对表示，重建后图像的显示矩阵、像素大小和灰阶位深等与显示分辨力有关。

（三）控制单元

操作者选用适当的扫描参数及启动扫描后，程序就在计算机的控制下运行。计算机协调并处理扫描期内发生的各种指令的时序，其中包括X线管和探测器的开和关、传输数据及系统的操作，接收原始数据，执行检查床及机架的操作并确保所有的数据相符合。

非螺旋CT计算机系统通常使用小型计算机，20世纪90年代我国科研工程人员巧妙利用微型计算机和软件结合，替代价格昂贵的小型机，极大降低了计算机成本。这一现象被多个国内外厂家效仿，目前很多CT机包括MSCT都采用微型计算机作为CT的主计算机。

CT的计算机系统具有内存大/存储量大、运算速度快等特点，其硬件通常包括输入输出设备、中央处理器、接口装置、反投影处理器、存储设备和通信硬件等。此外，还须包含软件，并通过硬件执行指定的指令和任务，接收DAS的数字信号，并将接收到的数据重建成断面的图像。

CT的主计算机具有协同处理的能力，能够加快处理速度或提高计算机的处理能力。CT机生产厂家不同，其成像的处理方式也存在差异，有并行处理、分布式处理和流线样处理等几种方式。

五、软件部分

CT设备系统软件，由系统软件（基本功能软件）和应用软件（操作软件）组成，见图5-1-7。

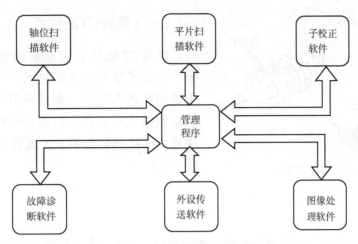

图5-1-7 CT设备系统软件的组成

（一）系统软件

各类CT设备均需具有扫描功能、诊断功能、显示和记录功能、图像处理功能及故障诊断功能等软件。常用的独立软件有预校正、平面扫描、轴向扫描、图像处理、故障诊断、外设传送等功能。

（二）应用软件

CT扫描结束后最常使用的MPR（多平面重组）、CPR（曲面重组）、MIP（最大密度投影）、MinIP（最小密度投影）、三维表面重建（SSD）、三维容积漫游（VRT），仿真内镜、人工智能辅助筛查、诊断等功能，目的是帮助阅片者观察解剖结构，从不同平面、曲面、甚至立体空间进行观察，帮助医生发现病灶，或者给临床一个全局视野，现在很多功能已经成为CT最基础设备的标配软件。

六、附 属 设 施

工作站一般由一台高配置计算机及各种专用软件构成，主要用来做图像后处理，在扫描且图像重建完成后，图像的后处理工作在工作站进行。工作站的硬件配置包括多核高速CPU、磁盘阵列、高清晰显示器等。在工作量较小的情况下可以不设工作站，即从扫描到后处理、阅读、出片等所有工作都在主控制台进行。

常见的工作站是通过网络从主控制台传来图像数据，进行后处理、诊断，并可存储、传输、拷贝。新一代工作站称作并行后处理工作站，它与主控制台共享受检者数据库，主动直接读取，省时方便。

第2节 螺旋CT设备

一、概 述

螺旋扫描是X线管单方向匀速旋转，扫描床匀速前进通过X线产生的扫描野，产生的数据被相应的探测器接收来实现的，目前已从单排螺旋CT发展到了多排螺旋CT。在螺旋CT的扫描过程中，扫描床匀速前进或者后退，X线管焦点相对于受检者的路径是一条圆柱形的螺旋线。螺旋扫描采集到的数据通常称为螺旋数据。

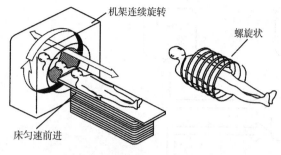

图5-2-1　螺旋CT扫描示意图

（一）螺旋CT的优点

螺旋CT的显著优点是速度快，一次屏住呼吸就可以完成整个检查部位的扫描，且可在任意位置上重建横断面图像，重建平面图像的数据用内插法从螺旋数据中获得。在螺旋扫描过程中，扫描床匀速通过X线扫描野时，X线管连续旋转并曝光，见图5-2-1。

（二）螺距

在螺旋扫描中，每扫描一周床移动的距离称为螺距。对于受检者部位的扫描，不同轴位扫描时产生不同的数据组，螺旋扫描则产生一组对应于相应部位的连续容积扫描数据，因此在CT图像的重建中可以有新的选择，如选择层厚、断面方向等。

（三）螺旋CT与非螺旋CT的不同

1. 倾斜角度　螺旋CT扫描体位与非螺旋CT无太大区别，螺旋CT的扫描机架倾斜角度可以更大（可达±30°），床面位移更加灵活和精确，扫描范围也进一步扩大。

2. 扫描参数　螺旋CT扫描的大多数参数，如管电流、管电压、层厚与非螺旋CT基本一致。不同的是增加了床移增量、螺距和重建图像间隔。扫描参数的选择会直接影响图像的质量。

3. 扫描层厚　层厚主要根据成像部位和扫描目的而选择。扫描床移变化量和层厚的比值即螺距因子，螺距因子在扫描条件的选择中很重要，一般情况下，可在0.1～3.4范围内选择。

（四）容积扫描

螺旋扫描采集的是容积扫描数据，所以数据重建的方法关系到图像质量的优劣。扫描床匀速均匀移动导致每一周扫描的起点和终点不在同一平面上，因此在图像重建之前，为了得到合成图像的体层数据，消除运动伪影和防止层面的错位，需要对所采集的原始数据进行运动校正，通过对螺旋数据的z轴用180°内插加权法进行数据校正，避免层面错位。扫描方式，见图5-2-2。

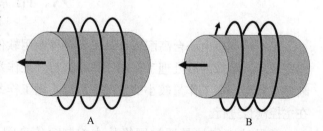

图5-2-2　非螺旋CT与螺旋CT扫描方式对比图
A. 非螺旋CT；B. 螺旋CT

二、基　本　组　成

螺旋CT工作方式类似于第三代CT，属于R/R方式，但是其结构比传统第三代CT机简单，随着高频技术的发展和滑环技术的应用，螺旋CT一般由扫描机架、扫描床和控制台三部分组成。

扫描机架的基本功能是X线的发生和各个方向投影数据的采集。扫描机架由两大部分组成：固定机架和旋转机架。固定机架的主要作用是实现机架角度倾斜和旋转机架支撑，主要包括旋转机架的旋转轴、机架倾角实现的机械装置、碳刷的固定组件及各种装置的控制和信息传输与接口电路等。旋转机架的主要作用是实现X线的产生和控制、数据接收与控制功能，主要包括高压发生器、X线管组件、X线准直及其控制装置、X线滤过装置、扫描野调节装置、探测器和数据采集系统、滑环等，对于采用无线数据传输方式采集数据的CT机，还包括无线数据传输装置。

扫描床的基本作用是承载受检者并配合扫描机架的扫描过程，完成螺旋扫描数据的采集，包括对受检者定位、控制扫描床进出扫描区域及床面升降。

控制台包括主计算机、系统控制与通信、数据接收与存储、图像重建运算与图像显示、图像处理与输出及人机对话功能等。

(一)X线管与高压发生器

1. X线管 滑环技术使得扫描机架可以单方向高速连续地旋转。因为成像质量与所用X线剂量之间的依存关系，如果提高扫描速度，管电流（mA）输出也必须相应提高；除管电流外，多层连续扫描需要较长的X线曝光时间，X线管阳极的热容量和散热性能也必须相应提高。大电流、高热量的负荷也给X线管自身稳定性和使用寿命带来了问题，为此，X线管设计制造者们进行了很多积极的探索，早期CT搭载的是机械滚珠轴承X线管，为进一步提高X线管的可靠性和散热率，德国研发团队发明了液态金属（镓合金）轴承技术，解决了机械滚珠轴承X线管的磨损和噪声问题，提高了X线管的可靠性，对CT、DSA等高端X射线设备的性能和易用性产生了巨大影响。

有关资料调查，液态金属X线管的平均使用寿命是滚珠轴承X线管的3倍，金属陶瓷X线管将阳极旋转轴变为螺旋槽的形式，在螺旋槽和管壳之间加入液态金属，液态金属的循环流动带走了阳极旋转轴上产生的大量热量，解决了阳极旋转的散热问题。

电子束偏转的X线管采用整管旋转设计，将X线管的散热率提高到了4.7MHU/min的水平。单极高压液态金属润滑技术X线管采用动态飞焦点技术，使X线管阳极受热更均匀，并使数据采集量增加了一倍，提高了图像质量，消除了伪影，延长了X线管的使用寿命。

对于X线管来说，主要考虑功率、管电压、管电流、焦点尺寸、热容量、阳极转速、最大冷却效率、冷却方式、轴承技术等指标性参数。目前已经应用在CT上的、业界最小的X线管焦点是0.4×0.5，凡事都有两面性，X线管的焦点不能做到无限小，因为要考虑到阳极靶面承受灼烧的能力，小焦点承载过大电流会影响X线管的使用寿命。

X线管一般会有若干个焦点，越大的焦点，对应的最大管电流也就越大。X线管焦点尺寸是个需要综合考量的问题，需要在X线管寿命和图像质量之间谋取平衡。以德国某品牌CT机和日本某品牌的CT机为例，德国某型号CT机是0.4×0.5、0.6×0.7、0.8×1.1三焦点设计；日本某品牌CT机是0.4×0.5、0.6×0.6、0.6×1.3、0.8×1.3、1.0×1.4、1.6×1.4六焦点设计。不过，优秀的厂家依然可以把小焦点输出能力做到很强，如荷兰某品牌X线管，其小焦点（0.5×1.0）能承载50kW功率，但其X线管寿命依然很理想。作为X线管损耗点之一，灯丝在长时间加热后会达到生命终点，有时小焦点先损坏，虽然还可以继续使用大焦点扫描，但是需要修改部分扫描协议，受检者也会承受更多辐射剂量，所以并不提倡。

长久以来，仅靠控制灯丝加热控制，是难以实现电流的瞬间精准调控的，现在已经出现了快速可变的管电流技术，可以实时控制每个扫描层面的管电流，称为数字阴极技术。未来的发展，还会出现适合CT使用的冷阴极X线管，配合光子探测器等先进技术的探测器，延长X线管使用寿命，降低曝光电压，获得高清晰图像，最终病情诊断率得到更大幅度的提高。

2. 高压发生器 CT高压发生器需要更好的散热以维持更长时间的连续扫描，需要更小的体积以节省更多机架空间等。因此，螺旋CT上搭载的高压发生器具备频率高、体积小、性能高、通用性好等优点。

X线管和高压发生器密不可分，二者高度匹配非常重要，否则容易导致X线的质和量均不达标，甚至导致因打火引起X线管损坏，最终影响X线管使用寿命。因而，在CT选型上，高性能的X线系统非常重要，但更重要的是互相匹配的X线管和高压发生器。

在CT工作中，X线管打火会导致X线输出暂时丢失，并可能需要重新扫描受检者，在医疗器械领域是非常严重的"不良事件"。而高匹配度的X线系统可大幅减少因X线管打火导致的CT操作中断而进行的重新扫描，从而提高扫描效率和扫描数量。

高压发生器采用高频逆变技术和倍压整流方法来获得期望的X线管高压，为了获得稳定的X线输出，X线管电压、管电流与灯丝加热均采用闭环负反馈控制来实现，高频高压发生器工作原理同非螺旋CT类似，在此不再详述。

（二）探测器

多层螺旋CT简称为MSCT，即指X线管旋转一周可以获得多个层面的图像，与之相对应的是单层螺旋CT（SSCT），因其使用多排探测器，早期也称为多排CT。从广义来讲，多层螺旋CT的扇形X线束厚度在z轴方向从1cm左右增加到几厘米至几十厘米；X线束由厚的扇形束逐渐向锥形束发展，目前64层、128层、256层、320层，512层、640层甚至更多层的MSCT在临床上使用得越来越多。

探测器阵列SSCT的z轴方向只有一排探测器，MSCT因层数不同而具有多组数据采集通道的多排探测器阵列，不同厂家的探测器排数和结构不同，但可分为等宽阵列与非等宽阵列两种类型，又称固定阵列与自适应阵列两类，非等宽16层CT探测器，见图5-2-3。

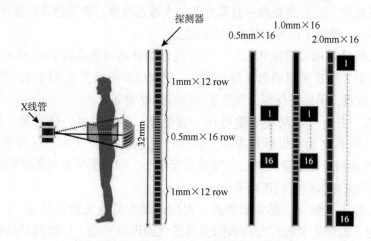

图5-2-3 非等宽16层CT探测器工作示意图

探测单元的大小决定采集体素的大小，是图像质量的关键因素之一。随着多排探测器中每一单排探测器宽度的不断减小，MSCT的z轴分辨力得以不断提高。由于X线管焦点、探测器等技术的优化设计，在16层以上CT上实现了真正的"各向同性"，体素信息的容积扫描数据采集，即x、y、z三个坐标轴方向上的尺度相等。各向同性体素容积扫描数据的原始信息可以保证重建图像和任意方向的重组图像均获得良好分辨力且不失真，探测器最窄宽度为0.5mm、0.625mm或0.6mm、0.75mm。多排探测器的z轴覆盖宽度从10mm、20mm、40mm发展到800mm，灌注成像技术的应用也从层面灌注发展到病灶灌注，目前已实现了器官灌注及容积灌注成像；一次扫描、一次注射对比剂，所获得的数据能同时进行动态CTA重组及组织器官灌注分析。

采用z轴飞焦点技术，可以实现获取超过探测器排数两倍的层数，比较常见的用32排探测器获取64层图像、用64排探测器获取128层图像、用256排探测器获取512层图像、用320排探测器获取640层图像等，见图5-2-4。

探测器发展趋势是宽体、薄层，覆盖宽度越来越大，层厚越来越小，图像质量越来越好，扫描速度得到很大的提升。现在64

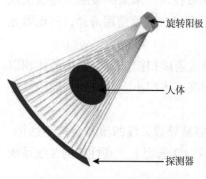

图5-2-4 z轴飞焦点技术示意图

层CT在几秒内即可以完成全身检查，同时所得到的图像都是高分辨力的亚毫米层厚。随着探测器技术的发展，MSCT的扫描速度、图像质量和覆盖范围这三者实现了有效的统一，同时实现薄层、快速、大范围的采集，拓展了临床应用范围。

另外，要注意区分探测器排和层的区别，排指的是探测器本身的排数，层是指成像的层数，所以探测器排数与螺旋CT层数不一定相等，层厚选择与探测器排中每一排的厚度相关，不是所有层厚均可以选择螺旋CT层数，二者不是一一对应关系。

（三）滑环技术

非螺旋CT在轴位扫描时，X线管组件和数据采集系统供电及信号传输通过电缆线与旋转机架外的相关装置连接，扫描时电缆线也随之缠绕，限制了X线管和探测器沿一个旋转方向连续地旋转，故采用顺时针和逆时针旋转交替的方式进行扫描，机架旋转装置一般经过启动、加速、匀速采样、减速、停止几个过程。在旋转一周的过程中扫描床是静止的，X线管绕受检者旋转产生一个层面的数据。为得到另一层面的数据，扫描床沿轴向移动一个层厚的距离，X线管沿着与上一层面相反的旋转方向绕受检者扫描。非螺旋CT的正反转扫描方式影响了扫描速度，获取数据的范围也受到限制，滑环技术的引入，解决了上述电缆线缠绕的问题。

滑环技术和高频高压发生器的应用，使螺旋扫描得以实现，滑环的出现是CT技术的一次革命，不仅提升了扫描速度，而且解决了机架旋转部分与静止部分的馈电和信号传递问题。滑环负责连接定子和转子，转子的供电、信号控制、数据传输都依托滑环完成，滑环有电能环（强电和弱电）和数据环之分。

滑环应用到工业方面比较早，CT应用相对较晚，滑环与定子有很多连接方式，供电部分主要依靠电刷与非接触耦合，通信部分主要依靠射频传输。

因CT的数据采集量是非常大的，为避免在CT旋转部分配置大容量存储器，必须让CT数据生成和数据传输速度保持同步，滑环必须具备足够的传输带宽，实际上，滑环属于转子的一部分。根据滑环排列方式，可分为筒状滑环及盘状滑环，见图5-2-5。

滑环是用圆形宽带状封闭的铜条制成的同心环或柱面环，它们是同碳刷一块代替电缆线缠绕的一种导

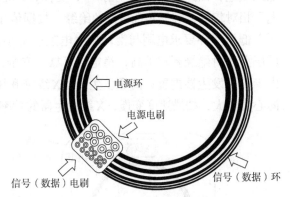

图 5-2-5　盘状滑环示意图

电结构。采用铜材料制成的滑环与X线管及相关组件、探测器系统结合在一起，组成旋转部件。机架内静止部分由优质导电材料制成的电刷和旋转的滑环紧密接触，实现动静两部分的电路连接，解决了电缆线缠绕的问题。滑环技术解决了传统CT顺时针或逆时针单周旋转扫描的加速、减速和回位过程，大大缩短了层间延时，使扫描系统可以沿一个方向连续旋转，因而可以动态扫描，提高对比剂的利用率。

滑环是多道同心圆环，其结构包括强电环、弱电环、信号环。以盘状滑环为例，强电环负责给高压发生器供电，如380V等；弱电环负责给探测器、控制电路等部件供电，如115V等；信号环：负责信号传输，如急停、数据采集等，并将探测器采集的原始数据通过高速串行方式传回重建柜。

1. 信号传输分类　分为激光传输、射频传输和非接触传输等三种方式。

（1）激光传输　即光通信，因为光路容易被灰尘等因素干扰，影响传输，所以采用激光传输的CT，对机架内环境要求高一些。

（2）射频传输　是一种电容耦合技术，也是绝大部分CT采用的方式。其实现逻辑是，通过滑环外的一圈金属箔作为发射天线发射信号，接收装置接收及转换信号后通过光纤传递到CT重建柜。

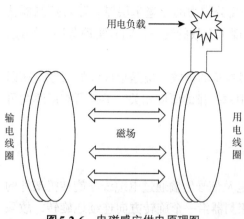

图5-2-6 电磁感应供电原理图

通常，由于数据量大，256排以上CT通常会配多组发射天线。

（3）非接触式传输 是指其电源和信号的传输均采用非接触式，所有CT的数据传输均采用非接触传输；特殊的是供电也采用非接触传输，其原理类似手机的无线充电方式，在机架的定子和滑环分别嵌入发射线圈和接收线圈，通过电磁感应实现数据传输，见图5-2-6。

2. 电压传输分类 按照是否传输管电压，滑环可分为低压滑环、高压滑环两种。

（1）高压滑环 高压滑环的高压由安装在扫描机架外的高压发生器产生，经高压电刷、高压滑环送到X线管，旋转的高压滑环装在充满绝缘液体或惰性气体的密闭室内，利用滑环技术将管电压馈送到旋转机架内X线管的阳极和阴极两端，见图5-2-7。高压滑环的优点是：由于高压发生器不受体积、质量的限制，可使发生器功率做得很大；因高压发生器外置，不增加旋转机架的重量，也不用考虑滑环因触点电流而引起温度升高的问题，其扫描速度更快。但高压滑环容易引起接触环与电刷之间及机架静止部件和旋转部件之间的高压放电，会引发高压噪声，影响数据采集，目前高压滑环技术已经很少采用。

（2）低压滑环 高压发生器采用高频逆变技术，具有重量轻、功率大、体积小等优点，可将高频高压发生器安装到旋转机架上，无须通过高压滑环传输管电压，仅需滑环技术为机架旋转部件提供低电压馈电，因此称为"低压滑环"，见图5-2-8。低压滑环将数百伏的直流电输入到扫描机架内，由于电压相对较低，容易实现良好的绝缘，数据传输性能稳定。但其电流很大，易产生电弧和大量的热量，所以低压滑环要求电刷与滑环接触电阻非常小，滑环常采用电阻率非常低的材料，如铜等材料制作。低压滑环对绝缘要求不高，稳定、可靠、安全，工艺要求和制作成本低，目前被大多数CT厂家采用，由于高压发生器内置，高压发生器、X线管和探测器一起旋转，增加了旋转机架的质量和体积，旋转向心力增大，扫描速度变慢，X线发生器的功率也受到制约。

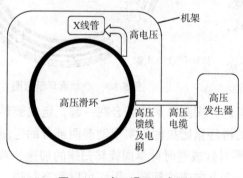

图5-2-7 高压滑环示意图

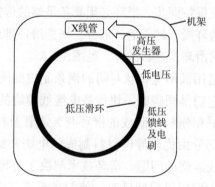

图5-2-8 低压滑环示意图

（四）螺旋CT的数据采集通道

根据所选层厚的不同，可将探测器的排进行相应的组合，获得不同的层厚。多组数据采集通道在扫描过程中，同时对各自连接的探测器排组合所产生的电信号进行数据的采集和输出。

MSCT重建算法的主要特点表现在优化采样扫描和滤过内插法两个方面。

1. 优化采样扫描 螺旋CT扫描时，因床是运动的，每层图像扫描的起点和终点并不在一个平面上，如将扫描数据直接用于重建图像，就会产生运动性伪影和层面错位。所以SSCT对原始数据的相邻点用内插法进行逐点修正，然后进行图像重建。但如果MSCT采用SSCT重建方法，将产生严重的伪影。故对单一层面成像，MSCT通过调整数据采集轨迹来获得信息补偿，并通过调整螺距来缩短采样间隔，在z轴方向上增加采样密度，达到改善图像质量的目的。

2. 滤过内插法 指在z轴方向设置一个确定的滤过厚度，通过改变滤过波形调整层厚灵敏度曲线外形、有效层厚及图像噪声，取代传统的SSCT的线性内插法，实现z轴方向的多层图像重建。

随着连续螺旋扫描层数的增加，对计算机内存的要求也急剧增加，硬盘容量大幅度增大，电子硬盘或云存储等其他快速的存储方式，也会很快普及使用。控制方式上，通常采用分布式控制，且控制信号的传输采用了光纤传输方式或无线传输方式，从而使系统变得简洁可靠。

（五）螺旋CT扫描床的基本构成

扫描床是实现螺旋扫描方式的关键部件，也是承载受检者的部件。螺旋扫描要求扫描床定位精度更高，有些扫描床还可轴向转动12°以方便受检者上下床面。扫描床基本结构类似于非螺旋CT，在此不再赘述。

（六）螺旋CT设备的软件部分

在控制软件方面，智能扫描可根据人体的解剖形态自动规划扫描条件进行扫描，在不降低图像质量的前提下，有效提高了X线的使用效率，降低了受检者受照剂量。在成像软件方面，因螺旋扫描是容积扫描技术，在此基础上研制了丰富的成像软件，包括VRMIP、MinIP、特定功能的软件包括冠状动脉CT血管成像（CTA），静脉CT血管成像（CTV），结肠分析，肺结节，入门功能成像（灌注、能谱），复杂困难的心脏冠脉成像，心肌灌注，多部位联合扫描，心、脑一站式成像，动态成像等软件，以及各厂家超高端CT搭载的独家软件，如放疗立体定位软件、人工智能诊断软件等。

（七）螺旋CT和多排CT的区别

MSCT把非螺旋CT的三个相互制约的因素，即分辨力（薄层厚）、覆盖面和速度有机地结合起来，可根据临床需求，通过电子开关启动中央小部分或较大部分探测器阵列，从而获得探测器的不同组合，形成不同层厚的扫描，达到高分辨力、高速或广覆盖的不同要求。MSCT的优点：扫描速度快、X线管损耗小、照射量少、z轴空间分辨力高、采集信息量大、对比剂用量低、容积扫描数据采集速度快等。一次扫描可得到重建不同层厚CT图像的数据；成像速度快，可以在较大范围内进行容积扫描。

（八）MSCT螺距的概念

1. 临床上螺距的定义 临床上说的螺距实际是螺旋因子的简称，概念引申为X线管旋转一周时床移动的距离与（成像层数与层厚之积）之比。

如X线管旋转一周进床3mm，扫描4层，层厚1mm，X线束宽4mm，螺距是0.75。国际电工协会规定，多层螺旋CT的螺距概念仍以单层层厚与进床速度之比为依据，即为0～2。

2. 螺距的选择方式 MSCT在选择某种螺距值时与多排探测器的工作效率应一致，来自不同排探测器的数据形成一个符合要求的z轴采样模式，包括高图像质量（high quality imaging，HQI）模式和高速（high speed，HS）模式。

HQI模式通过优化采样扫描，提高z轴空间分辨力，从而提高图像质量。而HS模式通过提高床移速度，缩短扫描时间。通常情况下，MSCT采用HQI模式进行扫描，HS模式主要用于需要长时间屏气的扫描，如腹部盆腔联合扫描、大范围的CT血管造影及创伤的检查等，以缩短受检者的屏气时间，降低运动伪影产生的概率。

第3节 CT设备质量保证

CT性能参数的检测与控制是为了对CT的应用进行质量保证（quality assurance，QA），从而保证CT设备达到最佳的性能状态，获取最高质量的图像进行诊断，使受检者的辐射剂量降到最小。通过对CT系统的各项性能指标进行周期性检测评价，从而保证设备性能参数长期处于良好状态。

从CT应用于临床开始，QA的重要性就逐渐显现出来，在CT的应用中，必须考虑两方面的因素：①为疾病的准确诊断服务：能够获得优异的图像质量以获得尽可能多的诊断信息；②为满足电离辐射防护的要求：能够在获得尽可能多诊断信息的基础上，尽量减少受检者所接受的辐射剂量，以最大限度地满足《中华人民共和国职业病防治法》和《电离辐射防护与辐射源安全基本标准》（GB18871—2002）的要求。

国家卫生健康委员会要求"医学影像结果互认"，做好影像设备和影像数据的质控是推动"影像结果互认"、实现同质化的重要基础，由于CT设备是重要的影像设备，因此做好CT设备的质控工作至关重要。同时为了得到良好的CT影像和良好的辐射防护效果，国家制定了相关的国家标准，《X射线计算机断层摄影装置质量保证检测规范》（GB17589—2011）、《X射线计算机断层摄影放射防护要求》（GBZ165—2012）、《医用X射线CT机房的辐射屏蔽规范》（GBZ/T180—2006），对CT的设备性能和辐射防护两方面进行了相应的要求，2019年国家卫生健康委员会制定了《X射线计算机体层摄影装置质量控制检测规范》（WS519—2019），目前我国CT图像质量检测一般执行该规范。

一、CT的主要性能参数

1. CT剂量指数（CT dose index，CTDI） 是评价CT成像对受检者、陪护人员、操作人员的辐射影响，以及CT成像对环境影响的重要指标。

2. CT值 是对影像信息的基本度量，也是CT的基本概念，要求该值准确，均匀性和线性要好。

3. 螺距 作为螺旋CT成像的重要指标，不仅对成像质量有较大的影响，而且还对CT成像的速度有较大的影响。螺距为X线管每旋转360°诊断床的移动距离与总的成像探测器宽度之比。

4. 分辨力 是指CT图像中分辨物体的能力，分为高对比度分辨力和低对比度分辨力。

5. 几何参数 对扫描有很大的影响。如果扫描面和需要诊断的断面存在偏差，将不利于获得正确的诊断结果。

6. 层厚 指获取的影像对应人体组织层面的厚度，在CT的应用中，分为标称层厚和重建层厚。

二、CT常用参数的检测

根据《X射线计算机体层摄影装置质量控制检测规范》（WS519—2019）的要求，医院常用的检测项目分为以下几种。

（一）诊断床定位精度

1. 目的 诊断床能否准确、可重复地移动至指定位置，对确定图像的相对位置十分重要，因此需要确定诊断床径向运动的准确性和稳定性。

2. 方法 将最小刻度为1mm，有效长度为500mm的直尺靠近诊断床移动床面外的位置固定，并保证直尺与床面运动方向平行，然后在床上做一个能够指示直尺刻度的标记指针。

3. 保证 床面负重70kg左右（可用轻中等体型人员躺在床面上的方法）。

4. 步骤 对诊断床给出定位"进300mm"和归位"退300mm"的指令。

5. 记录 记录进、退起始点和终止点在直尺上的示值，并记录机架上床位指示数值，计算定位误差和归位误差。

（二）定位光精度

1. 目的 检查扫描定位灯与扫描断面的一致性。

2. 方法 将Catphan500中的CTP401检测模体放置在射野中心线上固定，模体轴线垂直于扫描横断面，依据《CATPHAN 500模体操作规程》的对中方法，首先调整轴线对中。

3. 注意 微调模体使其所有表面标记与定位线重合。

4. 条件 采用临床常用头部曝光条件，适当的射线准直宽度，进行单次轴向扫描，获得内定位光标记层的图像，比较图像中特定物体的形状和位置关系与标准层面是否一致，如果一致，则说明内定位准确。

5. 模体检测法 如果4.条件中两者不一致，则在垂直于扫描层面的轴线上前后微调模体，按照4.条件中扫描条件，最终获得与标称层面一致的图像，根据模体沿轴线调整的距离，确定定位光偏离程度。

（三）CT值（水）、噪声和均匀性

1. 采用均质水圆柱形模体 将模体对中（尽量不采用Catphan500模体中的CTP486模体，由于使用X线能量的不同，这一模块中的材质可能带来CT值测量误差）。

2. 扫描 采用头部扫描条件进行扫描且每次扫描模体中心位置处的辐射剂量应不大于50mGy，来获取CTP486模体。

3. CT值的测量 在图像中心选取直径约为测试模体图像直径10%的ROI，测量该ROI的平均CT值作为水的CT值的测量值。

4. 噪声的测量 在图像中心选取直径约为测试模体图像直径40%的ROI，测量该ROI的CT值的标准偏差，该标准偏差除以对比度标尺作为噪声的测量值n，公式为

$$n = \frac{\sigma_\text{水}}{CT_\text{水} - CT_\text{空气}} \times 100\% \tag{5-3-1}$$

式中，σ为水模体ROI中测量的标准偏差；$CT_\text{水}$为水CT值的测量值；$CT_\text{空气}$为空气CT值的测量值；$CT_\text{水} - CT_\text{空气}$为对比度标尺。

（四）均匀性测量

1. 在模体中心用大约500像素的ROI测量CT值。

2. 在图像圆周相当于钟表时针3点、6点、9点、12点方向，距模体影像边沿10mm处，选取直径约为测试模体图像直径10%的ROI，分别测量这四个ROI的平均CT值，其中与1中图像中心ROI平均CT值的最大差值作为均匀性的测量值。

3. 边缘对中心CT值的最大偏差为CT均匀性。

（五）高对比分辨力

1. 准备 将模体对中，并定位于CT528组件，这个断面组件含有从1~21LP/cm线对的检测卡。

2. 要求 按照临床常用头部条件，设置薄层层厚，运用标准重建模式，进行轴向扫描。每次扫描的加权CT剂量指数（CTDIw）应≤50mGy。

3. 方法 根据模体说明书，调整图像观察条件，或者根据观察者所观察细节最清晰的状态，直接观察图像。进行评价的模体应具有周期性细节，这种周期性结构之间的间距应与单个周期性细节自身宽度相等，周期性细节的有效衰减系数与均质背景的有效衰减系数差异导致的CT值之差应大于100Hu，但窗位不得大于细节CT值和背景CT值之差。

4. 注意 计数能分辨的最小周期性细节的尺寸（或记录MTF曲线上10%对应的空间频率值）作为空间分辨力的测量值。

（六）低对比可探测能力

1. 模体 采用细节直径大小通常在2～10mm，与背景所成对比度在0.3%～2%，且最小直径不得大于2.5mm，最小对比度不得大于0.6%。

2. 准备 将模体置于扫描野中心，并使圆柱轴线垂直于扫描层面。

3. 方法 按照临床常用头部轴向扫描条件，设置层厚为10mm，达不到10mm时选择最接近10mm的层厚，运用标准重建模式，每次扫描的剂量CTDIw ≤ 50mGy，尽量接近50mGy。

4. 调整 调整图像观察条件或直接观察图像。

5. 记录 记录每种对比度的细节所能观察到的最小直径，并作噪声水平修正，归一到噪声水平为0.5%背景条件下的细节直径，然后与标称对比度相乘，不同对比度细节的乘积的平均值作为低对比可探测能力检测值。

（七）CT值的线性

1. 方法 将模体对中，并定位于CTP401模体，内嵌分别为丙烯酸塑料、空气、聚四氟乙烯、低密度聚乙烯小圆柱体的样本模块。标准CT值中丙烯酸塑料：120Hu；空气：1000Hu；聚四氟乙烯：990Hu；低密度聚乙烯：100Hu。

2. 条件 用临床常用头部和体部扫描条件分别扫描并获取图像。

3. 测量 在不同模块中心选直径约为模块直径80%的ROI，测量其平均CT值。

4. 计算 按照模体说明书中标注的各种衰减模块在相应射线线质条件下的衰减系数，计算得到各种模块在该射线线质条件下的标称CT值；然后计算各标称CT值与该模块的平均CT值之差，差值最大者为CT值线性的评价参数。

第4节 CT设备的安装与维护

一、CT设备的安装

（一）开箱检查

医院应与销售商协调好CT设备的到货时间，尽量在CT机房（包括辅助用房）建设完成（包括放射防护施工完成）后到货。

医院设备管理部门应组织好开箱检查工作，一般由医院设备管理部门组织相关科室及部门参加，开箱时应确认：箱体是否按照标志正确放置、箱体外观有无破损或雨淋痕迹、倾斜标记有无颜色变化、包装箱数目是否与清单一致、包装箱标识名是否与清单一致等，确认无误后方可在双方或者多方同时在场的情况下开箱，开箱过程应拍照留存备查。开箱开机盖，重点要检查X线管、探测器、显示器等精密易损部件。

（二）部件定位放置

CT设备的各部件较大，安装前应按照机房的安排布局就位，不宜来回搬动，避免碰坏，造成损失。搬运与定位，应根据CT设备的机械安装图和机房平面布局图，在扫描间地面上画出机架和床的位置，标明各部件的尺寸和相互关系及固定螺孔的位置，把CT设备的各部件尽量一次放置到位。

（三）扫描架、扫描床及控制台的安装

将扫描架平稳地移到已画出的安装位置，调整扫描架两端的底座使其水平，并用膨胀螺丝固定。扫描床安装时，应先细心调准机架采样孔旋转轴、床面移动中心轴和床面水平，需通电调整扫描床完成后再用膨胀螺丝固定。控制台安装在控制间内，操作者可通过扫描架的面板，显示曝光和扫描床升降、水平运动，随时观察受检者和设备的运行状况。

（四）线路连接

CT设备定位后，根据设备线图（必要时可参见电路原理图）和设备部件具体捆扎。确定最佳布线方案，并核实各连接电缆线的编号和标记。将电源线、信号线、地线分类布和CT设备各部件机械安装结束后，再按线路连接图，将各部件之间的电缆线连接好。在此，特别强调的是：务必保证设备对地电阻和外壳安全接地，一定确保CT对地电阻值≤4Ω，保护设备操作者和受检者的安全。

二、CT日常使用规范

（一）CT设备的工作环境要求

1. 温度 CT设备属于精密医疗设备，其主要部件及元器件对环境温度有一定的要求。另外，操作控制台、扫描机架及电源稳压系统在工作时会产生大量的热量，使得扫描室、操作控制室温度上升，因此扫描室、操作控制室应配备空调以保持温度恒定，一般要求温度在18～24℃。

2. 湿度 CT机房湿度过高时，会导致元器件性能发生变化、精密机械部件锈蚀；湿度过低时，会使某些元件及材料的结构变形、产生静电，因此CT机房的相对湿度应在40%～70%。

3. 防尘 是精密电子仪器基本的要求，静电感应可使灰尘附着于电子元器件表面，对元器件的性能和寿命造成影响。出于放射防护的考虑，扫描间一般设计为封闭式，经过空调系统与室外空气进行交换。工作人员、受检者及陪伴者进入扫描间需换拖鞋或穿鞋套。

（二）CT设备日常使用规范

按照操作规程，使用及维护CT机及附属设备。

开机前检查扫描室、操作控制室的温度和湿度是否符合设备要求，检查供电电源是否有异常，确认符合开机条件后按照操作规程开机启动设备。

开机后首先要进行X线管预热，从而使X线管的温度达到工作状态，以起到保护X线管的作用，否则将会影响X线管的寿命。X线管预热的过程是进行若干次曝光，曝光条件一般是从较低的管电流、管电压开始逐渐升高，使X线管的温度逐步上升达到稳定状态。如果间隔几个小时未进行扫描操作，系统也会提示进行X线管预热。

X线管预热后进行空气校准工作，空气校准是为了修正零点漂移造成的误差，获得探测器各通道的零点漂移值，以保证采集到数据的准确性；预热和空气校准完成后即可进行CT扫描工作。

关机时，按关机顺序先关闭CT机，再关闭总电源。关机后如需重新启动时，最好间隔10min，避免损坏设备。做好交接班记录及机器使用记录，当机器出现异常时，应及时到位，并详细记录故障现

象、故障原因及故障处理过程。

三、CT日常维护与保养

（一）日常维护与保养

1. 保持外环境清洁 保持扫描室、操作控制室恒定的温度、湿度并且定期进行清洁，养成定时观察温度计、湿度计的习惯，不宜用湿抹布和腐蚀性的清洁剂清洁设备表面灰尘并尽量在断电的情况下进行设备清洁。

2. 保持CT设备内部的清洁 防尘是CT设备的基本要求，由于扫描机架、操作控制台产热较大，一般都配备数个电风扇进行散热，但同时会使灰尘进入设备内部附着于元器件表面，影响元器件本身的散热和电气性能，定期清理设备内部灰尘是日常保养中重要的工作。要经常清洁操作控制台、扫描机架的电风扇扇叶灰尘，防止扇叶因灰尘太多影响转速甚至停转。

3. 定期进行性能检测 性能检测是保证CT图像质量稳定的基础。利用随机附带的水模进行CT值、噪声和均匀性的检测，利用专用模体进行高对比度分辨力、低对比度分辨力的检测，此外，检查床定位精度、扫描机架倾斜度精度、定位光精度、层厚、CT剂量指数、CT值线性等性能也是定期检测的内容。由于CT技术发展迅速，进行性能检测时应尽量参照最新的国家标准。

4. 进行安全性检查 安全性检查是CT设备日常维护与保养中的重要内容，日常工作中要随时留意观察、定期检查，消除安全隐患，防患于未然，避免设备事故和人身伤害。检查中发现安全隐患应及时汇报并做好记录备查。安全性检查主要包括以下三个方面。

（1）设备本身的安全性检查 由于检查床要做反复的进、退、升、降运动，扫描机架内部要做旋转运动，扫描机架还要做前后倾斜运动，机械磨损是不可避免的，日常工作中要注意观察并留意有无异常声音。定期检查紧急制动按钮是否正常，定期检查电缆沟是否潮湿、进水。

（2）放射防护的安全检查 门机联锁、辐射警示灯是否正常等。

（3）附属设施的安全性检查 自动防护门的电机、轴承、滑轨是否定期保养，激光相机、高压注射器等附属设备是否运转正常。

（二）主要部件的保养

1. 机械部件的保养 对CT设备运动频繁的轴承、滑环等重点检查和保养，如检查中发现磨损明显的部件应及时更换，杜绝安全隐患。

（1）扫描床 扫描床运动频繁，要对扫描床的升降、进退轨道按时润滑，减少磨损。

（2）机架 经常检查扫描机架的运动情况，前后倾斜运动时是否均匀，有无异常声响，限位开关是否正常等。对倾斜运动的轴承经常润滑。

（3）机架内部 X线管和探测器组件是CT设备运动最频繁的部件，需要定期打开扫描机架外壳，检查内部旋转运动情况，观察运动是否平稳、有无异常声响并做相应处理。

（4）运动部件 运动部件的轴承、滑轮、轨道、齿轮变速装置、传动装置等应做好相应保养工作，磨损严重的应及时更换。

（5）其他部件 经常检查和保养各种平衡用和传动用的钢丝绳、链条等，CT设备的各种紧固件也要定期检查其牢固性。

2. 电子元器件的保养 电子设备在运行一段时间后元器件的性能和参数会发生一定的改变。要定期检查、测量、校准重要的单元电路、数据采集系统的增益和线性、探测器系统的输入和输出以及扫描机架旋转控制电路等，测量各关键测试点的电压值和纹波系数。电源的稳定性对整个系统的运行尤为重要，重点检测工作电压和工作频率，电源线的绝缘性、老化程度也是检查内容之一。CT设备的接地要求相对较高,要定期检查接地装置是否完好,外壳接地电阻≤4Ω。

3. X线管的保养 X线管是CT设备的核心部件,属于高值消耗部件,价格昂贵,在CT设备运行成本中最高。X线管使用一定时间后,阳极不断蒸发的金属附着于X线管内壁,阴极灯丝会逐渐变细且内阻增大,阳极靶面因长期接受高速电子的轰击也会出现龟裂或熔化,造成X线管老化,老化到一定程度后就需要进行更换。合理地使用和保养X线管可以延长X线管的使用寿命并为医院节约大量成本。日常工作中,需要做好X线管预热工作,当连续扫描受检者时,应给X线管留有一定的间歇冷却时间,管套的表面温度应≤60℃,当X线管的热容量报警时应停止扫描,待X线管冷却一定时间后再继续工作。定期检查X线管冷却系统,对使用水冷机的CT设备,要对水冷机系统进行定期检查和保养。X线管曝光时应留意有无异常声音或放电现象。

4. 螺旋CT滑环的保养 对盘状滑环保养时,设置手动旋转模式,让滑环低速连续转动,用纱布蘸无水乙醇逐道擦拭滑环,若有脏污不易擦除,可用橡皮擦拭。筒状滑环的保养需用专用工具进行清洁。对电刷进行清洁保养时,需注意将取下的电刷模块按信号类别分组,清除电刷上的异物并擦拭清洁,将清洁后的电刷恢复原位固定后,旋转机架使滑环和电刷充分磨合,分别进行低速、中速、高速旋转。筒状滑环采用的电刷,用棉签蘸无水乙醇进行清洁,磨损较多的电刷可剪去根部继续使用或更换新电刷,清洁后的电刷装回滑环时要使电刷和滑环压紧。

(三)定期保养计划

CT设备的保养一般按天、周、月、季度、半年和年度等周期进行,并做好详细的保养记录。工程师定期负责对设备保养一次,并将保养记录存档。

1. 日保养 每天开机后对X线管预热、空气校准是日保养工作的一部分,观察温(湿)度计显示情况,判断是否需要调节空调的温度。另外,CT及附属设备的清洁也是日保养的工作内容。

2. 周保养 每周检查供电电源、空调、排风扇是否正常。对操作控制台、扫描机架、检查床、图像后处理工作站等进行一次检查。

(1)控制台 检查操作控制台各技术选择键是否灵活,鼠标、键盘是否灵敏,显示器的对比度、亮度是否正常等。

(2)机架 检查扫描机架的操作键(按钮)是否灵敏有效等。

(3)检查床 检查床升(降)和进(退)运动是否正常,有无异常声音等。

3. 月保养 月保养的工作主要有以下几方面。

(1)清洁 操作控制台、扫描机架、检查床、图像后处理工作站内部灰尘,可用带毛刷的吸尘器抽吸,包括操作控制台、扫描机架、计算机柜内的集成电路板、机箱电风扇扇叶、进风口过滤网等。

(2)机架内检查 检查扫描机架内主要部件有无异常,如X线管是否有渗油或漏油现象,高压插座、高压电缆是否紧密固定,X线管冷却系统、高压发生器、探测器运行是否正常,清洁滑环、电刷等。

(3)运动部分检查 检查设备运动或传动部分并进行相应的保养,如轴承、滑轮、轨道的润滑,钢丝绳有无破损,机械触点是否需要清除锈迹等。

(4)其他 检查各紧固件是否牢靠、连接导线是否松动或脱开等。

4. 半年保养 主要包括:①检查并调整操作控制台、扫描机架和检查床的机械运动状况等;②对运动和传动部件进行紧固和调整,必要时更换相应的零部件等;③接地电阻的检查和测量等;④集成电路板引脚的清洁等;⑤扫描机架、机柜进风口过滤网的清洁、更换等;⑥检查接触器触点是否生锈、熔化,保险丝是否氧化,必要时更换。

5. 年度保养 每年的年度保养和检修是CT设备良好运行的保障。CT设备经过一年的运行,某些机械部件、电子元器件会出现不同程度的磨损、老化，设备的性能、参数可能会出现偏差，因此检测和校准是年度保养的重要内容。

年度保养内容主要包括：①观察X线管阳极靶面是否龟裂、熔化，管套是否有渗油或漏油，管电压、管电流输出是否准确，测量阴极灯丝电压是否正常，评估X线管的真空度是否下降；②探测器的性能是否稳定，如探测器的吸收能力、均匀性等；③检查扫描机架的主轴承的磨损状况并加润滑剂，检查电刷是否需要更换等；④评估检查床各运动、传动部件磨损情况并加以润滑等；⑤检查高压插座、高压插头表面是否有积碳，必要时更换硅脂和绝缘垫；⑥全面检查整套设备的机械运动部件。

（郑志刚）

第1节　基本结构组成

磁共振成像（MRI）设备主要由主磁体、梯度系统、射频系统、计算机系统及其他辅助系统等构成。

一、主　磁　体

主磁体是MRI设备最基本的构件，其成本高，可以产生一个均匀的静磁场。主磁体的性能直接影响磁共振（MR）图像的质量。

（一）分类

临床常用MRI设备的主磁体主要有3种：永磁磁体、常导磁体、超导磁体。

1. 永磁磁体　采用永久带有磁性的物质制成，主要的永磁材料有铝镍钴、铁氧体和稀土钴，绝大多数低场强开放式MRI设备采用永磁磁体，通常有上下两组磁体，产生垂直磁场，磁力线与仰卧位受检者身体长轴垂直，见图6-1-1。

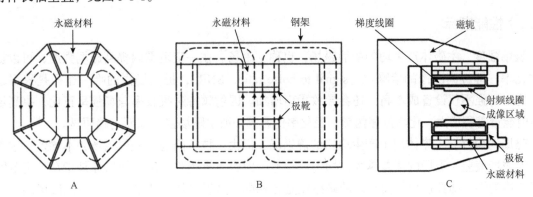

图6-1-1　永磁磁体的结构
A. 闭合式环形磁体；B. 闭合式H形磁体；C. 开放式磁体

永磁磁体一般由多块永磁材料拼接而成，磁铁块的排列既要构成一定的成像空间，又要达到一定的磁场均匀度。需用磁性材料将磁体的两个极块连接，构成磁性回路，以减少磁体周围的杂散场。杂散场又称边缘场，为MRI设备周围磁场的非均匀区域。永磁磁体的优点有结构简单、耗能低、维护费用较低。缺点是场强低，无法满足快速扫描，一般低于0.7T，多在0.1～0.5T。

闭合式磁性磁体有环形与轭形两种结构，环形磁体常由8个大永磁块组成，两个极面之间磁感线水平穿过，通过磁体内部形成闭合回路，其杂散场很小。轭形磁体由铁磁性钢梁框架与永磁体构成H形空间，两级分布于钢梁上下两侧，产生垂直的水平磁场，两极面穿过磁感线通过钢梁返回原极点形成闭合回路，其杂散场也很小。将轭形磁体框架去掉一边就成为开放式磁体，此类磁体能够减轻受检者对检查的恐惧，特别是对于有幽闭恐惧症的受检者，使受检者更容易完成检查。

永磁磁体对温度变化十分敏感，热稳定性是所有磁体中最差的，大部分温度系数为负值，场强与温度成反比。通常磁体本身温度设置略高于室温，控制在30℃左右，设置直流温度加热器作为温度控制单元，当温度低时对主磁体进行均匀加热，确保磁场强度的稳定性，保证磁场性能的稳定。

2. 常导磁体　与超导磁体同属电磁体，也称阻抗磁体，根据电磁效应设计，由导线绕成线圈加上磁介质构成，只有当线圈通电时才有磁性。常导磁体由于其耗能高，电源稳定性差，导致磁场均匀性及稳定性差等缺点，已经被永磁磁体和超导磁体取代。

常导磁体的磁场均匀度受线圈大小和定位精准度影响，线圈越大，磁场均匀度越高，但为了追求低耗能，通常线圈并不大，因此均匀度受到一定的限制。线圈电流是影响常导磁体磁场稳定性的主要原因，波动的电流产生波动的磁场，因此应追求高的电源稳定性。其次，各线圈磁场之间的相互影响、环境温度的变化都会对磁场稳定性造成影响。

常导磁体结构简单，价格低，是低场磁体，最高场强可达0.4T，能满足基本的MR成像要求和基本的临床需求，维修简单，性价比高。但其场强低，磁场均匀性及稳定性差，高级临床应用软件与功能成像无法在此类磁体上应用，同时励磁后需要一定时间磁场才能稳定，还需要专用电源。由于以上缺点，常导磁体已经慢慢被淘汰。

3. 超导磁体　超导磁体的线圈采用超导材料制作，其原理与常导磁体相同，利用接近绝对零度的超低温环境保持材料的超导性能。只要通电一次，就能完成不供电情况下，电流持久地在线圈内流动从而产生一个恒定磁场，电能耗费极低，中高场强MRI设备，即0.5T以上的设备，基本都采用超导磁体。超导磁体多采用螺旋线管，磁介质不变，可通过改变线圈匝数和电流来改变磁场强度，最常用圆筒形磁体，可产生水平磁场，磁力线与仰卧位受检者身体长轴平行。

超导磁体的优点是场强高且稳定。缺点是造价高，且需要用液氦保持内部低温状态，维护费用高。在后续章节中，会对超导磁体进行详细讲解。

（二）性能指标

1. 磁场强度　主磁体产生均匀的静磁场，也称主磁场。在一定范围内提高磁场强度，可以提高质子的磁化率，即提高图像的信噪比（signal to noise ratio，SNR），提高场强的唯一途径是采用超导磁体。但是高场强不仅设备成本高，还会导致噪声增加。因射频特殊吸收率与场强呈正比，提高场强会使人体内能量蓄积增大。化学位移伪影、磁化率伪影等一般也随场强增高而更趋明显。

2. 磁场均匀性　主磁体用于产生均匀的静磁场，但由于技术问题，一般磁场并不均匀，这种不均匀性称为磁场偏差。磁场的偏差越大，均匀性越差，图像质量越差。磁场均匀性是指在特定范围内磁场强度的均匀性，即穿过单位面积内的磁感线是否相同。这里的特定范围一般指与主磁场同中心的球体空间，用球体空间的直径（diameter of spherical volume，DSV）来表示该范围的大小。

主磁场的均匀性通常以主磁场强度的百万分之几数值作为磁场强度的偏差单位，即ppm值（part per million）。不同场强的MRI设备，同样的ppm值代表的磁场强度偏差值不同，例如，在1.5T场强设备中，1ppm为1.5×10^{-6}T；在1.0T场强设备中，1ppm为1×10^{-6}T。测量空间的大小同样影响磁场均匀性，对同一场强MRI设备，测量空间越大，磁场均匀性越差，ppm值越大。ppm值越小代表磁场的均匀性越好。

3. 磁场稳定性　主磁场的稳定性即磁场强度及其均匀性的变化，也称为磁场漂移。磁体附近的铁磁性物质、环境温度等都会对磁场稳定性有所影响。稳定性下降，表示单位时间内磁场变化率增高，会影响图像质量。

磁场的稳定性分为热稳定性和时间稳定性。热稳定性指磁场强度和均匀性随环境温度改变的变化，永磁磁体的热稳定性较差，对环境温度的要求较高，超导磁体热稳定性较好。时间稳定性指磁场强度和均匀性随时间改变的变化，一般用单位时间内场强漂移的ppm值来表示，超导磁体的时间稳定性很好。

4. 磁体有效孔径 MRI设备的有效孔径，以足够容纳受检者人体为宜，应当考虑各个体型受检者的检查需要，过小的有效孔径会使受检者感到压抑，甚至诱发潜在的"幽闭恐惧症"。

各种类型的磁共振设备的有效孔径各不相同。垂直磁场的开放型MRI设备的有效孔径指磁体中安装了各种配件并加盖机壳后的使用空间，即上下垂直的距离。水平磁场的圆筒形MRI设备的有效孔径指主磁体内安装了各种配件并加盖机壳后的检查腔道的直径。

5. 边缘场空间范围 主磁体周围空间中存在杂散场，即边缘场，其磁感线从磁体中心出发，向外对称发散，常以趋于椭圆的同心闭环曲线，即等高斯线来表示其空间分布。

同一高斯线上有相同的场强，其大小与离磁体的距离相关，离磁体越远，边缘场场强逐渐降低。0.5mT强度的高斯线为5高斯线，其分布最为重要，5高斯线边缘场空间范围越小，磁体自屏蔽系统性能越好，环境安全性能越好。5高斯线空间范围内禁止无关人员进入，应将其尽可能局限在磁体内，见图6-1-2。

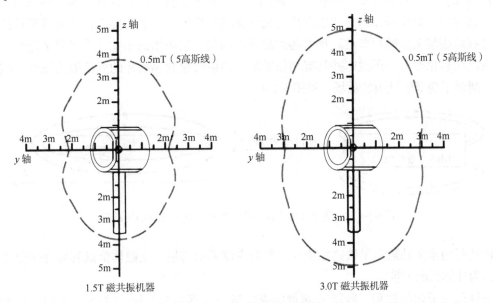

图6-1-2 不同机器的5高斯线

此外，磁体重量、长度、体积等因素，同样影响磁体性能，也是衡量指标。

（三）匀场技术

在MRI设备安装过程中，磁体安装就位后对磁体磁场进行的调整称为匀场（shimming）。因为各种技术或材料问题，MRI设备的主磁场有一定的不均匀性，必须通过匀场调整才能达到足够的均匀性。匀场分为有源匀场和无源匀场。

1. 有源匀场 又称主动匀场，采用辅助的匀场线圈。典型的匀场线圈位于磁体和梯度线圈之间，由若干个小线圈组成的以磁体为中心的线圈阵列，通过调整匀场线圈的电流，使其产生的周围磁场发生变化，来局部调整主磁场的均匀性。匀场产生的磁场大小与线圈大小相关，其产生的磁场用以抵消主磁体产生的谐波磁场，改善主磁体磁场均匀度，见图6-1-3。

匀场线圈分为超导匀场线圈与常导匀场线圈，超导匀场线圈须置于充满液氦的低温容器中，以维持匀场线圈的超导性能，匀场电源给予超导匀场线圈所需的电流，当磁场达到预定值时，电流在匀场线圈内循环，便可去除电源，此后不再需要电源。常导匀场线圈必须依靠匀场电源持续提供电流。

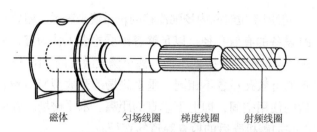

磁体　　　匀场线圈　　梯度线圈　　射频线圈

图6-1-3　匀场线圈、梯度线圈、射频线圈的位置关系

匀场时，匀场电源的质量至关重要，波动的匀场电源会产生波动的磁场，不仅不能达到匀场效果，反而会降低主磁场的稳定性，必须使用高精度、高稳定的匀场电源来提供电流。超导磁体的有源匀场中，匀场电源提供电流，使线圈中产生稳定磁场后，低温容器中的液氦使超导匀场线圈维持稳定状态，此后无须电源，匀场磁场稳定存在。

2. 无源匀场　又称被动匀场，不使用有源元件，不消耗能量，价格便宜，通过特殊匀场程序的计算，采用在磁体内放置小铁片的方式来提高主磁体磁场的均匀性，常需要多次反复调整铁片数量及位置，以弥补有源磁场无法减少谐波磁场引起的磁场不均匀。匀场用的小铁片本身并无磁性，将其贴于磁体，受主磁场磁化变为条形磁体并具有相似磁场。匀场放置的小铁片的外部磁力线与主磁场磁力线方向相反，削弱了局部区域内的磁场，见图6-1-4。

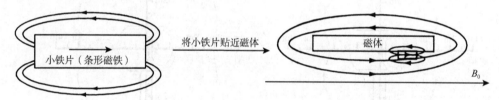

小铁片（条形磁铁）　　　　将小铁片贴近磁体　　　　磁体　　　　B_0

图6-1-4　小铁片转化为条形磁铁的磁场及对主磁场的影响

在磁体孔径内永久贴附扁平铁磁性垫片，称为内侧无源匀场。在磁体低温容器外侧安装无源匀场小铁片，称为外侧无源匀场。

超导磁体的无源匀场过程：励磁—测量场强数据—计算匀场参数—去磁—在相关位置贴附一定尺寸的小铁片，这一过程需要反复进行多次，且励磁与去磁会挥发大量液氦。

二、梯 度 系 统

（一）梯度系统的构成

梯度系统主要由梯度线圈、梯度控制器、梯度放大器、梯度冷却系统、数模转换器等构成。

1. 梯度线圈

（1）磁共振系统坐标系　受检者取仰卧位，此时主磁场方向与人体长轴平行，且方向指向头侧。把主磁场方向定位为z轴，x轴、y轴分别与z轴垂直，x轴为冠状轴，指向人体的左侧，y轴为矢状轴，指向人体的前方。如果只有静磁场，各个位置磁化强度相同，在射频脉冲激发下产生的MR信号都相同，无法区分信号。MR成像时需要获得三维空间中各点的信号，需要x、y、z三个方向的信号，梯度磁场的主要作用之一便是为磁共振信号进行空间定位。x、y、z轴各有一组梯度线圈，通电后产生的梯度磁场沿着相应的轴向分布，见图6-1-5。

（2）线圈要求　梯度线圈在通电的情况下，产生线性度较好的梯度磁场。不同的梯度磁场会采用不同的梯度线圈。梯度线圈应满足以下条件。

1）线性特性较好：梯度线圈的线性范围必须至少大于成像视野，如果成像视野大于梯度线圈产生的梯度磁场线性范围，图像就会产生空间畸变。

2）响应时间短：梯度磁场从零爬升到所需的场强稳定值的时间称为响应时间，响应时间决定最小回波时间（echo time，TE），响应时间应尽可能短。

3）功耗小：功耗小的梯度线圈，能够在建立需要的梯度场强的同时，减少电源的自身消耗，降低系统的散热要求。

4）涡流效应低：MRI设备应将涡流效应尽量减至最低程度，避免梯度磁场涡流效应带来的不良影响。

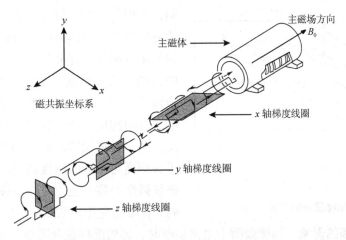

图 6-1-5 磁共振坐标系及梯度线圈分布

2. 梯度控制器（GCU）与数模转换器（DAC） 梯度控制器按照系统主控单元的指令，发出全数字化的控制信号给数模转换器，数模转换器接收到数字信号后，立即转换成相应的模拟信号控制电压，产生由梯度放大器输出的梯度电流。MRI设备要求梯度磁场能够快速启动和停止的同时，还要求其大小与方向都可改变，反映在硬件上就是需要具有高特性脉冲的梯度电流放大器。而对梯度放大器的精确控制由梯度控制器与数模转换器共同完成。

3. 梯度放大器（GPA） G_x、G_y、G_z 三组梯度线圈的工作互不影响，各有一套独有的梯度控制单元和梯度放大器，由于梯度线圈形状特殊、匝数少，为得到理想的梯度场，其电流往往大于100A。梯度放大器是整个梯度控制电路的输出极，接收来自数模转换器的模拟电压信号，输出梯度电流使梯度线圈产生梯度磁场，接收的模拟电压信号决定梯度电流的大小，见图6-1-6。

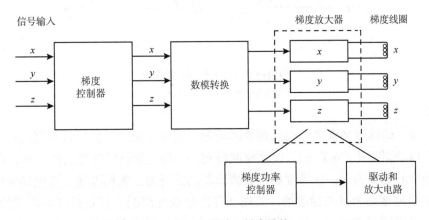

图 6-1-6 三项独立梯度结构

为保持梯度场的稳定性，要求梯度放大器具有输出电流精准、放大功率大等良好的功能特性。同时，为了满足扫描过程，不断快速改变梯度磁场的方向与大小，还要求其具有良好的开关特性。

4. 梯度冷却系统 梯度系统的大电流会使线圈产生大量的热量,若不采取冷却措施,可能会烧坏梯度线圈。水冷和风冷是两种常用的冷却方式。水冷方式是利用蒸馏水浸泡经绝缘处理后的梯度线圈,以便散热,带有热量的水再经冷水交换器交换,达到热量交换的目的。风冷方式直接用冷风吹梯度线圈进行对流散热。目前,高性能的梯度线圈均采用水冷方式散热。

(二)梯度磁场

1. 产生原理 主磁场方向与人体长轴平行,指向头侧,以z轴梯度线圈为例,梯度线圈经特殊绕

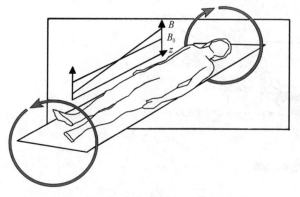

图6-1-7 z轴梯度场的产生

制,头侧与足侧绕制方向相反,通电后,两线圈电流方向相反。给z轴梯度线圈通电后,当电流流经z轴梯度线圈头侧部分时,产生的磁场与主磁场B_0方向相同,两个场强叠加,头侧场强增高,大于B_0;当电流流经z轴线圈足侧部分时,电流方向与头侧电流方向相反,产生的磁场也与其及主磁场方向相反,两个磁场相减,足侧场强降低,小于B_0,形成了头侧高足侧低的梯度磁场。梯度磁场中心位置的磁场强度保持不变。x、y轴梯度磁场产生的原理相同,仅方向变化,见图6-1-7。

2. 涡流对梯度磁场的影响 梯度线圈中电流切断时,因周围存在金属体,变化的磁场产生感应电流,在金属体内部环形流动,称涡流。涡流的强度与磁场的变化率成正比,其消耗产生的热量称为涡流损耗。涡流会产生与梯度磁场相反的磁场,并削弱梯度磁场,使梯度磁场线性破坏,导致图像模糊甚至产生伪影,需进行涡流补偿,或源梯度磁场屏蔽,见图6-1-8。

若梯度磁场电流不加任何补偿,涡流会导致梯度磁场发生变化,严重时相当于加了一级低通滤波器,使梯度脉冲波形产生畸变。随着梯度磁场增大,涡流增大,而梯度磁场减小时,涡流又将反向增大;梯度磁场稳定时,涡流迅速衰减。

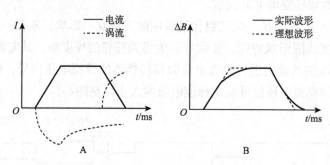

图6-1-8 涡流对梯度场的影响
A.梯度线圈的电流及产生的涡流;B.梯度磁场

3. 性能指标

(1)梯度场强 即梯度场强度,表示梯度磁场随空间的变化率,指单位长度内梯度场强的差别,单位为每米长度内场强变化(mT/m)。线性梯度场使均匀的主磁场强度呈线性变化,以z轴方向梯度场为例,梯度场中心场强为零;在梯度场中心到头侧的磁场为正向梯度场,主磁场强度呈线性增高;梯度场中心到足侧的磁场为反向梯度场,主磁场强度呈线性降低。有效梯度场两端的磁场强度差除以梯度场有效长度得到梯度场强:梯度场强(mT/m)=梯度场强两端的场强差(mT)÷梯度场有效长度(m)。

主磁场场强为1.0T(1000mT),沿z轴方向施加头侧高足侧低的梯度场,有效长度为50cm,此时头侧场强上升至1010mT,足侧下降至990mT,形成从头侧到足侧逐渐下降的梯度场,梯度场中心场强

不变。梯度场两端的场强差为20mT，梯度场有效长度为50cm，梯度场强为20mT÷0.5m＝40mT/m。梯度场的线性越好，梯度磁场越平稳、越精确，成像质量越高，见图6-1-9。

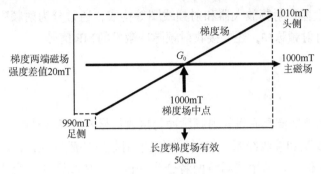

图6-1-9 梯度场强

（2）梯度切换率（slew rate） 指单位时间及长度内梯度磁场强度的变化量，常用每毫秒每米长度内磁场强度变化的毫特斯拉[mT/（m·ms）]或每秒每米长度内磁场强度变化的特斯拉[T/（m·s）]来表示。当线圈通电后，梯度场强从零逐渐升高，经过一段时间后达到最大值，这段从零到最大值的时间称为爬升时间。达到最大值后，作用一段时间，关闭梯度线圈电源，梯度场强逐渐降低至零。梯度场强变化过程近似一个梯形，梯形左腰的斜率代表梯度的切换率，斜率越大，切换率越高，梯度场强爬升越快，爬升时间越短，成像时间越短，见图6-1-10。梯度切换率=梯度场强/爬升时间，切换率越高，梯度场变化越快。

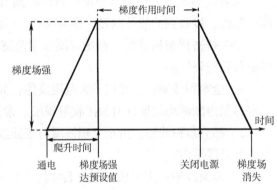

图6-1-10 梯度磁场变化过程

高梯度场和高切换率不仅可以缩短回波间隙，提高扫描速度，还可以提高图像的信噪比。但是，梯度场强的剧烈变化会对人体，特别是周围神经造成一定的影响，所以对切换率有一定限制。

（3）梯度磁场工作周期 梯度磁场的工作周期在重复时间（repetition time，TR）期间，通常占重复时间一定百分数，梯度磁场工作周期与成像层数成正比，连续扫描时成像层数越多，梯度磁场工作周期百分数越高，而TR内工作周期以外的时间里梯度磁场会被切断。

（4）梯度磁场有效容积 又称均匀容积，指梯度线圈能够包容的梯度磁场满足一定线性要求的空间区域，这一区域常位于磁体中心，并与主磁场的有效容积同心。梯度磁场的有效容积越大，对成像区域的限制就越小。对于鞍形线圈，其有效容积只能达总容积的60%左右。

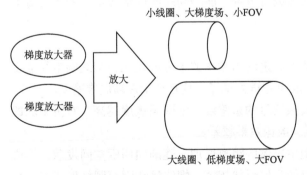

图6-1-11 双梯度系统示意图

（三）双梯度系统

双梯度技术采用两套梯度线圈，并有相应的放大器，能根据不同部位不同范围的扫描需求进行切换，能提高图像质量，但无法提高扫描速度。当需要进行大视野扫描时，采用梯度场强和切换率较低的大梯度场；当需要进行小视野快速精细扫描时，选用梯度场强和切换率较高的小梯度场，见图6-1-11。

三、射频系统

射频系统由射频发生器、射频放大器和射频线圈等构成，通常分为射频磁场和射频信号接收两部分。射频系统不仅要发射射频脉冲，还要接收射频脉冲激发的MR信号。

（一）射频线圈

1. 射频线圈种类

（1）按功能分类　射频线圈具有发射射频脉冲与接收信号两种基本功能。

射频线圈分为发射线圈和接收线圈。发射线圈发射射频脉冲激发人体内的质子发生共振，接收线圈接收人体内发出的MR信号。两用线圈将两者合为一体，如体线圈和正交线圈，其发射的射频和接收的信号在整个线圈容积内非常均匀，可以用作两用线圈，通过电子线路在发射线圈和接收线圈之间转换。

发射线圈发射的能量与强度和持续时间有关，接收线圈与MR图像信噪比有关。接收线圈离检查部位越近，接收到的信号越强，噪声越低，但线圈内体积越小，观察范围越小。

（2）按适用范围分类　根据线圈作用范围可分为全容积线圈、部分容积线圈、表面线圈、体腔内线圈和相控阵线圈。

1）全容积线圈：主要用于大范围成像，如器官、躯干等，是能够包容一定部位的柱状线圈，其在一定容积内能够均匀地发射和接收射频场。常见的有体线圈和头线圈两种。

2）部分容积线圈：由全容积线圈与表面线圈两种技术融合构成，其均匀性介于两者之间，常有两个以上成像平面。

3）表面线圈：用于成像部位表面接收信号，是紧贴检查部位的接收线圈，其RF发射场和接收场极不均匀。

4）体腔内线圈：用于人体腔内某些结构的高分辨力成像，常见的是直肠内线圈。

5）相控阵线圈：由多个子线圈单元构成，需要多个数据采集通道与之匹配。这些线圈彼此相连，组成大范围成像区间，也可相互分离。每个小线圈可同时接收对应成像范围内的MR信号，可显著提高图像信噪比。相控阵线圈有两种设计潮流，一是采用局部线圈单元数目较多的密集型相控阵线圈，有极高的局部分辨力和信噪比；二是全景成像矩阵（total imaging matrix，TIM）线圈，利用多个独立线圈矩阵同时扫描，各线圈可通过自由组合构成一个超大FOV的全景成像矩阵，利于全身MRI检查。

（3）按极化方式分类　根据极化方式可将线圈分为线性极化和圆形极化两种类型。线性极化线圈只有一对线圈，其产生的磁场只有一个方向。圆形极化线圈又称为正交线圈，其有两个线圈，工作时接收同一MR信号，得到的噪声互不相干，通过对线圈进行组合，能提高线圈的信噪比。磁体内置的发射/接收体线圈就是正交线圈，此外还有头线圈等。

2. 射频线圈参数

（1）信噪比　射频线圈的信噪比与成像部位的体积、进动角频率的平方成正比，与线圈半径成反比，线圈的形状对其也有影响。线圈的信噪比越高，成像分辨力越好，且有利于提高成像速度。

（2）灵敏度　射频线圈灵敏度指接收线圈对磁共振信号的敏感度。线圈灵敏度越高，对更微弱的信号越敏感。但信号越微弱，噪声越高，信噪比越低，成像效果越差。

（3）均匀度　射频线圈产生的磁场强度会随着距主磁体的距离增加，逐渐向周围空间发散，形成边缘场，其产生的磁场并不均匀。磁场均匀度与线圈的几何形状相关，螺线管线圈等圆柱形线圈磁场均匀度好，表面线圈磁场均匀度差。

（4）品质因素　品质因素是反映谐振电路性质的重要指标，与谐振电路特性抗阻成正比，与回路电阻成反比。品质因素越大，线圈在工作频率及共振频率下对信号放大的能力越强，对某一频率信号的选择性越好，但线圈的通频带变窄，脉冲衰减时间变长。

（5）填充因子　填充因子与被检体积成正比，与射频线圈容积成反比，填充因子越大，线圈信噪比越高。射频线圈应尽可能包绕被检体。

（6）线圈有效范围　发射线圈的有效范围指发射射频脉冲能够达到的空间范围，接收线圈的有效范围指可检测到磁共振信号的空间范围。有效范围与线圈的几何形状相关，有效范围越大，噪声越大，信噪比越低。

（二）射频脉冲

1. 主磁场中人体质子状态　进入主磁场中，氢质子有两种核磁状态，其排列有两种方式，主磁场方向向上，处于高能级（$E+$）的氢质子能够对抗主磁场的影响，其磁化矢量与主磁场平行但方向相反；处于低能级（$E-$）的氢质子，受到主磁场的束缚，其磁化矢量与主磁场平行且方向相同。处于低能级的质子略多于高能级的质子，所以在主磁场中的人体产生一个与主磁场方向相同宏观纵向磁化矢量，磁共振信号非常微弱，见图6-1-12。

2. 质子进动　处于主磁场中的受检者体内的质子并不是完全与主磁场方向平行，而是与主磁场存在一定的角度，其会在自身自旋的情况下，绕主磁场以一定频率旋转，如同陀螺一样，质子的这种运动称为进动。进动是磁性原子核自旋产生的小磁场与主磁场相互作用的结果，进动频率明显低于自旋频率，见图6-1-13。图中B为磁场方向，G为重力方向。

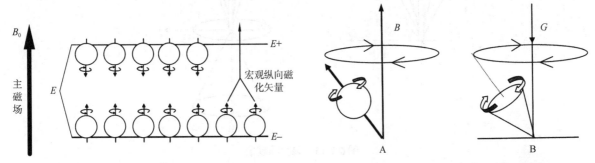

图6-1-12　不同能级氢质子的核磁状态　　　　图6-1-13　质子的进动与陀螺的旋转

A.质子的进动；B.陀螺的旋转

在进动情况下，质子自旋产生的小磁场可分为两部分，分别为纵向磁化矢量和横向磁化矢量，见图6-1-14。

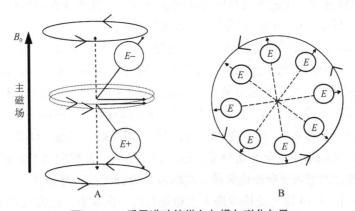

图6-1-14　质子进动的纵向与横向磁化矢量

A.不同能级质子分布图；B.横断面上同能级质子的横向磁化矢量图

A图中黑色箭头为主磁场B_0方向，处于低能级与高能级的各个质子都产生纵向和横向磁化矢量，低能级质子产生的纵向磁化矢量与主磁场方向相同，而高能级产生的纵向磁化矢量与主磁场方向相反。高低能级质子产生的横向磁化矢量处于同一平面，以主磁场方向为轴进行旋转，旋转方向与质子进动方向相同，圆圈箭头。

B图中，在xy平面上，各同能级质子产生的横向磁化矢量绕z轴做旋转运动，但是各个质子所处的位置不同，其横向磁化矢量在同一平面内方向各不相同，相互抵消，没有宏观横向磁化矢量产生。但接收线圈只能检查到旋转的宏观横向磁化矢量。

3. 磁共振现象　受检者体内的质子要在静磁场中发生共振，必须在静磁场的垂直方向施加射频脉冲磁场。射频脉冲磁场是在射频控制系统作用下，由射频放大器输出射频电流激励射频线圈，以射频脉冲波的形式发射出去。给予静磁场中受检者一个射频脉冲，射频脉冲的频率与质子的进动频率相同，射频脉冲的能量会使质子产生共振，即磁共振现象，见图6-1-15。

A图中因低能级质子略多于高能级质子，所以产生宏观纵向磁化矢量。B图中，发射射频脉冲，射频脉冲频率与质子共振频率相同，射频脉冲将能量传递给低能级质子，使其跃迁到高能级，宏观纵向磁化矢量因部分抵消而减小。

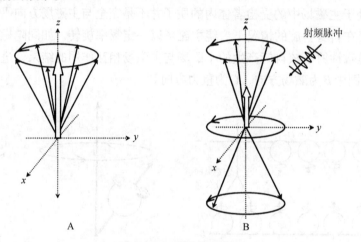

图6-1-15　磁共振现象
A. 正常质子分布及宏观纵向磁化矢量；B. 射频脉冲激发后的质子分布及宏观纵向磁化矢量

4. 射频脉冲的效应　微观角度上，磁共振现象指低能级质子获得能量迁跃到高能级；宏观角度上，磁共振现象是射频脉冲使宏观纵向磁化矢量发生偏转，偏转角度与射频脉冲的能量有关，能量越大，偏转角度越大。90°射频脉冲产生的宏观横向磁化矢量最大，其使宏观纵向磁化矢量翻转90°，切割接收线圈，产生电磁感应现象，得到的电信号最强、MR信号最高。

宏观效应，见图6-1-16。A图为受检者进入主磁场后产生与磁场方向相同的宏观纵向磁化矢量，这种状态称为平衡状态。B图中给予组织一个能量较低的射频脉冲，宏观纵向磁化矢量偏转角度α较小，此脉冲称为小角度脉冲。根据向量分解，偏转的宏观纵向磁化矢量在y轴上产生一个较小的宏观横向磁化矢量，此宏观横向磁化矢量绕z轴以黑色圆圈方向旋转。C图中，给予组织的是90°射频脉冲，使宏观纵向磁化矢量翻转90°，变为绕z轴旋转的宏观横向磁化矢量。D图中给予组织一个180°射频脉冲，此时组织中的低能级质子全部获得能量迁跃到高能级，即使宏观纵向磁化矢量偏转180°，形成一个与主磁场方向相反的宏观纵向磁化矢量，此脉冲称为180°翻转脉冲。

微观效应，见图6-1-17。A图为受检者进入主磁场后的平衡状态，低能级质子略多于高能级质子，分散各处的低能级质子产生宏观纵向磁化矢量，而无宏观横向磁化矢量。B图中给予组织90°射频脉冲，使一半的低能级质子获得能量跃迁到高能级，此时高低能级两种质子数量完全相同，宏观纵向磁化矢量相互抵消后消失。由于射频脉冲的聚相位效应，质子进行"同相"运动，在xy平面上的横向磁化分矢量呈会聚状态，其相互叠加后形成宏观横向磁化矢量，为白色箭头，根据进动频率绕黑色圆圈旋转。

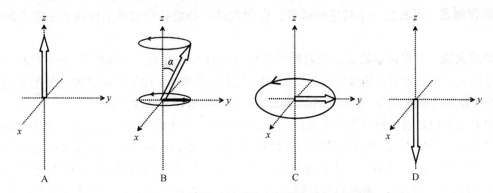

图6-1-16　射频脉冲造成的宏观纵向磁化矢量变化

A.进入主磁场后的宏观纵向磁化矢量；B.给予小角度脉冲后磁化矢量的变化；C.给予90°射频脉冲后磁化矢量的变化；D.给予180°射频脉冲后磁化矢量的变化

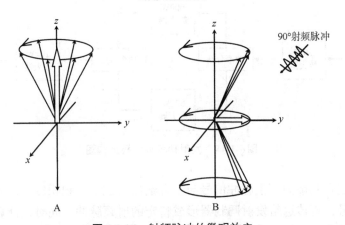

图6-1-17　射频脉冲的微观效应

A.处于平衡状态的各质子及总磁化矢量；B.给予90°射频脉冲后的各质子及总磁化矢量

在平衡状态下，组织质子密度越高，产生的宏观纵向磁化矢量越大，经射频脉冲激发后翻转形成的宏观横向磁化矢量越大。

调节射频场的脉冲宽度，可决定射频脉冲的选择性。对射频脉冲的频率及带宽和梯度场场强进行调整，该梯度场轴向的成像层面和层厚将发生变化：梯度场不变，射频脉冲的频率增加，层面位置向梯度场高的一侧移动，射频脉冲带宽加宽，层厚增厚；射频脉冲带宽不变，梯度场场强增加，层厚变薄。由此，完成了对成像的层面选择。此效应会在后续的图像重建中详细介绍。

（三）射频脉冲发射通道

发射通道主要包括射频合成器、发射混频器、发射调制器、功率放大极、发射控制器。其能对射频脉冲形状和幅度进行调整，对射频脉冲进行功率放大和衰减控制，对射频脉冲持续时间进行控制以及监控等。

1. 射频合成器　由固定频率部分、低频部分、高频部分、相加部分共四部分组成。通过对频率进行加减乘除的运算，用于合成、调整并输出各种频率的射频脉冲信号。其基本原理是通过混频器完成频率的相加、相减，通过倍频器完成频率的乘法，通过分频器完成频率的除法，通过鉴相器和锁相环路来稳定频率。其输出的信号稳定、精准、易控制，可满足MR设备的成像需求。

2. 发射混频器　通过两种信号混频，产生射频脉冲信号。同时，通过门控电路可以产生需要的射频脉冲波形，受脉冲生成器控制，当脉冲程序传来一个脉冲时，控制门接通，其他时间断开。采用不同的非线性器材，选用不同的工作状态，可以得到多种混频器，以环形混频器效果最佳。

3. 发射调制器 可激发一个特定的频带，以激发这一特定频带的原子核或者一定空间区域的原子核。

4. 功率放大极 发射调制器输出的射频脉冲信号仅有0.5V左右，功率仅有1mW左右，功率放大极将此信号放大，将放大后的信号传送到射频线圈产生射频磁场。由于射频脉冲的频率高达数十兆赫兹，因此使用高频功率放大器。射频脉冲频宽较窄，可采用谐调回路放大器。

脉冲功率放大极是射频脉冲发射通道的关键组成部分，要求能够输出足够的功率（10kW）、足够宽度的频带（35~75MHz），具有非常好的线性和瞬时工作能力。若一种MRI设备的射频脉冲发射功率为10kW，电压峰值约为1000V，为获得如此大的功率放大，须采用多级功率即功率合成技术。过程为：30W放大器，放大调制器输出的射频脉冲信号——600W放大器，进一步放大信号——功率分解与功率合成——10kW功率放大器，为末级放大器，见图6-1-18。

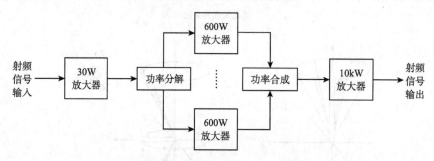

图6-1-18 发射功率放大极结构图

5. 发射控制器 主要功能为产生脉冲信号与组合输出门控及中频相位。计算机的控制信号经发射控制器转换成模拟信号，再传送给发射调制器形成特定的射频脉冲。同时，计算机的控制信号也经发射控制器转换成门控信号，再发送给发射混频器。发射控制器还接受相移控制信号，经过组合后输出中频信号，相位分别为0°、90°、180°、270°。

（四）射频脉冲接收通道

接收通道主要包括前置放大器、混频器、中频放大器、相敏检波器、低通滤波器、ADC。接收线圈接收到的MR信号产生的感应电流微弱，需要通过接收通道进行放大、变频、混频、滤波、低频放大、模数转换等一系列操作，见图6-1-19。

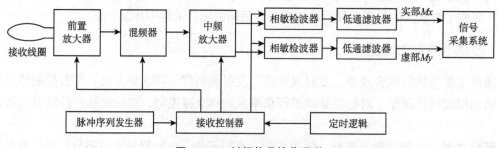

图6-1-19 射频信号接收通道

1. 前置放大器 接收线圈感应到的自由感应衰减信号十分微弱，只有微瓦数量级的功率，前置放大器能接收1μV以下的信号，并能接受1V左右的过载，且在过载后的1μs内迅速恢复到检测状态。要求前置放大器有很高的放大倍数、很小的噪声，且在工作频率附近要求有较为平坦的频率响应，并在很大的范围内有足够的线性放大特性。前置放大器一般选用低噪声的场效应管，因为场效应管的击穿电压特别低，所以必须在发射脉冲期间对其进行保护。其总增益约为 10^4 可调，以满足ADC的需要。

2. 混频器与滤波器 低噪声的自由衰减感应信号经过前置放大器放大后传送给混频器，混频器采用外差接收的放大以提高前置放大器的稳定性与灵敏度，利用混频元件的非线性特性，使信号与本机振荡混频后产生一个较低的中频信号，信号再经中频放大器放大后送往相敏检波器。此过程中常常产生一些不需要的频率组合，可采用多级滤波器，过滤掉组合频率，且能对输入信号进行去除噪声的滤波。

3. 相敏检波器（phase sensitive detector，PSD） 对于频率和相位均不同的信号，相敏检波器电路有很高的选择性。MRI设备中使用成对的相敏检波器，两者的参考中频信号频率与振幅相同，但是相位相差90°，所以又称正交检波。

MR信号中的频率和相位特性代表了体素的空间位置信息，经过傅里叶变换后图像重建在计算机上。要区分来自于各层面的或容积内各个不同位置上的MR信号，需要利用三个方向的梯度场来实现层面层厚选择、频率编码、相位编码。层面内的空间定位编码包括频率编码和相位编码，两者方向相互垂直，相差90°。不能利用简单的二极管幅值检波器，利用相敏检波器即可分辨两个方向上的信号，避免了频谱折叠现象。

检波电路通常是将交流信号转变为脉冲的直流信号输出，其幅值与交流信号幅值成正比。MRI设备的接收通道中一般用两个相同的相敏检波器进行相位检测，两者输入端分别加上0°与90°相位差的参考电压，就可在输出端分别得到实部 M_x 和虚部 M_y 信号，用于信号采集与图像重建。

4. 低频放大与低通滤波 进入检波器的中频信号及检波输出的低频信号仅有零点几毫伏，而MR信号最终经过A/D转换数字化时需要10V左右的电平。因此，相敏检波器后为低频放大器，对低频信号进行不失真的放大，以满足A/D转换器的要求。同时，检波器输出的低频信号中混有一些高频信号与噪声，会对图像质量造成影响，加低通滤波器可消除干扰影响。

5. ADC A/D转换器（analog-todigital conversion，ADC）将接收到的MR模拟信号转换成数字信号，供系统重建图像使用，这是一个对MR信号进行采集与量化的过程。信号的采样是在一定时间间隔下进行的，常为相同的间隔，而不是一个连续的信号振幅。计算机只能分析数字化的信号，但采样后所得的是分散的模拟数值。将模拟信号的每个采样都用计算机中的二进制表示，即用一系列字节编码，每一位都是0或1，一个字节由8位组成，代表着计算机数据的基本框架结构，这样可以被计算识别，这个过程就是ADC的基础。

ADC的概念仅仅是使用了信号采样，其能够通过这些采样重建最原始的信号。每一个周期内都需要更多的采样，因sinc函数的傅里叶变换呈一个矩形，如果采样间隔太宽，就会导致信号经傅里叶变换后的方形波重叠、混叠。采样点越多，越容易看到原始信号的形态，采样不足的时候，会得到一个不需要的频率很低的信号。信号采样频率与采样点数之比是采样信号的频率分辨率，见图6-1-20。

A图中的采样频率为信号频率的4倍。B图中的采样频率为信号频率的2倍。黑点表示采样点。一个周期内，对信号采样两次，采样位置刚好处于波峰与波谷，原始图像可以重现。采样点越多，越容易看到最原始的信号形态。C图中的信号频率为采样频率的2倍，将采样点相连，得到一个比原始信号频率更低的信号，图中以虚线表示。所以，采样点不足时，频率发生混叠，得到一个不需要的频率很低的信号。

根据采样理论，即尼奎斯特定理，采样频率至少要等于邻

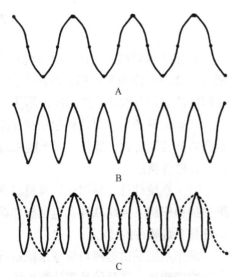

图6-1-20　正弦波信号的采样
A. 采样频率为信号频率的4倍；B. 采样频率为信号
频率的2倍；C. 信号频率为采样频率的2倍

近的两个方波的最大频率之和，即采样频率必须至少是最大信号频率的2倍，采样间隔应小于信号周期的一半，才能避免信号混叠的发生。

采样频率 $\omega=1/\Delta T_s \geqslant 2\omega_{max}$，$\Delta T_s$ 表示采样间隔，ω_{max} 为最大信号频率。

以采样间隔（ΔT_s）的形式来表示，应小于周期的一半：$\Delta T_s = 1/2$（周期）。表示要恢复来自采样的原始信号，每一个周期内至少需要采样两次。

$$采样时间\ T_s = 采样间隔（\Delta T_s）\times 采样次数（N）$$

射频带宽是发射射频脉冲的带宽，采样信号同样有自己的接收带宽。接收带宽=1/采样间隔（ΔT_s），即两个采样点之间很近，会得到一个大的带宽；采样点之间很远，会得到一个更小的带宽。若在每个周期内采集次数超过两次，采样间隔少，不仅采样时间增加，还会使带宽变很大，造成信噪比下降。所以，虽然采样越多，原始信号重建越好，但是采样过多并不会带来更好的信号。

A/D转换器是信号采集系统的核心器件，转换速度和精度是其重要指标。

四、计算机系统

计算机系统是MRI设备的指令和控制中心，控制着MRI设备的射频脉冲激发、信号采集、数据运算及处理、多幅显示和图像重建等功能，见图6-1-21。

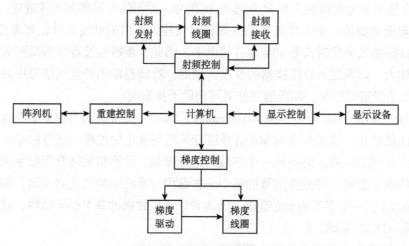

图6-1-21 计算机系统功能框图

1. 组成与功能 ①计算机系统：主机、磁盘存储器、光盘存储器、控制台、主图像显示器、主诊断台；②辅助图像显示器：副诊断台、心电、呼吸等监测设备；③图像拷贝输出设备：激光相机等；④网络适配器及测量系统的接口部件。

计算机系统的主要功能包括梯度磁场的控制、射频脉冲的控制、图像重建及显示等。主图像显示器通常是控制台的一部分，用于监视扫描和机器的运行状况。

2. 软件系统

（1）系统软件 是用于计算机自身的管理、维护、控制和运行，以及计算机程序的翻译、装载和维护的程序组。系统软件又包括操作系统、数据库管理系统和常用例行服务程序三个模块，其中操作系统是系统软件的核心。

操作系统是由指挥与管理系统运行的程序和数据结构组成的一种大型软件系统，具有作业处理和实时响应能力。其目的是把计算机所有的作业组成一个连续的流程，以实现全机操作运行管理的高度自动化。

（2）应用软件 是指为某一应用目的而特殊设计的程序组，位于MRI设备系统结构的最顶层。其从用户那里直接得到需求信息，将用户的请求转变为控制数据发送给谱仪系统设备，以便获得测量数据，最后再根据用户的要求输出所需信息。

在MRI主控计算机系统中运行的应用软件是MR成像、影像后处理及分析软件包。这一款软件通常包括受检者信息管理、影像管理、影像后处理及分析、扫描及控制扫描、系统维护、网络管理和主控程序等模块。

3. 主要子系统

（1）扫描控制（scan control processor，SCP）系统　产生开关信号，控制全部产生序列脉冲的硬件开始及结束时间，控制包括射频、梯度、采样、重建相关的硬件。

（2）触发和旋转控制器（trigger and rotational function board，TRF）系统　控制梯度场与坐标旋转变换，以及对SRF的触发控制。

（3）序列相关调制（sequence related function board，SRF）系统　负责序列中梯度系统的涡流矫正补偿及对梯度的触发控制。

（4）发射射频控制器（interface related function board，IRF）　负责主时钟的同步，整个射频系统的控制共用一个主时钟信号，控制发射射频系统的中心频率、起始终止时间、相位调制与信号强度。

（5）数字滤波（digital receiver filter，DRF）系统　对IRF送来的采集数据进行频率调解，去除载波频率，并进行降噪处理。

（6）采样处理子系统（acquisition processing subsystem，APS）　根据主机序列所对应的扫描参数，负责对采集的数据按K空间顺序、层面关系及平均次数排序组合，把排列好的K空间发送给重建处理器。

（7）重建处理器（reflex AP）　专门负责对原始数据进行傅里叶变化。

4. 图像重建　利用x、y、z三个方向的梯度场对所接收到的受检者的没有任何特殊的空间信息进行层面选择、相位编码和频率编码，三个轴方向上的梯度磁场都以线性变化造成磁场的暂时不均匀，从而区分空间位置信息。然后将所接收到的MR信号进行傅里叶变换，傅里叶变化可以提供信号的频率范围和振幅，以此便可重建出原始信号。图像重建的运算主要是快速傅里叶变换。

（1）层面选择　在梯度系统中已讲到，可利用梯度线圈产生随位置变化的磁场，每个位置将会有各自的共振频率，这些梯度场称为层面选择梯度场。一般在z轴方向上施加层面选择梯度场，磁场方向指向头侧（G_z），磁场强度在足侧稍小，向头侧场强逐渐增大，于头顶达到最大值。发射具有一定频率范围，即一定频率带宽的射频脉冲，射频脉冲只激发选定磁场强度范围内层面的质子，身体其他部位共振频率与射频脉冲频率不匹配的质子不会激发。射频脉冲的频率范围只与所选择的单一层面的共振频率相匹配，以此达到了层面选择的目的。频率范围，即带宽，决定了层面的厚度。时间周期不变时，射频脉冲带宽越宽，最大频率越大，时间周期内振荡更多，但是振荡波形越窄。

在检查部位与层面选择梯度线圈的相对位置不变的情况下，层面和层厚受梯度场强和射频脉冲的影响：①梯度场不变，射频脉冲的频率增加，层面的位置向梯度高的一侧移动；②梯度场不变，射频脉冲的带宽增加，激励范围增加，层厚增厚；③射频脉冲的带宽不变，梯度场的场强增加，激励范围减小，层厚变薄。

给予组织一个足侧高、头侧低的上低下高梯度场，横线表示层面中心位置，两条虚线之间的宽度表示层厚，见图6-1-22。

A图中，梯度场造成的质子进动频率差别为1MHz/cm，射频脉冲的频率范围为63.5～64.5MHz，层面中心位于梯度场中点G_0位置，层厚为1cm。B图与A图相比，梯度场保持不变，射频脉冲频率的范围变为64.5～65.5MHz，层面中心向足侧移动1cm。C图与A图相比，梯度场不变，射频脉冲的频率范围变为63.75～64.25MHz，层面中心位置不变，处于梯度场中点G_0位置，层厚变为0.5cm。D图与A图相比，射频脉冲的频率范围保持63.5～64.5MHz不变，梯度场场强增加一倍，造成质子的进动频率差别为2MHz/cm，层面中心保持不变，层厚变为0.5cm。

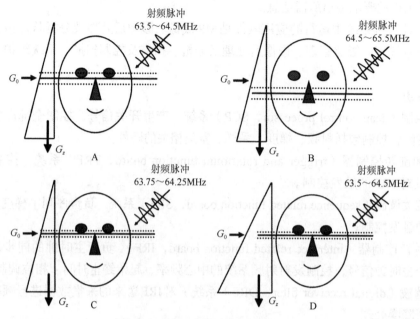

图6-1-22 层面与层厚选择
G_z为指向头侧的磁场

射频脉冲波形并不理想，边缘可能有突起或波纹，连续层面扫描时，脉冲可能会在周期内产生重叠和"层面交叉"。为避免这种情况，应在层面之间设置间隙，即去除射频脉冲的一定范围频率。层面间隙越大，层间交叉程度便越小，对图像质量的影响越小，但会漏掉层面间隙中的信号。

利用x、y、z三组梯度场的组合进行层面、层厚选择，磁共振成像可以在任意断面上进行扫描。但是我们得到的MR信号来自于整个层面，并不能区分各点的具体位置。此时就需要用到频率编码与相位编码。

（2）空间编码 包括频率编码和相位编码。

进行频率编码，于MR信号采集时刻在y轴方向上施加一个前高后低的梯度场，使前部的质子进动频率变高，而往后质子的进动频率逐渐降低，中心位置质子进动频率不变，这样就造成了前后方向上质子进动频率的差别，所采集的MR信号中包含不同频率的空间信息。频率和位置具有一一对应的关系，经傅里叶变换后不同频率的信号就被区分出来，分配到前后方向各自的位置上。频率编码梯度必须在磁共振信号采集过程中施加，这样采集到的信号才会有频率编码信息，见图6-1-23。A图为颅脑横断面，施加一个前高后低的梯度场。B图中以三行三列9个像素为例，中间一行处于梯度场中心G_0位置，质子进动频率保持64MHz不变；前一行因梯度场增高，质子进动频率增高到65MHz；后一行因梯度场降低，质子进动频率下降到63MHz。根据这些质子进动频率的不同，经处理后分配到不同位置的像素上。

在z轴方向进行层面选择，在y轴方向进行频率编码，还要在x轴方向施加一个G_x梯度进行相位编码。相位编码梯度场一般在射频脉冲后或频率编码梯度前施加，采集过程中必须关闭，应与频率编码的方向垂直，用于补偿在频率读出过程中引起的相位偏移。左右方向上施加一个左高右低相位编码梯度场，使左侧质子进动频率高，向右质子的进动频率逐渐降低，中心位置质子进动频率不变，造成左右方向上质子进动频率的差距。一段时间后，左右方向不同位置的质子相位将出现差别，这时关闭梯度场，磁场强度差别消失，各个位置上的质子进动频率恢复一致，但质子进动相位差别被保留下来。不同相位对应不同的空间位置，这时MR信号左右方向上的空间位置就被区分出来。MR信号采集后经傅里叶转换，就可解码出不同相位的MR信号，见图6-1-24。

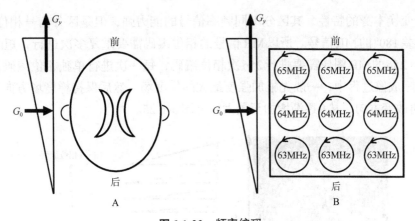

图6-1-23 频率编码

A.人脑横断面与梯度场示意图；B.单一断层内梯度场对各质子的影响

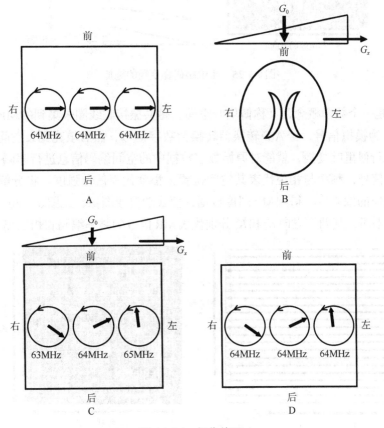

图6-1-24 相位编码

A.施加相位编码梯度场前的质子；B.施加一个左高右低的梯度场；C.施加相位编码梯度场后的质子；D.去除相位编码梯度场后质子进动频率的
改变被保留

同样为颅脑横断面，仅以梯度场中心位置的一行进动频率为64MHz的质子为例。A图中质子进动
频率相同，相位方向一致，都指向箭头方向。B图中施加一个左高右低的梯度场，质子的进动频率发
生变化。C图，左侧质子进动频率增加到65MHz，右侧质子频率降低到63MHz，梯度场中心的质子进
动频率保持不变。相位编码梯度场施加一定时间后，左右方向上各体素内的质子由于进动频率的不同，
出现相位方向的差异，各方向为黑箭头所示。D图中，在MR信号采集前，将相位编码梯度场关闭，
各个质子的进动频率差异消失，但是相位编码梯度场造成的相位差异被保留下来，左右方向上的各个
体素内的质子相位方向不同，经处理后，便可分辨其左右方向上的位置。

由于傅里叶变换本身的特性，其区分不同频率信号的能力强，但是区分信号相位差别的能力差，只能区分相位相差180°的MR信号。所以MR信号的相位编码需要重复多次进行，矩阵的频率编码×相位编码为256×256的MR图像需要进行256次相位编码，每一次进行单独相位编码，都是一个新的自旋回波。在实际成像过程中，一般先施加强度最大的梯度场，然后保持梯度场方向不变，场强逐渐减小至0，然后再改变方向，从0逐渐增加至最大，见图6-1-25。

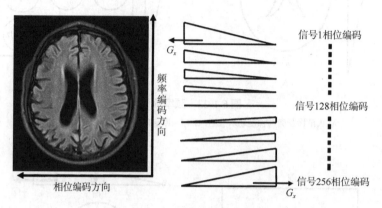

图6-1-25 相位编码梯度场的施加

（3）K空间　是一个数学概念，又称傅里叶空间。磁共振接收线圈采集到的MR信号是带有空间编码信息的电磁波，为模拟信号，经A/D转换器转换为数字信号，然后填充到K空间内，称为数字数据点阵。对K空间进行傅里叶变换，就能对原始数字数据中的空间编码信息进行解码，分解出不同频率、相位和振幅的MR信号，频率与相位代表其空间位置，幅度代表信号强度。将分解出的信号根据空间位置信息分配到相应的像素中，得到MR图像数据，便成功重建图像，见图6-1-26。

K空间又称K平面，其两个方向K_x和K_y分别代表MR信号的频率编码和相位编码方向。

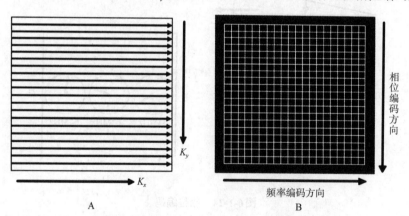

图6-1-26 K空间填充相位编码线图与重建的图像矩阵

A. K空间填充的相位编码线图；B. 重建的图像矩阵

在MR信号采集过程中，频率编码梯度场不变，而相位编码梯度场逐渐变化，循序对称填充，$K_y=-127$到$K_y=-126$梯度场逐渐降低，每次变化就采集一次MR信号，填充到K空间K_y方向为一条线，称K空间线，或相位编码线、傅里叶线。填充K空间中心的MR信号相位编码梯度场为0，此时梯度场造成的质子失相位最低，信号强度最大，将中心K空间线称为零傅里叶线，$K_y=0$。越靠近$K_y=0$的MR信号幅度越大，越往周边失相位越强，幅度越小。随后相位编码梯度场高低方向切换到反方向，梯度场强度逐渐升高，到$K_y=+128$时，梯度场强度达到最高，见图6-1-27。

填充K空间中心区域的相位编码线主要决定图像的对比，而周围的相位编码线决定图像的解剖细节。

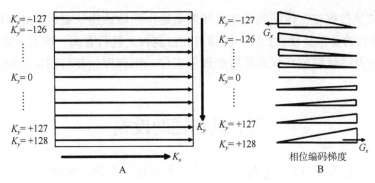

图 6-1-27 K 空间结构及相位编码线填充

A. K 空间相位编码线图；B. 相位编码梯度变化图

　　每一条相位编码线的频率编码方向上，其数据是从回波信号采样得到的。回波信号的波形幅度是从零逐渐增高到波峰，再从波峰降低回到零，即信号强度从最低到最高再到最低，见图 6-1-28。

　　从时序上看，以波峰为中心，回波信号两边基本对称，所以 K 空间在频率编码方向上是对称的。中心处，波峰区域的信号最强，对图像对比影响最大，如图 6-1-28 中右方回波信号的虚线区域，即为中心区域。所以在 K 空间中，中心区域的 MR 信号主要决定图像的对比，而周边区域的信号主要决定图像的解剖细节。

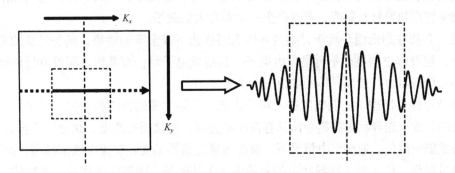

图 6-1-28 K 空间频率编码方向上的回波信号

　　K 空间的数据阵列与图像的阵列并不是一一对应的，K 空间阵列中每一个点上包含全层 MR 信息，图像阵列中每个点，即每个像素仅含有层面内相应体素的信息。K 空间具有空间对称性，但整个 K 空间左右两边并不是镜面对称，而是共轭对称。

　　MR 图像在相位编码方向上，像素数量决定相位编码的步级数，即相位编码次数。视野不变，相位编码方向的像素越多，像素径线越小，空间分辨力越高，需进行的相位编码步级数越多，采集的 MR 信号越多，采集时间越长。在频率编码方向上，像素数量决定回波信号采集过程中采集点的数量，见图 6-1-29。

　　B 图与 A 图相比，采样点更多，频率编码方向上的像素数量更多，像素径线更小，空间分辨力更高，采集时间更长。

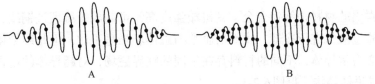

图 6-1-29 磁共振信号采样点与频率编码方向的空间分辨力

A. 每个回波有 24 个采样点；B. 每个回波有 48 个采样点

5. 图像显示　原始数据在图像阵列处完成图像重建，图像重建结束后，MR图像传送至主控计算机的硬盘中，按操作者的要求从硬盘读出，图像可在控制台上进行查询、检索、浏览、窗宽窗位调整、标记、排版打印胶片及继续完成高级影像后处理等工作。图像发生器将图像的缓存、变换合为一体，使图像显示更快。

五、其他辅助设施

其他辅助设施包括检查床及定位系统、液氦及冷却系统、空调、图像传输存储及胶片处理系统和生理监控仪器等。

第2节　超导磁共振成像设备

一、超　导　体

有些物质在极低环境温度下，电阻为零，呈超导状态，称为超导体。超导体对电流几乎没有阻力，在其很小的截面上，能够通过极大的电流，且无热量产生。电流能够在超导体电路内无限循环，无须电源。超导磁体使用超导材料制成，可以产生一个非常大的磁场。

1. 超导性　是指在超低温环境下，某些导体电阻急速下降至零的性质，具备优良的导电性能。在临界温度以下，超导体中的电子不再是自由电子，其组成电子对，与晶格之间没有任何能量传递，在晶格中运动不受任何阻力，所以导体的电阻完全消失。

（1）完全导电性　物理学上把物质进入超导状态后电阻为零的性质称为完全导电性。完全导电是对直流电而言的，处于超导状态的超导体其直流电阻为零，若接通交流电，超导体不再处于超导状态，将存在电阻造成能量消耗。通交流电情况下，温度越接近临界温度，交流电频率越高，能量损耗越大。

（2）完全抗磁性　给予处于超导状态的超导体一个外磁场，磁感线无法穿过该物体，保持导体内磁感线为零，此特性称为完全抗磁性。

2. 超导材料主要指标

（1）临界温度（T_c）　又称转变温度，超导体温度达到临界温度时，超导体脱离超导状态，将存在电阻。不同的物质具备不同的临界温度。

（2）临界电流（I_c）　在一定温度与磁场下，当超导体内电流达到临界电流时，超导体超导性被破坏，脱离超导状态，无法通过理论上的无限大的电流。

（3）临界磁场　当外加磁场强度达到临界磁场时，超导体超导性被破坏，脱离超导状态。超导体只有在临界磁场和临界温度下才具备完全导电性与完全抗磁性。

二、超导磁体特性

超导技术中最常用的材料是铌钛合金，其机械强度高，可制成纤维埋进铜线，这种铜线用来绕制主磁体形成线圈，通过液氦进行冷却，线圈的匝数与磁体场强呈正比。但是超导体携带电流过大，超过一定限度，就会变为常导体，不同的材料存在不同的临界磁场，对超导体的场强有限制，并不能无限地增大场强。超导磁体结构，见图6-2-1。

超导磁体具有场强高、稳定性和均匀性好、效能高的优点，但是超导技术复杂，温度要求高、成本昂贵。超导磁体与常导磁体一样，要形成闭合回路，磁体空腔内的磁感线必须绕经磁体周围空间，且因为超导磁体场强很高，磁体周围存在很大的杂散磁场。超导磁体工作时非常敏感，因此，超导体必须采用有效的磁屏蔽，降低杂散磁场的影响。

三、结构形式

超导磁体的结构性分为以4个或6个线圈为基础的结构和以螺线管线圈为基础的结构两种。

1.4个或6个线圈 电流通过简单的圆形线圈，会产生不均匀的磁场，增加一个圆形线圈，使两者圆心平行在同一轴线上，适当调整两圆形线圈之间的距离，可以改善两线圈之间的磁场均匀性。继续增加圆形线圈，磁场均匀性会得到进一步改善。

四线圈磁体，中间两线圈直径较大，分别在两端的两个线圈直径较小，四线圈的圆心中点平行在同一轴线

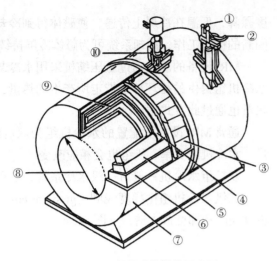

图6-2-1　超导磁体结构示意图
①液氦注入口；②电流引线；③玻璃钢支撑；④环形液氦容器；⑤20K冷屏；⑥80K冷屏；⑦真空容器；⑧磁体最大孔径；⑨超导线圈；⑩二级膨胀微型制冷机

上，其线圈间磁场均匀性不佳，目前多采用六线圈结构。线圈缠绕在外侧表面开槽的圆柱体上，槽体用于埋放铌钛合金线圈。线圈多靠近圆柱体两端，用以减少开放端的磁场分散，形成较理想的磁场。线圈之间有相互作用力，需要用牢固的支架固定，见图6-2-2。因各种技术原因，实际磁体均匀性较差，必须应用匀场技术进行调整。

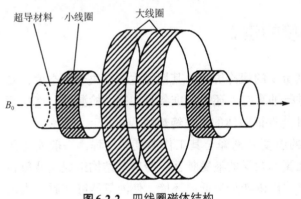

图6-2-2　四线圈磁体结构

2. 螺线管线圈 超导螺线管线圈内的磁感强度均匀性好，但在线圈前后两个端口处，场强将减小至线圈中心场强的一半，应用补偿线圈增加均匀磁场长度。最简便的补偿线圈方法只需在螺线管线圈两端分别再补加一个线圈，补偿线圈安装好后无法再调整内部结构，需设计好补偿线圈及补偿电流，保证磁场建立后具有良好的均匀度。

在磁介质不变的情况下，磁场强度与线圈匝数、电流强度有关，超导线圈匝数越多，或电流越大，磁场强度越大。

四、低温系统

1. 液氦 氦（He）是一种化学性质不活泼的元素，氦气是惰性气体，其可作为一种优良的低温制冷剂。氦制冷技术可以获得上至100K左右，下至mK级的低温。超导MRI设备中使用液氦制冷。

2. 氦制冷 MR磁体冷却系统采取压缩制冷方式，制冷系统的核心是压缩机。液氦压缩机的工程流程为：压缩经冷头返回的液氦，压力从700kPa左右增高到2200kPa左右，压缩后温度增高，将高温高压氦气输送给热交换器，用逆流的冷水交换热量，滤除其中的油雾，得到低温、高纯、高压的氦气。氦气再通过绝热软管返回冷头，使其在冷头处体积膨胀，与周围环境交换热量，随后又将膨胀后的氦气送回压缩端，不断重复此工作流程。

3. 制冷系统 一般由冷头、压缩机、水冷机构成，由三级的级联冷却来实现，制冷系统的主要作用为冷却液氦压缩机与冷却梯度线圈。水冷机用冷水交换热量，使液氦压缩机的高压氦气冷却。氦压缩机作为冷源，通过柔性压力管与冷头相连，冷头吸入低温氦气并使其膨胀，与周围交换热量使温

度骤降，低温在冷屏上传递，使磁体得到冷却。最后低压高温氦气与冷水机组进行热量交换。通过不间断的循环工作，冷却系统可为磁体冷屏持续不断地提供低温，减少液氦的挥发，见图6-2-3。

MRI设备的冷头通过氦压缩机采用水冷却方式为其制冷，它的原理是通过冷水管包绕散热器，由水冷机组提供的循环冷水带走所产生的热量，以达到冷却目的。同时梯度放大器及梯度线圈所产生的热量也通过此方式循环冷却。

通常MRI设备所配置的水冷机组为双机组，但根据不同机型MRI设备压缩机及梯度系统的产热量，水冷机的功率、机组也会相应改变。

双机组水冷机一般由一级水冷系统、二级水冷系统、压缩机构成。其中一级水冷机组常为室外水冷，二级水冷机组由梯度线圈（gradient coil，GC）水冷和梯度放大器（GA）水冷构成，其分别冷却梯度线圈和梯度放大器，见图6-2-4。

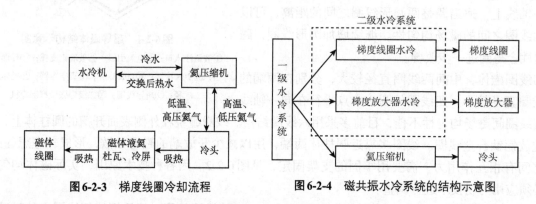

图6-2-3　梯度线圈冷却流程　　　　图6-2-4　磁共振水冷系统的结构示意图

五、超导环境的建立

1. 建立真空绝热层　超导磁体的真空绝热层是其重要的保冷屏障，其性能主要取决于真空度，磁体安装完毕后，首先使用高精度、高效能的真空泵进行抽真空，还需要准备真空表、检漏仪、连接管等。超导磁体内的真空度要求达到$10^{-7}\sim10^{-6}$mbar，才能保证磁体的真空绝热性。

2. 磁体预冷　指用制冷剂将液氮、液氦容器内的温度分别降至其工作温度的过程，一般先运用液氮预冷。超导磁体的低温容器一般由外层的液氮杜瓦和内层的液氦杜瓦、冷屏等结构组成。液氮在MRI设备中作为辅助制冷剂，液氮杜瓦中的液氮给磁体提供初步的低温环境，使液氦能够在磁体内留存，以减少内层液氦的挥发。磁体预冷常需要消耗大量的液氮和液氦。

3. 灌注液氦　在预冷后达到指定温度的杜瓦容器内灌注液氦，使超导线圈浸泡在液氦内，达到其稳定工作的低温条件。

六、励　　磁

励磁又称充磁，指超导体系统在磁体电源的控制下向超导线圈内逐渐施加电流，建立预定磁场的过程。当达到预定的场强后，切断电源，电流在超导体电路内循环，磁场保持稳定，不再需要电源。励磁成功后，超导磁体便能够不再消耗能源，并提供强大的、高度稳定的匀强磁场。

七、持续电流开关

持续电流开关又称磁开关，在磁体充磁时，当磁体达到预定数值时可以切断供电电源，在磁体去磁时，能将磁体储存的磁场能量快速泄去。

　　磁体外接三对引线：分别为磁体电源引线、电压传感器引线和加热器引线，其中磁体电源引线和电压传感器引线是励磁专用线，励磁结束后就卸掉，平时只有加热器引线与磁体线圈相连。磁体线圈有两个回路，一条超导线，超导线起开关作用，跨接在磁体线圈两端，使超导线圈与自身相连形成短路；一个与充磁电源相连，见图6-2-5。

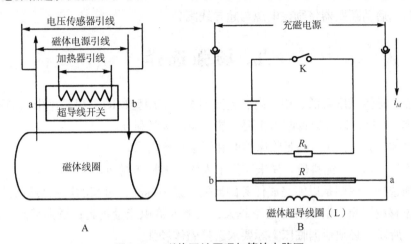

图6-2-5　磁体开关原理与等效电路图

A. 磁体开关原理图；B. 磁体开关原理等效电路图

K为加热电源开关；R_h为加热器电阻；R为超导线电阻；i_M为励磁电流；a-b为超导线

　　励磁时，给加热器通电，a-b超导线失去超导性，励磁电流便可通过超导线圈L，逐渐产生磁场；电流达到预定值后，切断加热器电源，a-b超导线重新恢复超导性，使超导线圈与自身短接，形成闭环电流通路，此后便不再需要电源，关闭供电电源，卸掉磁体励磁电流引线，减少制冷剂消耗。

八、失超及其处理

　　失超指超导体因某种原因突然失去超导性转变为正常状态的过程。失超与去磁是两个概念，去磁是通过超导磁体的特殊电路慢慢泄去储存的巨大能量，使线圈电流逐渐减小到零，但是线圈仍处于超导状态。但失超会使超导线圈失去超导性，电磁能将会转变为热能，造成能量消耗。

　　失超的基本过程就是电磁能转化为热能的过程，失超开始时，某一部位通过热传导方式向外扩散焦耳热，使该处超导线圈达到临界温度而失去超导性，转变为正常状态，出现线圈局部电阻，加热了超导线圈，使磁体电流下降到零。失超是一个不可逆的过程，磁场能量迅速消耗产生巨大热量，其局部温度升高不仅会破坏线圈的绝缘性、熔化超导体，还可出现千伏高电压引起强大电弧熔化线圈，严重时甚至会破坏整个磁体。

　　失超的原因：①磁体本身结构和线圈因素、磁体超低温环境被破坏，如液氦不足等；②人为因素，如励磁超额、补充液氦操作不当、操作紧急开关失误等；③其他因素，如雷电、撞击、地震等。

　　建立失超的预防和保护系统十分重要，通过传感器、探测器实时监控磁体的状态，同时建立励磁时及实现超导后的失超保护等防范措施。

　　失超的预防措施：操作人员应每天对液氦面进行观察和记录，对水冷机的工作状态进行登记，当液氦面低于40%时，应补充液氦。对磁体各对外管道进行常规检查，磁体上方各排气管应保持通畅，避免容器内压力升高导致失超。各输液管口应封闭好，及时处理结冰情况。通向室外的失超管应保持通畅，定期除尘。建立磁体监控和保护措施，实时监控测量磁体线圈的温度、应力、液氦液位、真空度、流量、杜瓦容器压力变化等。

　　失超的应急处理：失超发生时，磁通量剧变产生的热量大部分通过铜基传给液氦，液氦蒸发使热量散失而不引起很大程度升温，但是产生的气体可能导致扫描室缺氧，应首先撤离受检者，打开所有通风装置，检查通向室外的失超管，保证其顺畅，确认氧检装置无报警。立即通知维修人员，防止失超的发展。全面检查磁体，找出失超原因。尽快更换管口的保险膜，避免空气进入磁体低温容器形成冰块。励磁的失超保护系统由失超探测器、机械式直流快速断路器、泄能电阻器组成，当失超探测器检测到失超发生时，启动断路器将励磁电源与超导线圈分离。

九、场强选择

1. 分类 目前，磁体强度有低、中、高、超高四类，应用型MRI一般采用中高场强。

（1）高场磁体 1.5T，以临床诊断为主要功能，兼顾医学科研。

（2）超高场磁体 3.0T，同时满足临床诊断和医学科研需求。

（3）超高场磁体 7.0T，纯科研，尚未应用于人体，无临床指南。

2. 特性 场强选择的原则是以能完成任务的最低场强为标准，过高的场强会给成像带来不利影响：场强越高，化学位移越严重，射频脉冲功率越大，人体内蓄积能量越高；场强越高，杂散场越大，设施建筑费用越高。所以，必须根据临床实际要求选择磁体场强。

十、其他组件

1. 失超管 是连通MRI设备与室外的管道，能将氦气排到室外。一般情况下，只有少量挥发的氦气排出。一旦失超发生，超导线圈脱离超导状态，电阻突变，产生能量消耗会引起很大程度升温，使磁体容器中近千升的液氦蒸发变为氦气从失超管喷出。若失超管设计不合理如尺寸不足，或者被堵塞导致不通畅，可能使磁体容器内部压力骤升而被损坏。

2. 紧急失超开关 又称磁体急停开关，是人为强制主动失超的控制开关。其作用是在紧急状态下迅速将磁体磁场下降到零。该开关仅用于地震、火灾或危及受检者生命的情况，对此开关应进行严格的操作管理。

第3节 磁共振成像设备质量保证

MRI设备的质量保证依赖于整个系统的质量体系，包括主体设备质量、信号质量参数质量、操作技术质量和周围配套设备的质量等。

一、常规质控指标

1. 信噪比（signal to noise ratio，SNR） 是MRI成像最基本的质量参数，指图像的信号强度与背景噪声强度之比。信号强度是指图像中某一感兴趣区内各像素信号强度的平均值；噪声是指同一感兴趣区内等量像素信号强度的标准差。重叠在图像上的噪声使像素的信号强度以平均值为中心而振荡，噪声越大，振荡越明显，SNR越低。

图像的SNR与诸多因素有关，如主磁场强度、采集线圈、脉冲序列、重复时间、回波时间、视野、层厚、层距等。

2. 对比噪声比（contrast to noise ratio，CNR） 为两种组织信号强度差值的绝对值与噪声之比，其通常代表对比度。对比度指MR图像内两种组织信号强度的相对差别，差别越大，图像对比越好。

影响CNR的主要因素：①组织间的固有差别：两种组织的纵向弛豫时间（T_1）、横向弛豫时间（T_2）、质子密度等；②成像技术：主磁场强度、脉冲序列、成像参数等；③人工对比：对比剂等。

3. 空间分辨力 指MR图像对解剖细节的显示能力，即在没有较大噪声干扰的情况下，成像系统对物体的分辨能力。其与成像体素的大小有关，体素越小，空间分辨力越高。层面选择方向的空间分辨力即为层厚。层面内的空间分辨力与视野及矩阵相关，视野不变，矩阵越大，采样点、扫描次数越多，体素越小，空间分辨力越高；矩阵不变，视野越大，体素越大，空间分辨力越低。空间分辨力还与相位、频率编码不同的梯度场升降幅度有关。在其他参数不变的情况下，空间分辨力的提高将损失SNR并延长采集时间。

4. 图像均匀度 指图像上均匀物质信号强度的偏差，偏差越大，均匀度越低，描述了MRI系统对体模内同一区域的再现能力。均匀度包括信号强度的均匀度、SNR均匀度、CNR均匀度。图像的均匀度与主磁场本身的均匀性、射频线圈质量、涡流效应及梯度脉冲等因素相关。

5. 线性度 又称几何畸变，是描述MRI图像发生几何形变程度的参数，体现了成像系统重现物体几何尺寸的能力。导致几何形变的主要因素有静磁场不均匀、梯度场线性不均匀、信号采集不完全、磁敏感性改变及脉冲序列等。

二、非成像参数

1. 共振频率 质子在静电场的进动频率可通过拉莫尔方程计算：$\omega=\gamma B$，ω是质子进动频率；γ是磁旋比，为常数；B是磁场强度。只有射频脉冲的频率与质子进动的拉莫尔频率一致时，才能激发质子能量迁跃，产生磁共振现象。共振频率即与需要激发的质子进动频率相同的射频脉冲频率，是整个射频发射与接收单元的基准工作频率。

静磁场的漂移常造成共振频率的变化，主要影响因素有磁体稳定性、温度及机械效应引起磁场的电流变化、线圈均匀度变化及外部铁磁性物质影响等。每次开机后需要对共振频率进行校准，这是日常常规的质量保证检查项目。

2. 磁场均匀性 可直接影响MRI成像的均匀度，还决定成像图像是否发生几何形变，特别是对于磁共振波谱成像（magnetic resonance spectroscopy，MRS）来说。通过测量某一特定波峰的半高宽可得到磁场均匀性。在主磁体系统中已详细讲解过磁场均匀性的影响。

3. 射频脉冲翻转角的准确性 射频脉冲翻转角是射频系统重要指标之一，其与射频发射的增益/电压密切相关，若射频脉冲翻转角的准确性下降，射频系统性能下降，难以得到准确的90°、180°脉冲，会对图像的成像质量造成严重影响。翻转角可用单脉冲的梯度回波序列进行检测，如FLASH、GRASS、FISP等，将可以产生均匀信号的体模置于磁体物理中心，启动扫描后可记录感兴趣区信号强度。信号强度有功率和角度两种表示方法。特定体模射频功率参考值一定，便可确定射频脉冲翻转角。

4. 涡流补偿 应定期对系统的涡流补偿进行检测，涡流补偿的检测周期为半年，机器每次调整、维修、升级后都必须对其进行检测。

5. 梯度场强校准 常规检测周期为半年，机器每次调整、维修、升级后都必须对其进行检测。

三、检 测 体 模

体模（phantom）又称水模，指各种检测中所使用到的标准检测物，即测试所用的人体模拟物，常用材料填充容器构成。体模材料应具有热稳定性和化学稳定性，在存放期间不应有较大的变化，不能影响参数测量。尽量避免使用着色材料，容器与填充材料不能有明显的磁化率差异。体模材料的T_1、T_2及质子密度应满足：100ms $<T_1<$ 200ms，50ms $<T_2<$ 400ms，质子密度 $\approx H_2O$ 密度。许多材料可用

于MRI体模，这些材料大多是含有大量质子的凝胶和不同顺磁性离子的水溶液。常用体模内充材料的弛豫时间，见表6-3-1。

表6-3-1　常用体模内充材料的弛豫时间（0.5T，20MHz）

溶剂	浓度	T_1/ms	T_2/ms
$CuSO_4$	1～25mmol/L	40～860	625～38
$NiCl_2$	1～25mmol/L	59～806	763～66
1, 2-丙二醇	0～100%	217～2134	485～72
$MnCl_2$	0.1～1mmol/L	132～982	—

为方便MRI参数检测，研发了一种可同时测试多个参数的多参数测试体模。例如，美国体模设计实验室设计的Magphan体模，可进行横断面、矢状面、冠状面及斜面的成像，大大节约了MRI参数检测时间，具有使用方便、定位容易、测量参数多等优点，一次扫描可检测信噪比、均匀度、空间线性、几何畸变、空间分辨率、伪影、T_1、T_2等多个参数。

四、伪　　影

伪影指成像和信息处理过程中人体并不存在的特征错误，造成图像质量下降。MRI设备因多序列、多方位、多参数成像，成像原理及过程复杂，成像时间长，容易出现伪影。

1. 化学位移伪影　是化学位移现象导致的伪影。水分子中的氢质子，又称水质子，脂肪中的氢质子，又称脂质子。因化学位移现象，水质子的进动频率比脂质子的进动频率高，MRI设备一般以水质子的进动频率为中心频率。由于进行频率编码后，可通过分辨不同位置上的质子进动频率差别来完成空间定位编码，在傅里叶变换时，会把脂质子进动的低频率认为是空间位置的低频率，使重建后的MR图像上脂肪组织的信号在频率编码方向上向梯度场较低的方向错位，即向进动频率较低的一侧错位，如在含水器官的高频缘会出现一条更高的弧线，而在其低频缘则出现一条信号确实的弧线。

化学位移伪影在一般的序列上出现在频率编码方向上，在EPI序列可出现在相位编码方向上。在图像上，化学位移出现在脂肪组织与其他组织的界面上，脂肪组织及其他组织界面与频率编码方向垂直时，化学位移较明显。其他条件相同情况下，主磁场强度越高，化学伪影越明显。根据频率编码梯度场带宽的不同，化学伪影的宽度随之改变。根据脂肪及其他组织界面的分布与频率编码梯度高低频方向的不同，可表现为黑线、白线或黑白线同时出现。

解决方案：增加频率编码宽度，采样速度可提高，但是图像SNR会降低；选用主场强更低的MRI设备；改变频率编码方向，使脂肪组织及其他组织界面与频率编码方向平行；施加脂肪抑制技术。

2. 磁共振梯度伪影　梯度系统故障导致的伪影一般出现在图像的编码方向上，有的贯穿整个图像，有的表现为受检部位轮廓的条纹，图像无法重聚。有的在频率或相位编码方向上有明显的几何结构失真，图像可能被压缩或拉伸，这种拉伸在大视野上表现得更加明显。有间断出现的，也可连续地出现在图像上，表现为模糊及非结构性的信号失真，无规则的大块高低信号区交替出现。

产生梯度伪影的原因：梯度场非线性引起几何结构失真，失真程度与非线性程度呈正比；梯度系统控制电路故障，可能导致某个轴直流偏置增大，或梯度切换不良，造成伪影；梯度场快速改变产生的力，使梯度线圈振动，在扫描中产生巨大的噪声，同时梯度场转换也会产生小电流，导致梯度形态扭曲，造成伪影；在某个层面K空间里的数据过程中，一次计算所产生的错误导致数据错误，在图像上会贯穿出现交叉条纹伪影。

3. 自由感应衰减伪影　在自旋回波序列中由自由感应衰减信号造成的拉链状伪影，其位于相位编码方向的中点，沿频率编码方向分布，又称中心拉链伪影。自由感应衰减伪影的发生是因为在自由感应信号还没能完全衰减之前，180°脉冲的侧峰就已经与它发生重叠，这种重叠造成沿频率编码方向上的拉链伪影。

解决方案：设计更为理想的选择性射频脉冲波形；调整射频脉冲激发的相位周期；采用扰相梯度序列，削减多余的横向磁化矢量。

4. 沟边伪影 在梯度回波序列的反相位图像上，即在特定回波时间下，脂肪和水的自旋处于180°反相位上。脏器与脂肪组织的界面会出现宽度为一个像素的黑线，勾勒于脏器的周边，称为沟边伪影或黑线伪影，这种结果称为边界效应、弹跳点效应或印度水墨作用。其仅出现于梯度回波类序列，一般不出现在自旋回波类序列，且只出现于反相位上，最常见的是扰相梯度序列的反相位。沟边伪影能出现在任何方向界面上。

解决方案：通过回波时间改变采集同相位的图像；施加脂肪抑制技术；用自旋回波类序列代替梯度回波序列。

5. 射频伪影 MRI设备受内部或外部射频场干扰造成的伪影称为射频伪影，射频伪影是中心伪影的一种，其是一条沿着频率编码轴，即在零相位方向，由亮点、暗点交替所构成的中心条带。

解决方案：做好射频屏蔽、磁屏蔽，提高设备本身稳定性。

6. 卷褶伪影 当受检部位的大小超出视野范围时，视野外的组织信号将会折叠到图像另一侧，这种折叠被称为卷褶伪影。信号的相位和频率有一定范围，仅能对视野内的信号进行空间编码，视野外的组织信号融入图像后，将发生相位或频率的错误，把视野外一侧的信号错认为另一侧的组织信号，并将其卷褶到对侧。一般卷褶伪影出现在相位编码方向上。

解决方案：增大视野；相位编码方向过度采样，对超出视野范围的组织也进行相位编码；施加空间预饱和带，覆盖视野外的组织，进行组织信号抑制；改变频率编码与相位编码方向。

7. 截断伪影 又称环状伪影，在空间分辨力较低的图像上比较明显，表现为多条同中心的弧线状高低信号影。MRI成像阵列中像素不可能无限小，无法展示最真实的图像。与实际解剖结构存在差别，即截断差别。当像素较大时，失真更为明显，就能出现肉眼可见的明暗相间的条带。

截断伪影往往在相位编码方向上更明显，因为为了缩短采集时间，相位编码方向的空间分辨力一般更低。

8. 部分容积效应 部分容积效应的产生是由于断层成像的成像层面是有厚度的，因而在成像对象本身无法在激发层面中完全保持竖直且垂直状态的时候，层面中成像对象的厚度会相互叠加。成像部位的外轮廓越不规则，部分容积效应越严重。理想的均匀直立的圆柱体无部分容积效应。不完美的射频脉冲也会导致层面周围的组织被激发，从而产生部分容积效应。

解决方案：减少层厚。

9. 层间干扰 MRI设备扫描层面时，层面附近的质子也会受到激发，造成层面之间信号相互干扰，称为层间干扰或层间污染。其主要造成两种现象：逐层激发时，因饱和效应，各层面可能出现不同程度的信号及对比度降低等表现；间隔激发时，偶数层图像整体信号强度往往较低，出现一层亮一层暗相间隔的现象。

解决方案：增加层间距；采用重复时间较长的间隔激发方式。

10. 近线圈效应 与体线圈相比，表面线圈包括相控阵线圈接收MR信号在整个采集区域是不均匀的，越靠近线圈的部位采集到的信号越强，而越远部位采集到的信号越弱，这种现象被称为近线圈效应，是由于线圈的空间敏感度差异造成的。其会造成图像信号均匀度降低，影响图像质量。

解决方案：采用过滤技术；利用表面线圈敏感度信息与体线圈对比的方法，获得较准确的校正信息，减轻影响。

11. 运动伪影 MRI设备采集信号过程中，运动器官在每一次激发、编码及信号采集时所处的位置或形态发生改变，都将造成相位偏移，在傅里叶转换时会把这种相位偏移误认为相位编码方向上的位置信息，把组织分配到错误的位置上，出现运动伪影。

（1）随机自主运动　指不具有周期性且受检者能够自主控制的运动造成的伪影，其主要造成图像模糊，出现在相位编码方向上。

解决方案：受检者配合，检查期间保持不动；缩短图像采集时间；采用纠正运动的脉冲序列。

（2）呼吸运动　呼吸运动伪影主要出现在胸腹部，呼吸运动具有一定的节律性和可控制性，主要造成图像模糊，或表现为腹壁脂肪影重叠于脏器或掩盖病灶。伪影出现在相位编码方向上。

解决方案：施加呼吸触发技术或导航回波技术；采用呼吸补偿技术；采用快速成像序列屏气扫描；施加脂肪抑制技术，减轻伪影；增加采集次数，一定程度上能够减轻呼吸运动伪影。

（3）心脏搏动　心脏搏动伪影不仅可以造成心脏MRI图像模糊，其伪影还能重叠于周围结构上，造成其他脏器观察困难。其具有很强的周期性，且受检者不能自主控制。心脏搏动伪影一般沿相位编码方向分布。

解决方案：施加心电门控或心电触发技术；在心脏区域施加预饱和带，便于心脏周围结构检查；切换相位编码方向；增加采集次数一定程度上能减轻运动伪影。

（4）血管搏动及流动伪影　搏动伪影指采集图像的K空间不同的相位编码线时，血管形态或位置发生变化，导致相位错误，在相位编码方向上出现伪影。其具有明显的周期性，常见于形态与位置随时间变化的大血管，单纯的搏动伪影与血流方向关系不大。

流动伪影指沿频率编码方向血流中的质子群积累了相位偏移，傅里叶转换时把这种偏移误认为相位编码方向的位置信息，血流的位置在相位编码方向上发生偏移，造成伪影。常发生于血流缓慢的血管，主要发生于沿频率编码方向走向的血管，当血流信号增强时伪影更明显。其具有一定周期性，与心动周期相关，伪影沿频率编码方向分布。

解决方案：使用流动补偿技术；在垂直于扫描层面的血管成像区域血流的上游施加预饱和带；切换相位编码方向；施加心电门控也可减少伪影。

五、磁场的屏蔽

1. 磁场与环境的相互影响　主磁体的杂散场会对其周围环境中磁敏感性强的设备造成干扰，影响其正常工作，甚至造成损坏。所以MRI设备在设计时应与其他设备留有一定安全距离。同样的，周围环境的磁场变化会形成磁场干扰，影响MRI设备静磁场的均匀度，对MRI图像质量造成影响。磁场干扰分为静干扰和动干扰两类，静干扰指离MRI设备很近的建筑材料对静磁场的干扰，动干扰指移动、变化的磁场及振动对静磁场的干扰。

2. 磁屏蔽　MRI设备周围的各种金属物件会影响其主磁场的均匀性，主磁场也会影响其周围金属物品。将磁导率不同的两种介质放入磁场，在其交界面上磁场会发生突变，磁感线发生折射，基于此

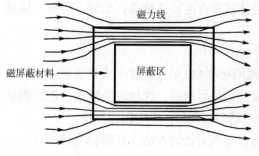

图6-3-1　磁屏蔽原理

原理，采用铁磁性材料进行磁屏蔽，使磁力线局限于一定范围内，既可以防止周围铁磁性物质对磁体内部均匀性的影响，又可以防止磁体对周围金属仪器的影响，如防止心电图仪、脑电图仪、影像增强器与MRI设备的相互影响。磁屏蔽原理，见图6-3-1。磁屏蔽方法分为有源屏蔽和无源屏蔽。

（1）有源屏蔽　又称主动屏蔽，利用外部反向线圈，通电后产生反向电流形成反向磁场，与磁体外部周围的杂散场相互抵消，以降低周围杂散磁场，能将主磁场的杂散磁场范围有效地控制在一个典型的磁体间内。

有源屏蔽效率很高，比之无源屏蔽，有效地降低了磁体外的偶极场，减少了磁体重量和体积。

（2）无源屏蔽 ①房屋铁磁屏蔽：在四周、地基、天花板镶入特制材料构成屏蔽空间；②定向屏蔽：在杂散场分布的特定方向放置铁磁材料进行屏蔽；③自屏蔽：又称铁轭屏蔽，将铁磁材料放入磁体周围对杂散场进行屏蔽。无源屏蔽不使用电源。

3. 射频屏蔽 磁共振磁体间必须安装有效的射频屏蔽，防止射频通道发射的射频脉冲泄漏到磁体间外，同时防止磁体间外的电磁波进入干扰MRI信号。射频屏蔽主要通过采用特制材料对射频波进行反射和趋肤效应的吸收来衰减射频波。射频波到达屏蔽体表面时发生反射，使穿过屏蔽体的射频波减弱，未被反射的射频波进入屏蔽体，在传播过程被屏蔽体吸收。射频波进入屏蔽体的深度与射频波的频率及屏蔽材料的电导率、磁导率有关，射频波的频率越高、屏蔽体的电导率及磁导率越高，射频波穿入的深度就越小。趋肤效应指高频射频波穿入导电介质的表面薄层形成高频交流电，即涡流。在电场作用下，高频交流电使薄层内的自由电子形成高频传导电流，产生焦耳热，造成能量损耗，使进入屏蔽体内的射频波迅速衰减。未被衰减完的射频波，在即将穿透屏蔽体时，遇到空气与屏蔽体的交界面又形成反射，重新返回屏蔽体。多次重复后，射频波衰减完毕。射频屏蔽原理，见图6-3-2。

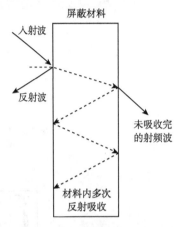

图6-3-2 射频屏蔽原理

整个射频屏蔽体的表面必须是导电连续的，且不能有直接穿透屏蔽体的导电介质。在磁共振设备机房的建设中，射频屏蔽体镶嵌于磁体间的四壁、天花板及地板内，构成一个完整的、密闭的射频屏蔽体，使里面的射频信号不能外泄，外面的无线电信号也不能进入。

六、操作规范

1. 开机前准备 操作人员在开机前应记录设备间水冷机的温度显示、氦压缩机的压力显示，检查并记录磁体监视器的磁体压力显示、液氦液位显示，检查并记录磁体间的温度、湿度，确保各项检查项目均在正常范围内才可开机。

2. 开机 开机过程中，应密切关注控制台仪表的运行状况，发现异常应及时记录并维修。

3. 扫描 扫描需严格按照MRI设备操作流程规范进行，防止一切铁磁性物质进入磁体间，详细询问受检者有无MRI扫描的禁忌证，正确选择各项扫描参数与扫描方法。扫描前检查扫描室门是否关好，在扫描操作中认真检测系统状态。

4. 关机 MRI设备不需要每天关机，为保证软件正常运行，可每周进行一次关机。关机前应检查并认真记录各项监控数据，确认扫描、图像处理和图像传输等检查操作已经完成，严格按照关机程序进行关机。

5. 运行记录 记录MRI设备开关时间、运行状况、操作人员、受检人员等。

第4节 磁共振成像设备安装与维护

一、MRI设备的安装调试

（一）MRI设备机房设计

1. 机房要求 MRI设备场地必须保证设备运行中没有外部干扰而影响磁场均匀性、稳定性和系统的正常运行，同时要保证人员的安全和敏感设备功能不受磁场影响。当磁场强度在指定区域超过5G限制时，应设置磁场警告标志。

MRI常规设备场地布局：①磁体间：放置磁体、检查床、各种表面线圈、各种体模、氧监控器及各种生命信号导联等；②设备间：放置射频脉冲系统柜、梯度系统柜、图像重建系统、氦压缩机、配电柜、空调、水冷机等室内机组；③操作间：放置主计算机、磁体检测显示器、操作台及工作站等，见图6-4-1。

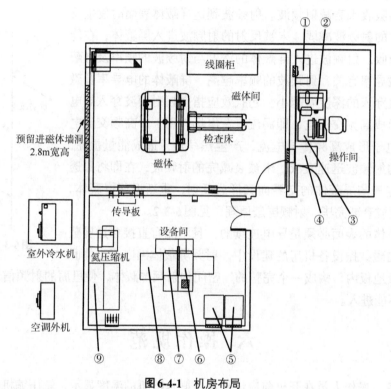

图6-4-1　机房布局
①工作站；②主计算机；③操作台；④照相机；⑤配电柜；⑥射频脉冲系统柜；⑦梯度系统柜；⑧系统控制柜；⑨机房专用空调

离磁体中心一定距离内不得有电梯、汽车等大型运动金属物体，设备场地应尽量远离振动源，如停车场、公路、地铁等。磁体间需要安装射频屏蔽，防止外界无线电信号的干扰，同时防止MRI设备射频波外泄对外界造成影响。磁体间内应配备恒温恒湿专用空调，需安装送风及回风系统且单独控制，保证环境内MRI设备的正常工作。

2. 施工要点　MRI设备的磁体重量在几吨甚至十几吨，在建造机房的过程中必须考虑磁体间地面是否具备充足的承重能力，需进行专业的承重和结构分析。MRI设备包装运输时属于易碎及危险物品，运输及吊装时需要谨慎对待并严格遵守设备要求，必须考虑设备的运输路径及其承重，各个通道预留好宽度，确保MRI设备能够顺利通畅地进入。

（二）MRI设备的安装

1. 设备拆箱　设备拆箱验货需注意将配置单、装箱单及实物进行逐一核验，以免物件错发或漏发；为避免运输过程中振动颠簸对设备造成的损害，开箱时需检查磁体和压缩机的防震标志是否有异常。

2. 机械安装　MRI设备的机械安装包括设备就位及物理连线，接线时需注意信号线与电源线要保持一定的距离，信号线多余的部分要盘为8字，以抵消强磁场产生的涡流，截去梯度线多余的部分。

磁体间设备的安装流程：磁体就位—扫描床就位—传导板安装—失超开关及失超管安装—氧

监视器、摄像头及高压注射器等第三方设备的安装—磁体间各个电源线、信号线及光纤的连接—屏蔽检测。

设备间及操作间的安装根据厂家的要求进行规范安装。

3. 软件安装 包括操作系统安装、应用软件安装及系统配置，厂家大多都预安装了操作系统与应用软件，只需在MRI设备机械安装好后进行系统调试即可。

4. 设备调试 需调试的设备包括：①磁体系统，如励磁、匀场；梯度系统。②射频系统，如发射与接收衰减校正、射频放大器最大功率校正、射频能量安全检测校准等。③系统调试，如涡流补偿及校正、系统伪影测试、噪声测试、线圈图像质量检测、周期性性能测试等几个阶段。

注意有些调试是建立在前期调试数据基础上的，因此调试过程必须严格按照顺序进行。调试过程中，必须使用规范的体模，摆放位置准确。对调试结果进行保存，确保扫描应用正确的参数。

5. 设备验收 MRI设备安装调试结束后，与商家严格按照合同对硬件与软件分别进行验收。

二、MRI设备使用注意事项

1. 静磁场

（1）温室效应 静磁场对哺乳动物体温的影响称为温度效应。有研究发现静磁场对人体的体温不会产生影响。

（2）磁流体动力学效应 静磁场能使红细胞沉降率加快，还能通过电磁感应产生感应生物电位，使心电图发生改变等。血液在磁场中沉积的现象称为静态血磁效应，心血管系统在静磁场中诱导出生物电位的现象称为动态血磁效应。

（3）中枢神经系统效应 静磁场会对人体神经系统中神经细胞通过动作电位与递质进行的相关传导产生干扰。在超高场MRI设备中，受检者会出现眩晕、恶心、头痛、口中有异味等不良反应，表明超高场的静磁场可导致人体产生神经电生理变化。

2. 射频场 人体是具有一定电阻的导体，电磁波传递到人体时会使能量转变为热量。MRI的射频脉冲中的能量大部分被人体吸收，导致人体体温上升。

（1）特殊能力吸收率 射频能量的特殊吸收率（specific absorption rate，SAR）指单位时间内单位质量的生物组织对射频脉冲能量的吸收量，可用作组织中电磁能量吸收值或射频脉冲能量沉积值的计量尺度，单位为W/kg。SAR值与静磁场强度、射频脉冲类型与角度、重复时间与带宽、线圈效率、人体组织等因素相关。组织吸收的射频脉冲能量大部分都转化为热能，温度效应是射频场的主要生物效应。

（2）热效应 MRI扫描中射频脉冲的能量被组织吸收后，以热量的形式释放，导致受检者体温升高。体温升高的程度与SAR值、受检者体温调节能力、温度等因素有关。射频脉冲的能量与其频率有关，频率越高，能量越强，组织吸收后转换的热量越大。射频脉冲的能量还与静磁场强度成正比。体表组织如皮肤产热最明显，而深部的成像中心部位几乎不产热。

（3）对器官的影响 人体中散热功能不好的器官，如睾丸、眼球对温度的升高非常敏感，射频脉冲易对其造成损伤。

3. 梯度场 MRI检查过程中，梯度场会进行反复切换，使人体组织产生诱导电流，诱导电流的生物效应包括热效应和非热效应。热效应效果轻微可忽略不计，而非热效应可引起神经或肌细胞的刺激。

（1）感应电流周围神经的刺激 MRI设备处于脉冲状态，其梯度场会进行高速切换，使人体内产生感应电流并形成回路，靠近机体外周组织的电流大，而身体中心电流小。当外周机体组织的感应电流密度达到一定程度时使神经细胞产生误动作，如使受检者感受到电流刺激或肌肉发生不自主的抽搐和收缩等，多发生在肢体末梢，称为周围神经刺激效应。

（2）梯度场对心血管及周围神经的刺激　梯度场高速切换产生的感应电流会刺激心肌纤维等电敏感细胞，使其发生去极化，引起心律不齐、心室或心房颤动等。

（3）磁致光幻视（magnetophosphene）　又称为磁幻视或光幻视，指在梯度场的作用下眼前出现闪光感或色环的现象。这种视觉紊乱的现象目前被认为是视网膜感光细胞受到电刺激产生的，是梯度场对神经系统造成的最敏感的生理现象之一。磁致光幻视的产生与梯度场的切换频率及静磁场的强度有关，梯度场停止后消失。

（4）噪声　梯度线圈工作时在开启与关闭状态中高频切换，线圈中电流不断变化，通电的线圈在静磁场中发生高频振动，产生特殊的噪声。静磁场越强，梯度电流爬升速度越快，脉冲频率越高，产生的噪声越大。噪声达到一定程度会对受检者造成心理损害，如加剧恐惧心理、诱发潜在的幽闭恐惧症等，还可能产生生理损害，如暂时性听力下降等。

三、MRI设备日常维护保养

MRI设备的日常维护保养工作主要包括以下内容。

1. 环境保障　扫描期间保持恒温恒湿、送风回风系统工作正常。

2. 射频管校准　定期检查校准射频管工作特性曲线，确保其处于最佳性能状态。

3. 定期匀场　定期检查校准磁体匀场，保证图像质量。

4. 水冷系统　定期检查冷水机组，定期补充循环水量，确保冷水温度、压力、流量符合工作要求，定期更换水冷系统冷却水，经常检查记录水冷系统操作面板及各压力表上的数据，确保其工作状态正常。

5. 液氦检查　工作中每日均需要检查液氦液面，确认液氦液面计工作正常。

6. 金属杂物　日常工作中，要避免磁体内遗留金属物品，定期清理杂物。

7. 制冷剂检查　制冷剂液平面下降至55%～60%时就提前联系安排补充事宜。

8. 定期校验　定期校验设备的精准性和灵敏度，确保设备检查时结果精准可靠。

（夏春潮）

1. 掌握　医学超声成像设备的基本类型、基本结构与工作原理。
2. 熟悉　超声多普勒技术，多普勒频移信号的显示，超声多普勒成像系统。
3. 了解　超声设备的参数设置，医学超声设备的安装与维护。

医学超声（ultrasound，US）成像是将超声波发射到人体内，接收从人体组织反射或透射的超声波，获得反映组织信息的声像图的技术。1880年，皮埃尔·居里（Pierre Curie）和雅克·居里（Jacques Curie）兄弟发现压电效应，解决了利用电子学技术产生超声波的问题。20世纪初，物理学家朗之万（Langevin）首次研制成了石英晶体超声发生器，从此迅速揭开了发展与推广超声技术的历史篇章。

第1节　基本结构与组成

一、医学超声设备基本类型

超声诊断仪是利用超声波在人体内不同介质的发射特性不同来达到诊断目的，根据被探测的声波特点，分为穿透式超声诊断仪和回波式超声诊断仪。最早研究的超声诊断仪是穿透式成像，但至今仍未达到实用化程度。目前，在临床上应用的都是回波式超声诊断仪，这类超声成像设备，根据其所利用的物理特性不同，可分为回波幅度式和多普勒式。

（一）回波幅度式超声诊断仪

这是一类利用回波幅度变化来获取组织信息的超声诊断仪。它主要提供组织器官解剖结构和形态方面的信息。根据超声波的空间分布又可分为一维图、二维图和三维图三种方式。空间一维图有A型和M型超声诊断仪；空间二维图有B型、C型和F型超声诊断仪；空间三维图有重建三维和实时三维。

1. A型超声诊断仪　是幅度调制型，以回声幅度的大小来表示界面放射的强弱，是超声技术应用于医学诊断的一种成像仪器。A型显示是超声诊断仪最基本的一种显像方式，属于一维超声，其超声波不作扫描运动，只进行一个方向的传播，无法形成直观图像，需要根据波形密度、波形幅度高低和活跃度等信息进行诊断，临床医生的识图经验往往决定了诊断的准确性，目前此类诊断仪已很少应用。

2. B型超声诊断仪　是亮度调制型，是在A型基础上发展起来的。B型超声诊断仪的超声波束以直线或扇形扫描的方向为一个方向，以超声波传播的方向为另一个方向，这两个方向构成一个二维切面，切面上光点的亮度与超声回波幅度的大小成正比。B型超声诊断仪具有真实性强、直观性好、容易掌握和诊断方便等优点。

3. M型超声诊断仪　是运动型，是一种单轴测量距离随时间变化的曲线，主要用于显示心脏各层运动的回波曲线。图像垂直方向代表人体深度，水平方向代表时间，利用显示屏上随时间展开的深度变化曲线的亮度来反映组织界面反射回波大小，属于亮度调制型。仪器主要用来检查以心脏为代表的运动器官，如对心脏各腔室大小的测量、心肌厚度的测量、瓣膜运动情况的测量等。

4. C型和F型超声诊断仪 这两类超声诊断仪的超声波束能进行 x、y 两个方向扫描（平面扫描），都采用亮度调制，只是C型超声诊断仪的距离选通（平面的深度位置）是一个常数（固定深度），而F型超声诊断仪的距离选通是一个变量。

5. 3D型超声诊断仪 显示组织器官的立体结构或功能图（三维图），同样利用亮度来反映回波信息。目前，主要由二维扫描获取多幅平面图来重建三维图。

回波幅度式超声诊断仪一般利用灰阶来表示回波幅度的差异，灰阶级数越多，表达能力越强。但由于人的视觉对灰阶分辨的局限性，所以，也在探讨采用更为丰富的彩色编码，利用彩阶（伪彩）来表达回波幅度的大小。

（二）多普勒超声诊断仪

多普勒超声诊断仪是一类通过发射固定频率的脉冲或连续超声波，利用超声波回波频率的变化来获取人体组织器官的运动和信息结构，具体可分为频谱多普勒和彩色多普勒超声诊断仪。频谱多普勒超声检查可以获取组织和器官结构及病变的血流信息，包括血流方向、速度、性质、压力阶差等，可对心脏、血管和脏器病变的血流进行定性和定量分析。而彩色多普勒血流成像则能直观显示心脏、血管和脏器的血流状况，通过色彩改变可以敏感地发现异常血流，可判断血流性质，但不能进行精确的定量分析。

二、基本结构

（一）超声探头

超声诊断仪的超声波产生和接收都是由超声探头完成的，它是将电能与机械能进行转换的媒介。

1. 压电效应 某些电解质在沿一定方向上受到外力的作用而变形时，其内部会产生极化现象，同时在它的两个相对表面上会出现正负相反的电荷。当外力去掉后，它又会恢复到不带电的状态，这种现象称为正压电效应。当作用力的方向改变时，电荷的极性也随之改变。相反，当在电解质的极化方向上施加电场，这些电解质也会发生变形，电场去掉后，电解质的变形随之消失，这种现象称为逆压电效应。

超声诊断仪中超声波的产生，即超声波发射是利用换能器的逆压电效应，用电信号激励换能器，使之产生机械振动，振动在弹性介质中的传播形成超声波。而超声波的接收是利用了正压电效应，即把超声波对换能器表面的压力转换成电信号。由此可见，压电效应是换能器工作的基础。

2. 压电材料 医用超声探头的核心是压电换能器，也称压电振子，它是由压电材料制成的。探头的压电材料直接决定电声转换效率，关系到图像质量的优劣。目前用于超声换能器的压电材料，按物理结构可分为压电单晶体、压电多晶体（压电陶瓷）和压电高分子聚合物（复合压电材料）等。

压电单晶体是原子排列规律相同，晶格位相一致的晶体。石英单晶是典型的压电单晶体，只要按一定方向切割，就具有显著的压电效应。压电多晶体是指很多具有相同排列方式但晶格位相不一致的小晶粒组成的晶体，以压电陶瓷为主，多晶体压电陶瓷材料需要极化才具有压电效应。高分子压电聚合材料是一种半晶体聚合物，其中性能较好的材料为偏二氟乙烯，这是一种较新的压电聚合薄膜，具有柔软的塑料薄膜特性，由该材料做成的换能器在窄脉冲情况下工作效率较高。

（二）基本结构

医用超声探头中的压电换能器按结构划分为单元探头、多元探头和多普勒探头。

1. 单元探头 基本结构由主体、壳体和电缆三部分组成。

（1）主体 是发射和接收超声波的功能部分，由压电晶体、保护层和背材等组成。压电晶体决定了探头电能和声能的转换能力，压电晶体的几何形状、大小，根据所应用超声波长来确定。压电晶体的厚度与工作频率密切相关，一般圆形单元探头的压电体直径在5～30mm，两面涂有银薄层，焊接上导线作为电极。保护层是探头与人体组织接触的端面，一般由环氧树脂薄膜等高透声材料制成，可避免压电元件与人体组织经常直接接触而导致的磨损、碰撞和氧化。背材（吸声块）一般由耐磨的环氧树脂薄膜、钨粉、二氧化钼、铁氧体加橡胶粉等组成。

（2）壳体 压电晶体易脆，且需要绝缘、密封、防腐蚀和阻抗匹配，因此必须加装外壳作为探头整体结构。外壳起支撑、密封、绝缘、承压、屏蔽、保护压电元件的作用。探头的类型不同，壳体的形状和性能也要相应改变。

（3）电缆 电缆起连接作用，前端连接换能器，末端连接插头，它的可靠性直接影响探头的作用，要求口径较细、柔软和耐用。

2. 多元阵探头 是采用整体基阵阵元法，由多个单晶片阵元排列成某种阵列，应用电子开关技术分别激励各个阵元。根据阵元在空间的排列和声束形成方式分为线阵列、面阵、环阵等多元探头的基本结构，见图7-1-1。

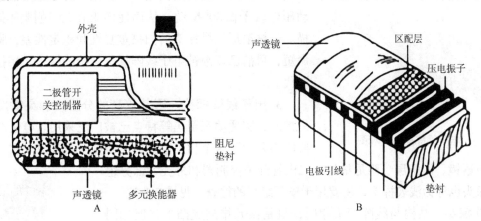

图7-1-1 多元探头示意图

3. 多普勒探头 常用的多普勒探头可分为连续波和脉冲波两大类。当需要发射连续脉冲波时，使用两个不同的晶片，分别用于发射和接收，可以制成分离式和重叠式等。为了有效地检测较弱的回波，要求探头有较高的灵敏度。为了使发射波束和接收波束有效地重叠在一起，两晶片的安装要构成一定角度，使发射波束与最大接收灵敏区在特定的距离上交叠。根据用途不同，多普勒探头的晶片分为常见形式和梅花形探头，前者是采用两片压电晶片分别作为发射探头和接收探头，两片晶片之间、晶片与外壳之间要求有声学和电学上的隔离。后者晶片分布是中心一个晶片作为发射晶，周围六个晶片均为接收晶片，排列形式呈梅花状。

（三）探头分类

探头是超声成像设备最关键的部件，根据探测部位、应用方式、波束控制及几何形状的不同分为多种探头。

1. 柱形单振元探头 主要用于A型和M型超声诊断仪，是各型超声诊断仪探头的结构基础。柱形单振元探头主要由五部分组成，见图7-1-2。

（1）压电振子 受到电脉冲激发引起机械振动，产生超

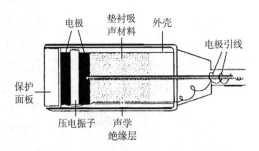

图7-1-2 柱形单振元探头结构示意图

声波，它的形状和尺寸是根据诊断要求确定的，上下电极分别有一根引线用来收发电信号。

（2）垫衬吸声材料　用于衰减并吸收压电振子背向辐射的超声能量，使之不在探头中来回反射，使压电振子的振铃时间加长，要求衬垫具有大的衰减能力，具有与压电材料接近的声阻抗，从而使来自压电振子背向辐射的声波全部进入衬垫中，并不再反射回到振子中去。

（3）声学绝缘层　防止超声能量传至探头外壳引起反射，从而造成对信号的干扰。

（4）外壳　作为探头内部材料的支撑体，并固定电缆引线，壳体上通常标明探头的型号、标称频率等信息。

（5）保护面板　用于保护压电振子不被磨损，保护层应该选择衰减系数低且耐磨损的材料。

2. 机械扇扫超声探头　配用于扇扫式B型超声诊断仪，它是依靠机械传动方式带动传感器实现扇形扫描的。利用机械扇扫实现超声图像的实时动态显示是20世纪70年代后期才趋于成熟的一项技术，早期扫描线数较少且扫描角度不大。随着技术的进步，机械扇扫超声换能器的产品性能也日趋改善，机械摆动式扇扫探头由压电振子、直流马达、旋转变压器及连杆机构组成。该探头仍采用圆形压电振子，并将其置于一个盛满水的小盒中，前端有一橡胶皮膜密封。旋转变压器用于产生形成扇形光栅所必需的正余弦电压，它是关于角度的敏感元件，当直流马达转动时，通过连杆机构带动旋转变压器在一定范围内转动，旋转变压器的两个次级线圈给出正、余弦电压，直流马达通过曲柄连杆机构带动压电转子做80°摆动，从而使声束在80°范围内实现扇形扫描。机械扇形扫描探头的扫描重复性和稳定性差，噪声大，寿命短，目前已逐渐被电子线阵探头、凸阵探头、相控阵探头等取代。

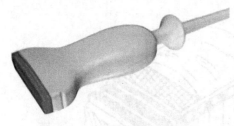

图7-1-3　电子线阵探头外观图

3. 电子线阵探头　因其较高的分辨力和灵敏度、波束容易控制、实现动态聚焦等特点已被广泛采用。电子线阵探头的换能器采用了多个相互独立的压电振子排列成一线，主要由压电材料、声透镜、匹配层、阻尼垫衬、二极管开关控制器和外壳六部分组成。线阵探头也称为浅表探头，主要用于皮下组织的检查，见图7-1-3。

4. 凸阵探头　结构与线阵探头相同，只是振元排列成凸形，但相同振元结构凸阵探头的视野要比线阵探头的大。由于其探查视场为扇形，故对声窗较小脏器的探查比线阵探头更为优越。但凸阵探头波束扫描远程扩散，必须给予线插补，否则因线密度过低，会影响图像的清晰度。凸阵探头的中心频率一般是3.5Hz，检测深度比较深，通常检测肝脏、肾脏等器官，所以也称为腹部探头，见图7-1-4。

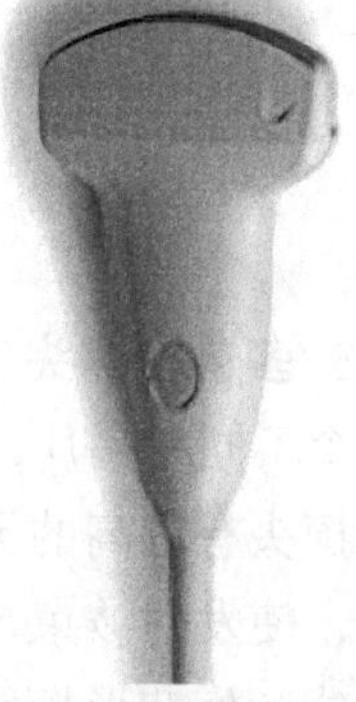

5. 相控阵探头　是把若干个独立压电晶片按一定的组合方式排列成一个阵列，通过控制压电振子的激励顺序和信号延时，达到对声束方向、焦点位置与大小等声场特性控制的目的。相控阵探头可以实现波束电子相控扇形扫描。相控阵探头结构与线阵探头的结构相似，所用的换能器也是多元换能器，探头结构材料和工艺也相近。相控阵探头与线阵探头不同之处主要有两点，一是在探头中没有开关控制器，相控阵探头中各阵元不像线阵探头各振元那样分组、分时工作，不需要用控制器来选择参与工作的振元。二是相控阵探头的体积和声窗面积都较小，可以通过一个小的窗口对一个较大的扇形视野进行探查。目前相控阵探头已广泛用于心脏检查，能有效检查结构性心脏病、心脏瓣膜和室壁运动异常等，见图7-1-5。

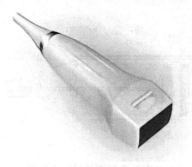

图7-1-5　相控阵探头外观图

图7-1-4　凸阵探头外观图

6. 矩阵探头　是近几年出现的多平面超声探头，主要应用于实时三维超声成像,其换能器是由一块矩形压电晶体,用激光切割成数千个小的振元排列而成。该探头可以在三维的立体空间层面,反映靶目标任意细微结构的真实三维形态。

7. 穿刺探头 是介入超声学的重要工具,其主要作用是在实时超声图像的监视引导下,完成各种活检、抽液、穿刺、造影、置管引流、注药输血等操作,可以取代某些外科手术,并能达到与外科手术相同的效果,常用的有专用线阵扫描穿刺探头和附加导向器的穿刺探头两种。

8. 经腔内探头 通过相应的腔体,避开肺气、胃肠气和骨组织,以接近被检的深部组织,提高可检查性和分辨力。目前已经有经直肠探头、经尿道探头、经阴道探头、经食管探头、经胃镜探头和经腹腔镜探头。这些探头有机械式、线阵式、凸阵式;有不同的扇形角,有单平面式和多平面式。其频率都比较高,一般在6MHz左右。近年来还发展了口径小于2mm,频率在30MHz以上的经血管探头。

9. 术中探头 是在手术过程中用来显示体内结构及手术器械位置的探头,属于高频探头,频率在7MHz左右,具有体积小、分辨率高的特点,包括机械扫描式、凸阵式和线阵式三种。

三、电路基本结构

超声诊断仪发展的初期主要采用模拟超声成像技术,以线阵扫描B超系统为例,其工作原理是将若干组超声换能器直线排列,由控制系统控制,依次激励各组换能器,形成扫描波束。同时,换能器接收回波信号,当前一组换能器完全接收回波后,下一相邻换能器才开始工作。同时,采用线控技术进行波束聚焦,使得回波信号得到增强,并将其送到信号处理系统,信号处理系统再将回波信号进行处理后,变成视频信号输出,形成医学超声图像。

B超系统一般由超声波发射电路、超声波接收电路、信号处理与图像形成、系统控制器、电源等部分组成,见图7-1-6。

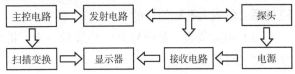

图7-1-6 B超系统结构示意图

(一)超声波发射电路

超声波发射电路是把控制系统控制器给出的触发逻辑信号调制成探头振元所需的激励脉冲信号的单元电路。典型的B超发射单元电路包括发射聚焦电路、发射多路转换电路、发射脉冲产生电路和二极管开关控制电路等。

1. 发射聚焦电路 通常由多路延迟线组成,产生对发射波束长轴方向电子聚焦所需的延迟脉冲信号。输出的各路触发脉冲的延时量必须根据当前发射的焦距来确定。对发射聚焦电路的基本要求:能根据波束扫描方式的需要,提供不同延时量的脉冲信号;一次输出的各脉冲信号应符合发射聚焦的要求;考虑探头工作频率和多点动态聚焦的需要,脉冲延时能通过数控方式快速变换;足够的延时精度。

2. 发射多路转换电路 是对聚焦电路输出的多路延时脉冲,根据扫描、多点动态聚焦的需要进行按组重新分配的过程。

3. 发射脉冲产生电路 发射多路转换电路输出的延时脉冲信号是逻辑信号,不能直接用来激励探头的振元,使之产生超声波,而是要将这一逻辑脉冲转换成一个幅度、宽度、功率等满足振元产生超声波的脉冲。这一转换是采用发射脉冲产生电路实现的,发射脉冲的幅度和宽度是两个重要指标。一般而言,幅度大则超声功率就强,接收灵敏度也就高;脉冲窄则分辨率高,盲区小,尽可能减少发射激励脉冲的后沿振铃,以适应一定的高输出。发射脉冲产生电路最关键的地方是对激励脉冲后沿的处理,即最大可能减少阻尼振荡的幅度和振荡的次数。

4. 二极管开关控制电路 设置二极管开关电路的目的是减少主机与探头的连线,为控制二极管开关电路,必须设置一个二极管开关控制器,用以产生控制探头中二极管开关相应需要的控制信号。输出高电平时,探头中相应二极管开关打开,否则输出为低电平。

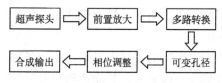

图7-1-7 B超超声波接收电路框图

（二）超声波接收电路

超声波接收电路是指探头收到超声波到反射超声波，将其转换成电信号输送开始到回波信号合成为止的单元电路。图7-1-7所示是B超超声波接收电路框图，分为前置放大与信号合成两个部分，其中信号合成又分为接收多路转换、可变孔径、相位调整等电路。

1. 前置放大器 B超超声探头获得的回波信号十分微弱，其幅度在10～30μV，加上衰减传输，其信噪比就降得更低。因此在后期合成处理之前，必须给予一定的放大，对前置放大器的要求就是在做到低噪声和外部干扰小的前提下，尽可能地提高放大器的增益。另外，回波信号占据一定的频带范围，要求放大器有足够的带宽，否则容易产生波形失真，分辨率下降。前置放大器路数的多少与投入工作的振元数目和开关二极管阵列的控制有关。

2. 信号合成

（1）多路转换 以EUB240型B超为例，设置16路前置放大器，接收多路转换开关将从前置放大器的16路输出中选出当前有回波信号输出的11路，并将它们合成为6路输出。

（2）可变孔径电路 多振元组合发射实现了动态电子聚焦的同时也带来了换能器有效孔径增大的问题，从而导致进场分辨率降低。采用可变孔径在接收信号的过程中，对于近场目标信号用较少的振元投入工作，即缩小孔径；对于中场，用比近场较多一点的振元投入工作，适当扩大孔径；对于远场用较多的振元投入工作，进一步扩大孔径。随着探测深度的增加，分段增加接收振元的工作，达到由浅至深分段成大孔径的目的。

（3）相位调整 是信号合成的最后一步，将对可变孔径电路输出的各路信号之间的延时量进行调整，使之同相合成。

（三）信号处理与图像形成

信号处理与图像形成是回波信号合成后进行一系列处理，最后形成全电视信号的单元电路，由预处理电路和数字扫描变换电路组成。

1. 预处理电路

（1）时间增益补偿 由于介质对超声波的散射和吸收作用，超声波在人体软组织中将随着深度的增加而逐渐减弱，即处在不同深度上的反射回波信号由于衰减量不同造成幅度差异很大。如果不对远距离的回波给予一定的增益补偿，不同深度相同声阻抗界面在显示器上将有不同的灰度显示。为此需要时间增益补偿来解决，其原理是要求动态地提供增益控制电路，提供一个随时间变化的、能跟踪所预期回波信号的控制电压，控制放大器的增益。

（2）动态滤波 动态滤波电路，是一个频率可控的选频网络，通过动态滤波滤除近场的过强低频成分和深部的高频干扰，把有诊断价值的回波提取出来。

（3）对数放大器 同距离上反射目标，由于反射系数不同造成反射回波信号幅度差异很大，要对回波信号进行对数压缩，这是实现灰阶显示的基础，是模拟图像处理的一项重要内容，可以使所显示的图像层次更加丰富。

（4）检波电路 采用高稳定性和可靠性的滤波集成电路，将对数放大器输出的高频回波信号变换为视频脉冲信号输出，以便实施数字扫描变换处理和屏幕显示。

（5）勾边电路 在图像处理技术中，为了突出图像的轮廓，便于病灶的诊断和器官组织的测量，通常采用勾边电路，勾边方法有多种，如微分相加、积分相减等。

2. 数字扫描变换电路 数字扫描变换器（digital scan convertor，DSC）实质上就是一个带有图像存储功能的数字计算机系统，是计算机技术和数字图像技术在B超中的成功应用，采用DSC技术的B超不仅能用标准电视的方法显示清晰的动态图像，而且提供了强大的图像处理功能。DSC主要包含A/D转换、前处理、图像存储器、后处理、全电视信号合成和D/A转换等部分。

（1）A/D转换　对超声视频模拟信号实施计算机图像处理之前，必须将视频模拟信号转换成数字信号，这一转化过程是图像数字化，称为A/D转换，由A/D转换器实现。A/D转换器的选用遵循转换器的采样频率至少为输入信号最高有效频率两倍的原则。

（2）前处理　在A/D转换之后，图像存储器之前的这一段处理称为图像的前处理，它不会改变A/D转换器获得的各像素之间持有沿波束矢量方向的时间关系。前处理主要包括行相关处理和帧相关处理，由缓冲存储电路、串/并变换电路和行相关电路等电路实现。

（3）图像存储器　又称主存储器或帧存储器，是DSC的核心部件。图像存储器用于存储一帧或数帧超声图像数据，其单帧容量的大小取决于一帧扫描行信息线的多少，以及对探测深度回波进行A/D转换的取样速率，其字长由像素灰阶的多少而定。

（4）后处理　图像存储器之后到D/A转换之前的这一段处理称为图像的后处理，后处理主要提高图像的清晰度，突出更具有诊断价值的图像特征，主要包括灰度修正、灰阶扩展与压缩、电子放大等处理内容。

（5）全电视信号合成和D/A转换　完整的超声电视信号包括带有人体组织信息的回声信号、灰阶标志信号、字符信号及同步信号和消隐信号等，为此需要进行全电视信号合成。同时为了适应TV显示，DSC形成的数字信号要转换成模拟信号，即D/A转换。

（四）系统控制器

超声成像系统是由发射单元、接收单元、信号处理与图像形成单元等多个部分组成的复杂电子仪器设备，为了使各部分电路有条不紊地工作，必须通过系统控制器对整机进行有序协调地控制。计算机技术的不断发展带来了系统控制器电路不断的技术革新，系统控制器主要由中央处理器（CPU）、程序存储器、工作存储器、读/写控制电路、时钟发生器、脉冲发生器、数据输出接口电路、收/发控制产生电路、电视同步信号产生电路、字符标识形成电路、键盘电路等组成，CPU发出各种控制信号，接受控制命令，完成超声的发射、接收和信号处理工作。

（五）电源

电源给各单元电路提供所需的工作电源，包括多组的直流电源和高压电源，一般采用集成线性直流稳压电路或开关稳压电源，其性能良好与否直接影响整个仪器的精度、稳定性和可靠性。

超声电源的工作原理基于电能的转换和传递，通常由变压器、整流器和功率放大器三个主要部分组成。

1. 变压器　是超声电源的关键组成部分之一，它的作用是将输入的交流电压转换为适合超声波器件工作的低电压和高电流，变压器通过调节线圈比例来实现电压的升降，确保输出电压稳定且符合超声波应用的要求。

2. 整流器　用于将变压器输出的交流电转化为直流电，这样可以消除电网中的波动，并确保超声波器件获得稳定的电源，常见的整流器包括单相整流器和三相整流器，其选择决定于输入电源的性质和超声波设备的需求。

3. 功率放大器　是超声波电源的核心组件，它接收整流器输出的直流电，并将其放大为足够强度的电能供给超声波器件使用。功率放大器通常采用场效应管或绝缘栅双极晶体管作为主要的功率开关器，通过调节工作频率和占空比，功率放大器可以实现对超声波的精确控制。

四、工作原理

超声系统主要由发射/接收电路、数字扫描变换器（DSC）电路、CPU控制电路三部分组成，系统工作原理方框图，见图7-1-8。

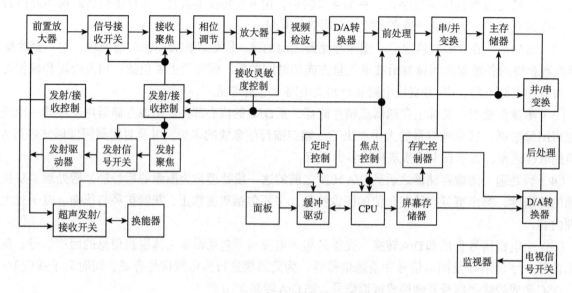

图7-1-8　系统工作原理方框图

1. 发射/接收电路　发射电路的功能用来发射超声波完成对发射波束的控制，接收电路对来自超声探头的超声回波信号进行放大、调相、压缩并检波，最后将此视频信号送至主存储器板。

2. 数字扫描变换器电路　在CPU的控制下，将视频模拟信号转变为数字信号，并写入存储器，从存储器读出为电视信号，将此信号经数/模转换为模拟信号最后送至电视监视器。

3. CPU控制电路部分　接收来自面板和键盘的信号，用于对全机进行控制，完成各种测量。主机单元电路简要工作过程如下：

通电后系统在初始化程序控制下处于冻结状态，按"FREEZE"按钮或踩一下脚踏开关冻结状态被解除。同时，CPU控制产生定时脉冲输出，发射/接收控制电路被同步工作，产生高压发射激励脉冲，经超声发射/接收开关加到超声探头中的换能器上，换能器被激励产生超声发射。超声波在介质传播过程中遇到声阻抗不同的界面将产生回声，将此回声被探头换能器所接收并转换为电压信号。由于探头采用多振元调相激励和接收，因此，一次获得的信号电压并不是单路，而是根据接收孔径的不同，可以是8路、10路或12路，又由于发射电子聚焦的缘故，这些电压信号还存在一定的相位差。因此，在它们各自经前置放大器放大后，由信号接收开关首先对它们进行一次对称合成，使信号数减半，再经接收聚焦和相位调节处理合成为单路信号。被合成的单路信号往往仍很微弱，并具有过大的动态范围，放大器的作用就是为其提供一定的电压放大倍数并给予适当的对数压缩，使信号能适应终端，显示约为20dB的动态范围。同时，接收灵敏度控制电路再次对回波实施深度增益补偿，然后该信号被检波成视频输出，送往数字扫描变换器。设置数字扫描变换器的主要目的是改善图像质量，输入的视频回波信号在此首先被A/D转换，变为数字信号送到前处理电路，前处理电路的主要内容是实施相关处理，以平滑图像噪声。经前处理后的信号在存入主存储器之前还需要进行并/串变换，其目的在于适配主存储器写入速度。因此，从主存储器读出的并行数据，还需经并/串变换为显示器所能接收的串行数据。后处理电路用于实施图像的数据插补，以改善图像电子放大后的质量，最后数字信号被送往D/A转换电路，在这里与来自CPU板的字符信号、电视同步信号等合成为全电视信号，再经D/A转换，还原为视频模拟信号送电视监视器显示。CPU电路作为系统的控制中心用于产生各种定时和控制信号，其接受面板开关的指令，控制收、发和主存储器电路的工作并完成各种计算。

第2节　超声多普勒成像

超声多普勒技术是研究和应用超声波经运动物体反射或散射所产生的多普勒效应的一种技术。多普勒超声诊断仪就是利用多普勒效应，结合声学、电子技术制成的超声成像系统，该系统主要分为连续多普勒系统、脉冲多普勒系统和彩色多普勒血流显像系统。系统能够对运动器官、组织无损伤性地进行检测，其运动情况的信息被广泛应用于血管、心脏和胎儿心率的检测。

一、超声多普勒技术

（一）多普勒效应

当声源、接收器、介质之间存在相对运动时，接收器收到的超声频率与超声源的频率之间产生差异，这种现象称为多普勒效应。其变化的频差称为多普勒频移，首先由奥地利物理学家、数学家和天文学家克里斯蒂安·安德烈亚斯·多普勒（Christian Andreas Doppler）于1842年发现。

多普勒效应主要内容为物体辐射的波长因波源和观测者的相对运动而产生变化。在运动的波源前面时，波被压缩，波长变得较短，频率变得较高（蓝移）；在运动的波源后面时，会产生相反的效应，波长变得较长，频率变得较低（红移）；波源的速度越高，所产生的效应越大，根据波红移或蓝移的程度，可以计算出波源循着观测方向的运动速度，即人体内运动组织或血流的速度，从而达到了非侵入性检测体内生理状况的目的。

（二）多普勒效应测定血流速度的基本原理

两块平行并列放置的压电晶体，选取一块作为发射换能器，另一块作为接收换能器。发射换能器发出超声波入射到血管内运动的血液颗粒上，经过血液颗粒散射后被接收换能器接收。在医学超声诊断中，换能器通常静止不动，主要是介质运动，当超声波入射到血管内的血液颗粒时，由于血液颗粒的运动，此时出现了第一次多普勒频移现象，被血液颗粒散射的超声波返回接收器时，由于散射体的血液颗粒相当于超声波的声源，处于运动状态，于是出现第二次多普勒频移现象。

为了计算方便做两点假设，一是假设血液颗粒向着发射器和接收器的运动的速度为V，二是假设超声入射线和散射线对血液流动方向的倾角相同，均为θ。则

$$反射超声频率 f_R = \frac{c + V\cos\theta}{c - V\cos\theta} f_s \tag{7-2-1}$$

式中，c为超声速度，f_s入射超声频率。

多普勒频移为

$$f_D = f_R - f_s = \frac{2V\cos\theta}{c - V\cos\theta} f_s \approx \frac{2V\cos\theta}{c} f_s \tag{7-2-2}$$

上式表明，多普勒频移与血液颗粒的流动速度V有关。只要测得多普勒频移就可以求得相应的血流速度，这是多普勒技术测量血流的基本公式。从中可以看出，通过测量接收信号的多普勒频移就可以估算人体组织内或血流速度，从而达到了非侵入性检测体内生理状况的目的。

二、多普勒频移信号的显示

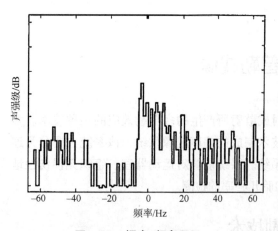

图 7-2-1　幅度-频率显示

1. 振幅显示　即幅度-频率显示，如图 7-2-1 所示，横坐标用频率标定，从负最大频移值到正最大频移值；纵坐标表示不同频移的回声强度，以对数形式表示。它可以用来研究某一时刻血流速度的详细分布，帮助确定采样区的位置，协助判断异常血流的起源。

2. 频谱显示　即频率-时间显示，通过频率显示可以得到以下信息。

（1）频移时间　显示血流持续的时间，以横坐标的数值表示，单位为秒（s）。

（2）频移差值　显示血流速度，以纵坐标的数值表示，代表血流速度的大小，单位为米/秒（m/s）或千赫兹（kHz）。

（3）频移方向　显示血流方向，以频谱中间的零位基线加以区分。基线以上的频移信号为正值，表示血流方向朝向探头；基线以下的频移信号为负值，表示血流方向背离探头。

（4）频移强度　显示采样区内同速红细胞数量的多少，以频谱的亮度表示。速度相同的红细胞数量越多，回波信号的强度越大，频谱的灰阶则越高；相反，速度相同的红细胞数量越少，回波信号的强度就越低，频谱的灰阶就越低。

（5）频移离散度　显示血流性质，以频谱在垂直距离上的宽度加以表示，代表某一瞬间采样区内红细胞速度分布范围的大小。若速度分布范围大，则频谱增宽；若速度分布范围小，则频谱变窄。层流状态时，平坦型速度分布的速度梯度小，呈空窗型，故频谱较窄。抛物线形速度分布的梯度大，故频谱较宽；湍流状态时，速度梯度更大，频谱则更宽。当频谱增宽至整个频谱高度时，称为频谱充填。频谱显示实际上是多普勒信号振幅、频率和时间三者之间相互关系的显示，准确明了地显示了多普勒信号的全部信息，是反映取样部位血流动力学变化的较为理想的方法。

3. 彩色显示　是在 B 型超声图的基础上，用不同的色彩表示血流方向及相对速度等动态信息。红细胞的动态信息主要由速度、方向和分散三个因素组成。常用红色和蓝色表示血流方向，朝向探头运动的红细胞用红色表示，离开探头运动的红细胞用蓝色表示；用显示的亮度来表示速度的快慢，即流速越快的血流色彩越明亮，反之越暗淡；用绿色表示分散，根据彩色三基色原理，正向血流紊乱接近黄色，负向血流紊乱接近青色，见图 7-2-2。

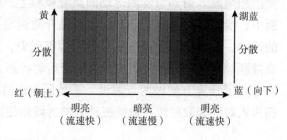

图 7-2-2　多普勒信号彩色显示原理图

三、超声多普勒成像系统

20 世纪 70 年代后多普勒系统进入实用阶段，发展至今常用三种模式，即连续多普勒成像系统、脉冲多普勒成像系统、彩色多普勒血流显像系统。超声多普勒成像系统对于人体内活动目标，如血流、活动较大的器官的检测具有独特优势，是一种很有发展前途的医学检测方法。近年来，利用微型电子计算机、数字信号处理技术、图像处理技术等相结合制成各种系统，可以用来测定血流速度、血流容积流量和加速度、动脉指数、血管管径，判断生理上的供氧情况、闭锁能力、有无紊流、血管粥样硬化等，均能为临床提供有价值的信息。

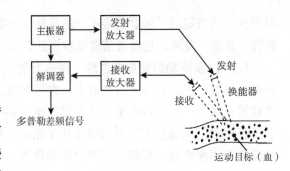

图7-2-3 连续波多普勒成像系统的基本结构框图

（一）连续波多普勒成像系统

连续波多普勒成像系统的基本结构框图，见图7-2-3。

主振器为连续波正弦振荡电路，产生与发射换能器谐振频率相同的频率信号，以激励发射换能器产生超声束。活动目标反射和散射回来的回波信号（已包含那些位于两个换能器的波束叠合区中运动目标贡献出的多普勒频移信号），经低噪声的回波接收放大器放大，在调解器中加以检测，提出多普勒频移信号，再经低通滤波器滤出纯的多普勒信号，经放大和进一步处理后最后显示结果。连续波多普勒成像仪无纵向分辨能力，即距离分辨能力。如有两条不同深度但平行的血管，并均在超声束的照射之中，则二维图像无法区分它们的深度，这是连续多普勒成像系统无法解决的。

（二）脉冲波多普勒成像系统

脉冲波多普勒成像系统的基本结构，见图7-2-4。

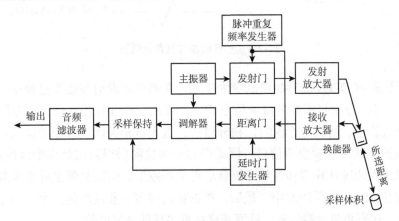

图7-2-4 脉冲波多普勒成像系统的基本结构框图

脉冲波多普勒成像系统结合了脉冲回波系统的距离鉴别能力与连续波多普勒成像系统速度鉴别能力的优点，因而应用更为广泛。脉冲波多普勒成像系统除能获得多普勒信号外，还可以测出回波的时间与波束方向，据此定出运动的目标位置。这些信息是成像中所必需的，它所提供的距离信息，可以测定血管中某点的流速。但脉冲波多普勒成像系统由于其最大显示频率受脉冲重复频率的限制，在检测高速血流时容易出现混叠现象。脉冲波多普勒成像系统发展十分迅速，种类繁多，主要有距离选通式、定向式、显像式、随机噪声式等。

（三）彩色多普勒血流成像系统

彩色多普勒血流成像系统（color Doppler flow imaging，CDFI）测量血流的方法和常规的多普勒效应测量方法不同，它是利用相关技术来得到血流的速度信息，然后通过彩色的编码技术将血流的速度信息叠加在B型超声图像的相应位置，从而使血流（彩色）和组织（黑白）同时显示出来，十分直观。彩色多普勒血流成像利用移动目标指示（moving target indication，MTI）原理，计算出血液中红细胞的运动状态，根据红细胞的移动方向、速度、分散情况调配红、绿、蓝三基色及其亮度，然后重叠显示在传统的B超图像上。它可以显示出血流方向和相对速度，提供心脏和大小血管内血流的时间和空间信息，从而定性了解血流特征，还可显示心脏某一断面处的异常血流分布情况和测量血流束的面积、轮廓、长度、宽度，把血流信息显示在B型或M型超声图像上。

1. MTI多普勒测量基本原理 探头发射一次超声波，从心脏的壁层及红细胞反射一次回波，当探头接收到两个回波后探头再发射下一次超声波，见图7-2-5。由于红细胞运动速度很快，因此回波的位置和第一次不一样。若将第一次和第二次所接收到的回波相减，即形成第三种波形。心脏壁层由于几乎没有移动，从壁层上反射的回波几乎相同，所以相减之后它们的波形相抵消；红细胞快速运动，其回波位置不断变化，相减之后产生运动信息。如果朝同一方向多次发射超声波，且沿回波的每一个点进行检测，即可以得到不同距离上的目标运动速度，获得红细胞的运动信息，当多次重复上述发射时，获得的动态信息就更为准确。

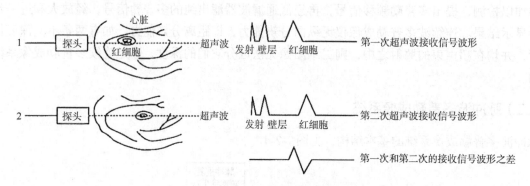

图7-2-5 多普勒信号测量原理图

2. CDFI工作原理 CDFI以脉冲超声成像为基础，在超声波发射与接收过程中，系统首先产生差为90°的两个正交信号，分别与多普勒血流信号相乘，其乘积经A/D转换器转变为数字信号，经梳形滤波器滤波，去掉血管壁、瓣膜等产生的低频分量后，送入自相关器做自相关检测。由于每次取样包含了许多血细胞所产生的多普勒血流信息，因此经自相关检测后得到的是多个血流速度的混合信号。将自相关检测结果送入速度计算器和方差计算器求得平均速度，连同经傅里叶变换处理后的血流频谱信息及二维图像信息一起存放到DSC中。最后，根据血流的方向和速度的大小，由彩色处理器对血流信息做伪彩色编码，送彩色显示器显示，从而完成彩色多普勒血流成像。

第3节 医学超声设备质量保证

超声诊断仪作为与人类健康乃至生命密切相关的特殊仪器，其质量控制是非常重要的环节。

一、超声设备的参数设置

影响超声设备质量的因素有很多，除了表征设备性能的关键参数以外，还有一些可在操作面板上进行调节的操作参数。性能参数与操作参数的正确调节，是保证仪器运行中处于最佳状态，提供正确的诊断信息的基础。

（一）性能参数

1. 盲区 是指超声诊断仪（主要是B超）可以识别的最近回波目标深度。盲区小有利于检查出接近体表的病灶，这一性能主要受探头的构造参数与发射脉冲放大电路的特性影响。可以通过调节发射脉冲幅度或发射脉冲放大电路时间常数等来影响盲区大小。

2. 最大探测深度　是指超声诊断仪在图像正常显示允许的最大灵敏度和最大亮度条件下，能观测到的最大深度。该值越大，表明仪器具有更大的检查范围。影响这一性能的因素有以下几种原因。

（1）换能器灵敏度　换能器在发射和接收超声波过程中，灵敏度越高，探测深度越大。灵敏度主要取决于振元的转换性能和匹配层的匹配状况。

（2）发射功率　提高换能器的声功率可提高探测深度，提高声功率可以通过增大发射电压来实现。但必须限制声功率在安全剂量阈值内，即声强应不大于$10mW/cm^2$。

（3）接收放大器增益　提高接收放大器增益可提高探测深度。但是放大器增益的提高，在放大弱信号的同时，也放大了系统噪声信号，所以增益也要适中。

（4）工作频率　生物体内组织的声衰减系数与频率成反比。频率越低，衰减越小，探测深度越大，但分辨力变差。相反，频率越高，探测深度越小，但分辨力变好了。为了提高整机的工作性能，一般采用动态滤波技术，来兼顾分辨力和探测深度的合理应用。

3. 纵向分辨力　也称为轴向分辨力，是指在图像显示中能够分辨纵向两个回波目标的最小距离。该值越小，声像图上纵向界面的层次越清晰。实际中纵向分辨力可达到2～3个波长数值。纵向分辨力与超声脉冲的有效脉宽（持续时间）有关。脉冲越窄，纵向分辨力越好。为了提高这一特性，目前换能器普遍采用多层最佳阻抗匹配技术，同时在改善这一特性中，为了保证脉冲前沿陡峭，在接收放大器中各厂家都采用了最好的动态跟踪滤波器。

4. 横向分辨力　也称为侧向分辨力，是指在超声束的扫查平面内，垂直于声束轴线的方向上能够区分两个回波目标的最小距离。该值越小，声像图横向界面的层次越清晰。横向分辨力与声束宽度有关，声束越窄，横向分辨力越好。声束宽度与振元直径和工作频率有关，常采用声透镜、可变孔径技术、分段动态聚焦等方法提高横向分辨力。另外，横向分辨力还和系统动态范围、显示器亮度及媒质衰减系数等有关，所以在测量横向分辨力时，一定要将超声诊断仪的相应参数调到最佳状况。

5. 几何位置示值误差　是指超声诊断仪显示和测量实际目标尺寸和距离的准确度。在实际应用中主要测量纵向几何位置示值误差和横向几何位置示值误差。这个技术参数是测量生物体内病灶尺寸的准确度，涉及诊断与治疗的一致性。影响这一准确度的因素与声束设定和扫描规律形式有关，扇形图像的均匀性比平面线阵扫描几何位置准确度差些。

6. 声束切片厚度　是换能器在垂直于扫描平面方向上的厚度。切片越薄，图像越清晰，反之会导致图像压缩，产生伪像。切片厚度取决于振元短轴方向的尺寸和固有频率。常用的解决方法是采用聚焦技术。

7. 对比度分辨力　是指在图像上能够检测出的回波幅度的最小差别。对比度分辨力越好，图像的层次感越强，细节信息越丰富，图像越细腻柔和。影响这一因素的原因主要取决于声信号的频宽和显示灰阶。

8. 血流参数　除了上述常用性能参数外，对于多普勒血流成像系统，其他参数如下。

（1）多普勒频谱信号灵敏度　是指能够从频谱中检测出的最小多普勒信号。

（2）彩色血流灵敏度　是指能够从彩色血流成像中检测出的最小彩色血流信号。

（3）血流探测深度　是指在多普勒血流显示、测量功能中，超过该深度即不再能检出多普勒血流信号处的最大深度。多普勒血流信号可以有三种表现方式：彩色血流图像、频谱图和音频输出。

（4）最大血流速度　是指在不计噪声影响的情况下，能够从取样容积中检测的血流最大速度。

（5）血流速度示值误差　是指彩超从体模或试件中测得的散射（反射）体速度相对其设定值的相对误差。

（6）血流方向识别能力　是指彩超辨别血流方向的能力，彩色显示中用红和蓝颜色区分，频谱显示中用相对于基线的位置表达。

（二）操作参数

为了便于调节，获取最佳的影像，超声设备的很多参数可以通过操作面板上的旋钮或按键进行调整。

1. 超声能量输出 常通过调节能量输出控制键来实现。一般标识为能量输出（energy output）键或输出功率（transmit power）键，不同厂家和型号的仪器各有不同的标识，仪器面板或显示屏幕上标注的能量输出单位并非标准的功率单位瓦特（W），而是分贝（dB）或最大输出功率的百分比。

超声诊断仪发射超声波的分贝数是指换能器实际发射功率与换能器最大发射功率比值的常用对数再乘以10。由于实际发射功率总是小于或等于最大发射功率，因此仪器上分贝数总是小于或等于0。

超声波作用于生物组织，可以产生多种生物效应，有可能对人体产生伤害。合理地调节超声能量输出是正确操作最基本要求。

2. 增益 超声诊断仪探头接收的反射信号很微弱，一定要经放大器放大后才能进行信号处理与图像显示。此放大器输出信号与输入信号功率比值的常用对数值乘以10，即为增益（gain），单位为dB。

（1）**总增益** 每一台超声诊断仪都有总增益调节键，用于控制整个成像范围内的增益，同步调节各个深度、角度的增益。增益过高，会将噪声信号放大而出现假象；增益过低，则可能丢失有用的低回声信号。

（2）**深度增益补偿** 超声波的强度随传播距离增加而衰减，深部的反射信号强度低于浅部，成像后将会产生深部暗淡、浅部明亮的效果。为了获得均匀一致的图像，必须对深部回声信号进行深度增益补偿（depth gain compensation，DGC）。超声成像的深度，仪器实际上按照发射-接收时间进行补偿，DGC又称时间增益补偿（time gain compensation，TGC）。深度增益补偿的调节以图像深、中、浅部强度均匀一致为准。

（3）**侧向增益补偿** 由于人体组织声学特性的复杂性，即使在同一深度，不同部位的回声强度也并不相同。因此，部分仪器除了在深度方向进行补偿外，还在水平方向进行补偿，即侧向增益补偿（lateral gain compensation，LGC）。

3. 动态范围（dynamic range，DR） 是指超声诊断仪能接收处理的最高与最低回声信号比值的常用对数值乘以20，单位是dB。相对应地，在图像中表现为所包含的"最暗"至"最亮"像素的范围，动态范围越大，信号量越大，声像图所能表现的层次越丰富，但是噪声亦会增加，而信噪比并不提高。人体反射的超声信号动态范围很大，一般在40～120dB。这就要求超声诊断仪具有较大的动态范围，目前仪器接收信号的动态范围可以达到≥180dB。动态范围过大时，图像较朦胧；过小时图像则显得锐利、对比度高、颗粒粗。腹部脏器和小器官一般为65～70dB，心脏和血管一般为55～60dB，成像较困难的受检者可适当降低动态范围。

4. 聚焦 超声仪器中，对超声束的聚焦是提高图像质量的重要手段。目前超声仪器中，主要采用实时动态电子聚焦来实现超声波在发射与接收过程中全程聚焦。在控制面板上，发射聚焦的焦点位置和数量均可随时调节，将聚焦区域定于感兴趣深度，可获得更加理想的图像，同时设置多个聚焦区能使图像更均匀，但聚焦点设置过多会导致图像帧频下降。

5. 灰阶 B型超声图像是以不同强度的光点反映回声信号的强弱，称作灰阶显示。由最暗到最亮可分成若干等级，称作灰阶（gray scale）。目前的超声诊断仪已经达到64级或256级灰阶，能完全满足诊断需要。显示屏的右上角或左上角显示有灰阶标尺，指示当前灰阶成像最暗到最亮的分级。适宜的灰阶设置使图像层次清晰，易于发现病变。

6. 多普勒角度 超声束与血流速度方向之间的夹角，称为多普勒角度（Doppler angle）。多普勒系统检测到的速度只是血流速度沿声束方向的分量，必须经角度校正（angle correction），即除以多普勒角度的余弦值后才能获得实际血流速度。考虑到余弦函数曲线在大于60°时明显变得陡峭，随角度增大余弦值变化更明显，因角度校正不当而产生的误差也将明显增加，测量重复性降低，故在测量血流速度时要求多普勒角度控制在60°以内。操作过程中应尽量侧动探头，使血流方向尽可能平行于声束，以提高血流检出的敏感性。

7. 取样容积　脉冲波多普勒取样容积大小的调整，主要指沿声束方向上的长度调整，一般具有1～10mm的可调范围。而宽度就是声束直径，一般不可调。取样容积大小的调节，本质上就是改变接收脉冲的持续时间，接收脉冲持续时间越长，取样容积就越大。取样容积过大，包含了血管壁结构甚至周围血管的血流，频谱中就会出现干扰、伪像或其他血管的血流速度信息。取样容积过小，仅能检测血管腔内某一层面的血流速度信息，所测血流速度代表性差。一般情况下，血管腔内近管壁的血流速度偏低，而管腔中心血流速度较高。

8. 壁滤波器（wall filter）　探头接收到的多普勒信号中除了来自血细胞的频移信号外，也包含了来自房室壁、瓣膜或血管壁运动的低频信号，这些信号如不过滤掉，将会影响检测结果。壁滤波器是一个高通滤波器，将低速的血管壁、心肌运动信号及干扰滤除，只保留相对速度较高的血流信息。检测高速血流时，应调高壁滤波器滤波频率，尽量滤除血管壁、心肌的低速信号。检测低速血流时，应降低壁滤波器，如壁滤波器滤波频率过高，将会把真实的低速血流信号滤除。

9. 速度基线　改变彩色或脉冲波频谱多普勒速度零基线的位置，可以增大单向速度量程，从而克服混叠现象。当然，这会减小反方向的速度量程，导致反方向易发生混叠。

10. 速度量程　根据采样定理，彩色或脉冲波多普勒可测量的最大频移（速度）是脉冲重复频率（PRF）的一半。因此，调整多普勒可测量的速度范围（scale），也称作速度量程或速度标尺，本质上就是改变脉冲重复频率。大多数仪器以"scale"命名此键，少部分仪器以"PRF"命名此键。应根据被测血流速度的高低选择合适的速度量程。高速血流选用高量程，否则会产生彩色或频谱混叠，或增加干扰信号；低速血流选用低量程，以增加血流检测的敏感性。

为了扩大多普勒可测速度范围，减少混叠的发生，一般可采取以下方法：①减少取样深度：不论是彩色取样框还是脉冲多普勒取样容积，采样部位越浅，速度量程就越大。②选择低频探头或降低多普勒频率：取样深度不变时，探头多普勒频率越低，最大可测血流速度就越高。③增大多普勒角度：在多普勒系统速度量程并没有扩大的情况下，多普勒角度增大可使沿声束方向的速度分量减小，从而可以测量更大的血流速度且并不发生混叠，这相当于增大了速度量程。④移动零基线：改变零基线位置，可以单方向增大速度量程，但却牺牲了反方向的速度量程。

11. 多普勒帧频　帧频反映了多普勒系统的时间分辨力。增大帧频的方法包括：在获得足够信息的前提下尽量减小二维灰阶图像的成像范围（深度和角度）和减小彩色取样框，尽可能减小取样深度，关闭或减少不必要的各种图像处理功能（如降低帧平均等），减少焦点数，减少多普勒扫描密度，改变速度量程等。

12. 彩色取样框　彩色多普勒二维取样框感兴趣区的调节包括大小和倾斜角度两方面。在能覆盖检查目标的前提下取样框应该尽量小，对于较大范围的检测目标，取样框不应一次性覆盖，而是移动取样框分部位检查。取样框过大，可降低彩色多普勒帧频和扫描线密度，时间分辨力和空间分辨力均受影响，从而在检查时漏掉短暂的、小范围的异常血流信号，深度方向上增大取样框，还会使多普勒速度量程降低，更易出现彩色混叠。

13. 余辉　用于调节前后连续的若干帧图像的叠加，二维灰阶成像和彩色多普勒成像都有余辉的调节。叠加越高，所获得的比前帧图像的信息量就越大，每一个像素在屏幕上的存留时间就越长，灰阶图像表现越细腻，对运动脏器"拖尾"现象越明显；叠加越低，则当前帧的信息量所占比例越大，每一个像素在屏幕上的存留时间就越短，灰阶图像颗粒就越粗，但对运动脏器的显示有较好的跟随性。在彩色多普勒显像时，增大余辉可使低速、低流量的血流更容易显示清楚。

在临床应用过程中，以上阐述的参数并不是相互独立的。为获得最佳的成像效果，或为达到特定目的而突出某一特别的成像效果，需要综合调节多个功能键。

二、超声设备检测装置

检测超声设备的装置主要有以下三类：检测灰阶图像表征参数的装置；检测彩超血流参数的装置；检测安全参数的装置。

1. 检测灰阶图像表征参数的装置 常用检测灰阶图像表征参数的检测装置是仿组织超声体模，用于检测深度、纵向分辨力、横向分辨力、盲区、几何位置示值误差、声束切片厚度、对比度分辨力等性能参数。

仿组织超声体模是 20 世纪 80 年代美国首先研制出来的。它由与人体组织的声速、声衰减、背向散射参数数值相接近的材料制成，内嵌不同选材、布置的各种专用靶标，用以检测影响图像品质的性能参数。

仿组织超声体模的使用较简单，一般将被检超声诊断仪的配接探头通过耦合剂或除气泡水放置在体模声窗上，然后调节被检设备，使之呈现期望图像，进行检测即可。

2. 检测彩超血流参数的装置 彩色超声多普勒血流成像系统应用越来越广泛，其质量控制不仅要进行灰阶图像表征参数检测，还要对血流参数进行检测。血流参数检测装置主要是由恒流泵、恒流泵控制器、缓冲器、流量计、多普勒仿血流体模和仿血液储罐等组成。

3. 检测安全参数的装置 检测超声诊断仪安全参数主要有输出声强、机械指数（mechanical index，MI）、热指数（thermal index，TI）和漏电流等。

国际上，医用超声诊断设备的声输出用空间峰值时间平均声强折减值表示，所谓折减值是在水中测量空间峰值时间平均声强依照指定路途衰减折减后的数值。为最大限度地减小临床风险，将空间峰值时间平均声强转换为热指数，将负峰值声压转换为机械指数，并在仪器屏幕上予以显示，由临床操作者依据"合理可能尽量低"ALARA（as low as reasonably achievable）原则，即在获得所需诊断信息的前提下，采用尽可能低的声输出和尽可能短的扫查时间，以保障受检者安全。彩超系统中的二维灰阶成像（黑白超）部分，原则上还是用毫瓦级超声功率计检定输出声强；涉及彩超的多普勒功能时，检测空间峰值时间平均声强和负峰值声压，再换算出热指数和机械指数。

输出声强是针对被检仪器安全性能指标的检测，它的大小直接涉及人类的生命健康及生命繁衍。

机械指数指示被检仪器潜在的空化生物效应的程度。热指数则指示被检仪器的热生物效应，即超声波在体内产生的温升程度，热指数包括骨热指数（thermal index for bone，TIB）、颅骨热指数（thermal index for cranial bone，TIC）和软组织热指数（thermal index in soft tissue，TIS）。

第 4 节 医学超声设备安装与维护

一、医学超声设备的安装

（一）安装准备

超声设备使用时，对其操作环境及场所有以下基本要求（数值为参考值，因各生产厂家设计不同，会有一些差异）。

1. 温度 10～30℃。

2. 湿度 30%～80%。

3. 检查室 无太阳直接照射，空气对流良好，周围无大功率的电磁场干扰源。

4. 电源 使用独立插座，不与其他电器设备共用，且插座具备接地条件。

5. 周围环境 房间内不能有高频电子设备，如离心机、交换机等交流供电装置。

（二）开机前准备

1. 确认设备及稳压器上电源开关置于"OFF"后，方可将插头插入电源插座。
2. 检查电缆、电线等连接状态和设备控制键的设定位置，确认仪器是否处于可正确运行的状态。
3. 电源电压是否稳定，是否与其他电气装置连同使用，这些都会影响超声设备的性能。

二、医学超声设备的维护

（一）外部环境的日常保养与维护

1. 供电电源 开机前检查电源电压是否在正常范围内（220V±10%），若配有不间断电源的机器，要在不间断电源正常工作后再打开超声仪器。当电源电压波动超过220V±10%时，应马上关掉电源，停止工作。

2. 保护地线 定期检查保护地线，防止漏电伤及人员，由于操作者和受检者都要直接接触超声仪器，必须定期检查保护地线是否连接正常，接地电阻是否达到安全要求（一般要小于4Ω）。

3. 环境卫生 定期清洁诊断仪及其周边卫生。机器外部应坚持每天进行清洁，不能用具有腐蚀性或有机类物质擦拭仪器。当清洁仪器键盘和显示屏时，注意不要让液体流至仪器内部，且不要刮擦显示屏及探头表面。

4. 电缆维护 在确认仪器没有通电的情况下，进行电缆的可靠连接检查和导电接触面的清洁。当导电接触面有锈蚀或污物时应用专用清洗剂清洗，严禁用砂布或其他金属物件打磨，并且不能用手直接接触，以免汗渍造成锈蚀。

（二）超声设备的日常保养与维护

1. 探头 探头使用后，将超声耦合剂擦拭干净。清洁探头时，可用较温和的洗涤剂和湿润柔软的抹布清洁。清洗消毒过程中应避免对探头造成震动或冲击，同时也不要使电缆过度弯曲或拉伸。

2. 控制面板 每天都要对控制面板进行日常清洁，常用的方法是用电吹风冷风吹或用清洁布擦拭，可用毛刷清扫按键、缝隙内的灰尘，使用完毕后用罩布盖上。半年左右进行一次内部清理。

（三）超声设备的参数定期校正

超声诊断仪的各成像参数和显示器的主要参数都会影响成像质量，因此要定期对机器的相关参数进行校正。显示器的主要参数可根据工作需要随时调整，探头与电路的主要参数需由专业技术人员进行调整，防止出现不必要的故障，影响图像质量。

（卢景海）

第**8**章
核医学成像设备

🎯 **学习目标**
1. 掌握　γ照相机的工作原理及基本结构，SPECT的成像原理及类型。
2. 熟悉　正电子发射型计算机体层设备的原理和结构。
3. 了解　核医学成像的过程，核医学成像设备的使用与维护。

第 1 节　核医学成像的过程

　　核医学成像设备大致可分为两类，一类是γ照相机，另一类是ECT。ECT根据所用放射性核素放出的射线类型不同，可分为SPECT和PET/CT。核医学成像是将放射性示踪剂引入人体内，在脏器、组织或病变中选择性聚集，利用放射性核素衰变（如常用的^{99m}Tc、^{131}I、^{18}F等）来释放射线（如γ射线），最后在体外用探测器扫描这些放射线并进行显像的技术。放射性核素示踪原理是核医学成像的理论基础。

一、基 本 条 件

　　一是要具有能够选择性聚集在特定脏器或病变的放射性核素或其标记化合物，使该脏器或病变与邻近组织之间的放射性浓度差达到一定程度；二是利用核医学成像设备在体外探测到这种放射性浓度差，并根据需要以一定的方式将它们显像，即脏器和病变的影像。

二、基 本 过 程

　　1. 放射性示踪剂或标记化合物的制备　以放射性示踪法为基础，针对不同的靶器官或靶细胞、不同的检查部位和不同的检查目的，制备相应的放射性示踪剂（某种放射性物质、放射性化合物或放射性标记过的药物或特异性抗体）。

　　2. 将放射性示踪剂引入体内　通过注射（多为静脉注射）或口服等方法将示踪剂引入体内，示踪剂在体内根据其化学及生物学行为特性，经生理生化、病理、排泄等因素选择性积聚浓缩于特定的靶器官或靶组织，体内会形成随空间和时间变化而分布不同的图像。

　　3. 体外测定γ射线　靶器官或靶组织放射性释放出能穿透组织的γ射线，使用灵敏的放射性探测器在人体外表探测到它们分布的位置，定量地测定其大小并转换成电信号。

　　4. 数据处理　将采集到的基本图像信息送入电子计算机系统中。进行一系列的校正（包括能量校正、线性校正、均匀性校正、去本底、平滑滤波、因子校正等），再经过处理或重建成为图像数据。

　　5. 图像显示与储存　将由计算机重建而成的基本图像，再以灰阶、彩色、动态、三维层面、表面三维立体、电影、双减影成像等方式将体层面的辐射分布重现为一个精确的核医学图像，即可以获得在脏器和组织中放射性浓度分布及其随时间变化的图像，显示出脏器组织的形态、位置、大小及其功能结构的变化。

第2节　γ照相机

γ照相机也称闪烁照相机，是对人体内脏器或组织中的放射性核素分布一次性显像的设备。它不仅可以提供静态图像，也可以进行动态观察，既可提供局部组织脏器的图像，也可以提供人体全身的照片，且图像中功能信息丰富。因此，γ照相机是诊断肿瘤及循环系统疾病的一种重要核医学设备。

一、闪烁γ照相机成像原理

γ照相机的探头可使用闪烁探测器、半导体探测器和多丝正比室等。采用闪烁探测器的γ照相机称为闪烁γ照相机，简称闪烁照相机。到目前为止，γ照相机仍以闪烁照相机为主。闪烁γ照相机的成像原理是：将放射性示踪剂注入人体后，被脏器和组织摄取、浓集，放射性药物辐射出γ光子，发射出的γ射线首先经过准直器准直，然后入射到闪烁晶体上，由闪烁晶体接收并转换为可见光子，可见光射入六角形排列的光电倍增管阵列中，并按照一定的比例关系转换成电信号。任何一次闪烁均将在各个光电倍增管中产生不同的响应，响应的强弱与光电倍增管距闪烁点的位置有关，将所有光电倍增管的输出信号加权处理和位置计算，经计算产生出的能量信号确定哪些闪烁事件应该记录，而位置信号确定闪烁事件发生的位置。有了精确位置和闪烁事件，经一段时间测量统计后可得到在闪烁发光晶体平面上每个坐标元内发光次数，在显示器上就可以构成一幅二维图像。

二、闪烁γ照相机基本组成

闪烁γ照相机主要由四部分组成，即探测器、电子线路、显示记录装置及一些辅助装置。探测器也称闪烁探头，是核心部件，主要包括准直器、闪烁晶体、光电倍增管。电子线路包括位置计算电路、能量信号电路（前置放大器、主放大器和分析器、均匀性校正线路等）。显示装置包括示波器、照相机等，还有其移动架和操纵控制台等。操纵台上装有能量选择器、显示选择器、控制器、定时器、定标器、摄影显示器。现代γ照相机都装备有计算机图像数据处理系统，见图8-2-1。

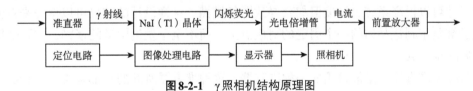

图 8-2-1　γ照相机结构原理图

γ照相机的探测器（探头）主要由外壳、准直器、闪烁晶体、光导纤维、光电倍增管阵列及电路等组成，见图8-2-2。探测器性能的好坏直接影响成像的质量。

（一）准直器

准直器是位于探头结构最前端的金属有孔屏蔽板。一般主要由铅或钨制成。其孔的长度、数量、大小间隔距离，与探头平面之间的角度等参数依准直器的功能不同而有所差异。

1. 准直器的作用　准直器的性能在很大程度上决定着探头的性能，它的作用是限制非规定方向和非规定能量范围的射线进入，仅使局限于某一空间单元的射线通过准直孔进入探测器。而与准直器孔角不符的γ射线则被准直器屏蔽。准直器有空间定位、限制探测器视野、提高分辨力等作用。由于脏

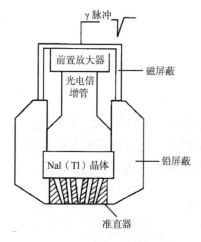

γ脉冲

前置放大器 —— 磁屏蔽

光电倍增管

NaI（Tl）晶体 —— 铅屏蔽

准直器

图8-2-2 闪烁探测器结构图

器内各部分的放射性核素都是四面八方地发射γ射线，探测中整个闪烁晶体都受其照射，而晶体内的每一点也都能接收整个脏器各部分发射来的射线，这样形成的闪烁图像将是一片混乱的闪烁点。为了消除这种混乱，采用准直器，将射出体外的γ射线选择性通过。

2. 准直器的结构 准直器是在有一定厚度的重金属（如铅、钨，或含有少量锑、铋等以增加硬度的铅合金）屏板上制作出不同形状和数目的小孔而成的。在实际应用中大多采用铅，有时为增强其屏蔽能力，在关键部分采用钨合金铸成。

3. 准直器的类型 由于成像的目的和要求不同，准直器有许多类型，以适应不同的需要。

（1）准直器按纵向剖面的几何形状可分为 单针孔型、多针孔型、平行孔型、平行斜孔型、多孔聚焦型和多孔发散型等，见图8-2-3。

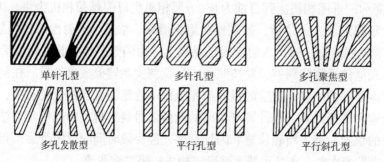

单针孔型　　　　　　多针孔型　　　　　　多孔聚焦型

多孔发散型　　　　　　平行孔型　　　　　　平行斜孔型

图8-2-3 几种类型的准直器

（2）按准直器的横截面可分为 圆形、六角形、方形、长方形和扇形等。

（3）按准直孔的数目可分为 单孔型和多孔型两种。

（4）按适用的γ射线能量可分为 低能型、中能型和高能型。

（5）按灵敏度和分辨力可分为 高灵敏型、高分辨型、通用型（兼顾灵敏度和分辨力）。

4. 各种准直器的特点

（1）针孔型准直器 是一种单孔准直器。针孔型准直器只开一个小孔，视野取决于辐射源与准直器之间的距离，它的灵敏度很低。所成的影像与实体倒向。辐射源与准直器的距离越大则灵敏度越低。加大小孔的尺寸可以提高系统灵敏度但却会导致图像模糊。这样设计的结果可以保证来自体内不同位置的辐射光子被限定到达晶体的一个固定的对应点上，而不至于发生图像的模糊，主要适用于浅表小器官显像，见图8-2-4A。

（2）平行孔型准直器 是最常用的一种准直器，这种准直器所开的孔都是相互平行的、内外孔径相等，垂直于闪烁晶体的表面，见图8-2-4B。每个孔只接收它正前方的γ射线，而防止其他方向的γ射线射入闪烁晶体，使用平行孔准直器时，γ照相机的视野与准直器的直径相当。闪烁晶体面上的图像大小与人体放射源的实际大小相同。当人体与探测器的距离发生变化时，所得的图像大小并不会发生变化，但空间分辨力会随着距离的增加而下降。此外，由于入射光子平行地穿过小孔，因此使用平行孔准直器的γ照相机的灵敏度不会随探查物距离的远近而发生明显的变化。

（3）发散型准直器 也称张角型准直器，上面的小孔面向探查对象呈扇形，见图8-2-4C。张角型准直器的优点是可以扩大视野，得到比闪烁晶体面尺寸更大的放射源图像。缺点是灵敏度与分辨力都比平等孔型准直器差，且容易产生图像畸变。被探查对象离准直器越远，或者准直器的发散角越大，系统的视野就越大，周边部位的灵敏度和分辨力也会下降。由于被探查的人体是一个三维空间结构，也就是说，人体内不同的放射源到准直器距离的不同，则会带来放大倍数的不同，最终将造成图像的失真。

（4）聚焦型准直器 把发散型的准直器反转过来就是一个聚焦型准直器，见图8-2-4D。其优点是可以提高灵敏度与分辨力，缺点是容易产生图像畸变。使用聚焦型的准直器将得到放大的图像，因为其具有图像放大的特点，所以常被用来做小器官（如甲状腺、肾和心脏等）的成像。图像放大的程度与照相机和人体的距离有关。

事实上，一台γ照相机一般都配备若干个不同类型的准直器。这些准直器有不同的厚度，通孔的数目、大小及排列方式也都不同。根据不同的检查部位，使用不同的准直器，系统将得到不同的灵敏度、分辨力及视野。

选择准直器时，需要考虑入射的γ射线的能量，对于能量较低的入射光子，较薄的隔膜就能

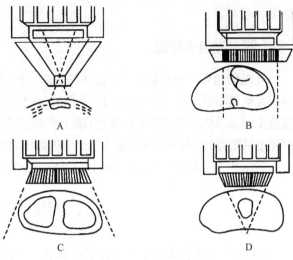

图8-2-4 准直器类型
A. 针孔型；B. 平行孔型；C. 发散型；D. 聚焦型

起到隔离的作用，薄隔膜的优点是可以在给定的面积中设计更多的孔，以获得较高的灵敏度。但是，对于能量较高的入射光子则必须设计较厚的隔膜，否则，当光子穿过隔膜后再到达闪烁屏时就将造成图像的模糊。

表8-2-1给出了一个400mm直径的γ照相机准直器的参数，从中可以看出孔径、孔数与隔膜厚度间的关系。

表8-2-1 一个400mm直径γ照相机准直器参数值

用途	小孔直径/mm	孔数	隔膜厚度/mm
低能量、高分辨力	1.8	30 000	0.3
低能量、一般用途	2.5	18 000	0.3
低能量、高灵敏度	3.4	9 000	0.3
中能量、高灵敏度	3.4	6 000	1.4

（二）闪烁晶体

闪烁晶体位于准直器和光电倍增管之间。其作用是将高能量、短波长的γ光子转换成可见光子供光电倍增管接收。γ射线经准直器到达闪烁晶体后，与之发生相互作用，产生荧光，荧光的强度与入射γ射线的强度成正比。为了既能透过γ射线，又能遮光，闪烁晶体的准直器侧面采用铝板密封；为了让闪烁光子顺利进入光电信增管，光电倍增管侧面用光导玻璃密封。闪烁晶体的形状可以是圆形、矩形和方形。圆形闪烁晶体最常用，直径为200～550mm。矩形和方形闪烁晶体可达600mm×400mm，也广为使用。目前常用的闪烁晶体的厚度为6.2～12.7mm，闪烁晶体的厚度直接影响探测器的灵敏度和空间分辨力。薄闪烁晶体可提高空间分辨力，在γ照相机中应用普遍，但灵敏度及探测效率则降低。通常用厚9.3mm的闪烁晶体，以获得灵敏度和空间分辨力较好的匹配。另外增加闪烁晶体的直径，也会使分辨力有一定的降低。

（三）光导

光导位于闪烁晶体和光电倍增管阵列之间，多由有机玻璃制成，它的作用是使闪烁晶体发出的荧光均匀有效地传输到光电倍增管的光电阴极上，提高光的传输效率，改善光的空间分布。其形状、大小、厚薄、结构对γ照相机的影响较大。有的γ照相机已去掉光导，只在闪烁晶体与光电倍增管间

涂上一层硅油。

（四）光电倍增管

光电倍增管阵列安装在闪烁晶体的后面，排列依闪烁晶体的形状而定，截面多呈圆形、六角形或方形。光电倍增管的数目取决于视野尺寸和光电倍增管大小，最少为19个，最多可达96个或更多，以便覆盖整个闪烁晶体。增加光电倍增管的数目可以提高分辨力，但因各管性能的离散性会影响探测的均匀性。对光电倍增管的整体性能影响最大的是直流高压的稳定性，因此在使用时对稳压电源的精度要求很高。

若采用半导体探测器来代替闪烁晶体、光导和光电倍增管，则仪器的灵敏度与分辨力会更高。

三、闪烁γ照相机电路原理

γ照相机的电路部分主要由位置计算电路（X和Y的位置电路）和能量信号电路（包括脉冲总和电路和脉冲幅度分析器）两部分组成。

（一）位置计算电路

位置计算电路主要由定位电路和位置信号通道电路组成。γ相机之所以能够快速成像，是采用巧妙的位置计算原理实现的。当闪烁体的某一位置上发生荧光闪烁时，不同强度的光线照射到光电倍增管阵列的许多光电倍增管上，阵列中的每一个光电倍增管都会输出相应的电信号，靠近闪烁点的光电倍增管得到较强的照射，远离闪烁点的光电倍增管则得到较弱的照射。根据各个光电倍增管输出大小的不同，可以计算出发生闪烁的位置，即闪烁体中各闪烁点的闪烁亮度与被检体的放射性分布相对应。闪烁点的位置描记主要是由定位网络电路进行计算处理的。定位网络电路可用电阻矩阵法、电容矩阵法、延迟线时间变换法、直接法等来获得位置信号，一般γ相机多采用电阻矩阵法和延迟线时间变换法。

1. 电阻矩阵法 是目前常用的一种位置计算方法。设计的核心是给每个光电倍增管加上一个与距离呈比例的权重电阻，依据电阻矩阵式位置加权原理进行位置计算。

2. 延迟线时间变换法 延迟线是能将电信号延迟一段时间的传输线（或电感、电容的等效网络）。利用延迟线的延迟时间与电压幅度的变换关系来计算闪烁点位置的方法，称为延迟线时间变换法。这种方法分辨力高，为许多γ相机所采用。

3. 直接法 用专门设计的光导纤维引导闪烁光信息，直接获得位置信号。

（二）能量信号电路

从探头输出的位置信号和能量信号都是十分微弱的，一般均在毫伏数量级，需通过前置放大器和主放大器把电信号整形和放大到数伏的信号。

1. 前置放大器 是介于探测器和主放大器之间的连接部件，一般与探测器组装在一起构成探头，以减少信号的传输损失。它有两个作用：

（1）阻抗变换 前置放大器输入阻抗高而输出阻抗低，可使探测器和主机电路有良好的匹配。

（2）信号预放大 前置放大器先对探测器输出的信号进行预放大，其增益是可调的，放大倍数一般在1～100倍，调整γ照相机均匀性很重要的一步就是调节前置放大器的增益。

2. 主放大器 作用是将放射性探头输出的电脉冲信号成比例地进行足够的放大并进行滤波成形。其放大倍数一般在100～1000倍，它应有良好的线性和稳定性。

3. 脉冲幅度甄别器 因为康普顿散射后的光子能量比原发光子能量小，在能量谱中处于较低的位置，散射后的光子形成一个很宽的能谱，即使是那些未经散射的光子，因为γ射线在NaI晶体中产生可见光光子的数目、到达光电倍增管阴极可见光光子的数目、光电阴极释放光电子的数目不同，以及光电倍增管各处灵敏度的差异等因素，使得检测器最后输出的脉冲高度参差不齐，也表现为一定的谱峰宽度。散射光子造成图像的模糊。光子在散射前后的能量变化是相当显著的，可以在系统中设置一个能量的下限，如果入射光子的能量特别低，或者说低于所设定的能量下限，那么就可以认为入射的光子不是从辐射点直接进入探测器，而很可能是在传播的过程中发生康普顿散射后的光子，因此，系统就会将其截止。

另外，系统还可以设置一个能量的上限，如果发现入射光子的能量超过了设置的上限值，就可以认为同时有多处发生荧光闪烁。在这种情况下系统是无法估计出闪烁点位置的，一旦出现这种情况，系统也会自动地将其截止。

总之，脉冲幅度分析器的作用是将探头的输出信号幅度进行甄别，选择一定的能量和能谱范围光子信号，只允许某一定幅度值内（称甄别阈）的信号通过并输出具有一定形状和幅度的脉冲。

（1）单道脉冲幅度分析器　简称单道分析器或"单道"。它由上阈、下阈和道宽构成。只有幅度在两个甄别阈之间的输入脉冲才能使单道分析器有相应的脉冲输出，而对于幅度不在该范围的任何输入脉冲电路均无输出。上、下两甄别阈值之差称为道宽，道宽的中位值称为道位。道位和道宽皆可根据需要调节。因此，单道分析器既可用来选择具有一定能量范围的射线进行测量，又可用来测定射线能量分布（能谱）。

（2）多道脉冲幅度分析器　能同时输入各种幅度的脉冲，由各相应的"道"进行记录，能自动获取核能谱数据，一次实验就能测出整个核能谱曲线。在测定能谱方面，其效率和精度都比单道脉冲幅度分析器高得多。

4. 均匀性校正电路　要使空间分辨力好，像素数目就要多。而在一定的闪烁计数数目下，每一个像素的光子计数数目就会少，统计涨落会对像素造成不良影响。一幅质量较好的图像，每个像素显示必须要在40～50以上作计数。现代γ照相机都有均匀性校正线路，它由微处理器来完成。

5. 脉冲计数器　其功能是测定某一段时间内由探头输出的脉冲信号的绝对数目，以获取射线强度或能量的具体数据。将这段时间的脉冲信号计数除以这段时间便得到计数率。

（三）信号数字处理

现代数字式γ相机，由于大规模集成电路的模数变换器、微处理器、高密度数字存储器的使用，实现了γ相机的完善的数据处理。它包括γ相机的数据采集、图像处理、图像显示（三维显示、等计数级或等计数线显示等）、感兴趣区显示、局部动态曲线的制作与分析和数据检查等。

（四）图像显示处理

一次次地记录了闪烁点的位置后，就可以构成一幅呈矩阵形式排列的数字化图像。核医学的图像一般采用32×32，64×64，128×128或256×256像素点的矩阵图像。矩阵的像素点越密集，图像的空间分辨力越高。但是，由于给受检者使用的放射性药物的剂量不能很大，数据采集的时间也不能太长，所以每幅图像能包含的γ射线光子计数是有限的。如果采用像素点较多的矩阵，每个像素的γ射线光子计数就很少，于是统计涨落的影响就比较明显，或者说图像的信噪比就变差。γ相机的图像一般在监视器的荧光屏上显示，记录图像的方法以胶片为主。

第3节　单光子发射型计算机

1979年第一台头部SPECT研制成功，我国于20世纪80年代中期引进后发展迅速。SPECT是γ照相机与计算机技术相结合而进一步发展的一种核医学设备，它既有γ照相机的功能，又增加了断层显像的能力，是核医学显像技术的一大进步。

一、SPECT成像原理

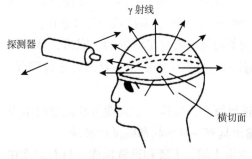

γ射线
探测器
横切面

图8-3-1 SPECT原理图

SPECT的图像是反映放射性药物在体内的断层分布图。首先由受检者摄入含有半衰期适当的放射性同位素药物，在药物到达所需要成像的断层位置后，由于放射性衰变放出γ光子，然后在体外测定其分布浓度并通过光电倍增管转化为电信号，在计算机辅助下经过重建影像，得到体层图像。探头系统为一旋转型γ照相机，围绕轴心旋转360°或180°采集一系列平面投影，见图8-3-1。利用滤过反投影方法，借助计算机处理系统从一系列投影像重建横向断层影像，由横向断层影像再经过重建处理可得到矢状断层、冠状断层和任意斜位方向的断层影像。

SPECT有不同的分类方法，目前主要根据探测器的运动方式分为扫描机型和γ相机型两类。

1. 扫描机型SPECT 结构与第二代X-CT相似，检查时探头做平动和旋转两种运动，探测器沿受检者某一截面在不同方向上作直线扫描。将每一条线上的体内放射性示踪剂放出的γ射线浓度记录下来，形成一个投影。这些直线投影的集合形成一个"投影截面"。每做完一次直线扫描，探测器旋转一定角度（旋转角的大小根据所需图像分辨力来定），进行第二次扫描，取得第二个投影截面，如此反复，直到整个扫描结束。由计算机对取样数据进行处理并重建为断层影像。这类SPECT体层速度快、灵敏度高，空间分辨率高，但因价格较高，不能同时兼用于平面显像和全身显像，故在实际应用中扫描型SPECT使用极少，未能推广。

2. γ相机型SPECT 是由高性能、大视野、多功能的γ照相机和支架旋转装置、图像重建软件等组成，可进行多角度、多方位的数据采集。根据γ相机工作方式的不同，可分为两类。

（1）固定型 是采用结构固定式探测器。由互成90°的4台γ相机组成。用多针孔准直器或旋转斜孔准直器采集不同角度的投影而进行图像重建，90°内的扫描通过旋转病床来实现。由于取样角度有限，均匀度和空间分辨力较差，且容易产生伪影，目前已很少使用。

（2）旋转型 是用γ相机探测器装在可旋转360°的框架上，见图8-3-2。可围绕身体旋转360°或180°进行完全角度或有限角度取样，所得投影量丰富，可以重建各种切面的符合临床要求的体层像，是目前应用的主流。旋转γ相机型SPECT既可平面显像，又可获取人体横断层面像和全身显像。一次旋转即得到多个层面的重建数据，灵敏度高，速度快。近几年为了提高灵敏度和空间分辨力，加快采集速度，缩短受检者检查时间，已有双探头和三探头的旋转γ照相机型SPECT问世。

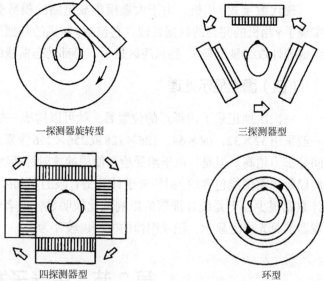

一探测器旋转型

三探测器型

四探测器型

环型

图8-3-2 SPECT设备的类型

二、SPECT基本组成

1. 探测器 SPECT的探测器与γ闪烁照相机的探测器类似，包括准直器、闪烁晶体、光电倍增管、电路和探测器外壳。其作用是探测参与受检者体内各种生理生化、代谢活动的放射性示踪剂向体外辐射的γ光子，方向不规则的γ光子被准直器阻挡住，只有方向与准直器孔长轴平行的γ光子才能到达闪烁晶体并在其中转换成荧光光子，经光电倍增管和电路形成带坐标信息的电脉冲，输送到控制台进行一系列处理，形成图像。

2. 机架 SPECT的机架主要由机械运动部分、控制电路等组成，主要用来支撑探测器，并接受计算机操作控制命令，完成不同扫描所需要的各种动作。机架运动主要分为四种：①机架沿导轨作直线运动，主要适用于全身扫描；②探测器以支架机械旋转轴为圆心做圆周运动，主要适用于体层采集；③探测器沿圆周运动半径做离心或向心直线运动，主要为了使探测器在采集数据时尽可能贴近受检者；④探测器沿自身中轴作顺时针和逆时针倾斜或直立运动，主要适用于特殊体位的数据采集。

为了提高图像质量，要求机架稳定、可靠、安全，能迅速灵活地调整定位，采集数据时应旋转平稳、精确，旋转中心准确。要求在旋转过程中既要贴近受检部位又不能碰撞受检者。

3. 控制台与计算机 SPECT的计算机通常安装在控制台内，其工作条件、所有数据都由计算机统一控制和管理，还负责采集数据的修正、图像重建和结果显示的控制。要求计算机的运算速度快、稳定性好，并具备生理信号（ECG等）的输入接口和标准的网络接口。在控制台上可完成人机对话功能、输入检查者的基本情况资料、各种扫描控制命令、图像处理参数等。

4. 外围设备 包括激光打印机、多幅照相装置和各种型号的准直器，生理信号检测输出设备，以及用于仪器调整和质量控制的专用器材和模型等。

三、SPECT性能特点

目前SPECT的能量测量范围为50～600keV。临床大量应用的核素是^{99m}Tc，还有^{201}T1、^{133}Xe和^{67}Ga等。SPECT的性能特点主要有以下几方面。

1. 成像方式多样 SPECT比普通的γ照相机在没有增加许多设备成本的情况下获得了体层图像，还可以作多层面的三维成像，同时保留了γ照相机的平面显像功能。

2. 衰减校正 核医学检测的γ射线能量在60～511keV范围，辐射源处在人体内部，由于人体组织对γ射线的散射和吸收，所以在传播过程的衰减是明显的。如果在重建算法中忽略人体对射线产生衰减的因素，就会使所得的图像失去定量的意义或产生伪像。因此，SPECT在图像重建之前对人体衰减引起的伪像进行校正。具体做法是：在同台SPECT上同时获取"透射"和"发射"两种图像，从透射图像中得到被探测部位的三维衰减系数分布图，然后借助衰减系数的分布信息来校正图像。

3. 空间分辨力比较低 固有空间（横向）分辨力在3～5mm范围内；对于平行孔准直器的纵向分辨力（体层厚度）约为15mm。一般来说，旋转半径越大，空间分辨力越差。

4. 灵敏度比较低 采用准直器后大部分光子被阻挡，不能进入检测器，只有少量的光子能被检测到。用这样有限的信息来成像势必造成较低的灵敏度。

5. 价格便宜 由于SPECT和γ照相机相比没有增加很多的硬件设备，和PET相比不是必须配备回旋加速器，所以价格相对PET便宜很多。

第4节　正电子发射型计算机体层设备

1932年，美国物理学家卡尔·大卫·安德森（Carl David Anderson）发现了正电子，因此获得1936年诺贝尔物理学奖。

在正电子衰变中，核内的质子转化为中子，同时释放一个正电子和一个中微子，中子停留在原子核内，而中微子和正电子被发射出去。由于其物理学特性，中微子几乎不与周围物质发生相互作用，正电子在周围的物质中俘获一个电子形成电子偶素，在一个很短的时间（$10^{-12}\sim10^{-11}$s）内，发生湮灭辐射，消耗质量，在二者湮灭的同时，产生两个能量相等（511keV）、方向相反的γ光子。由于正电子只能瞬态存在，很难直接测量，只能通过测量湮灭辐射的γ光子，从而探测正电子的存在。

临床核医学使用的正电子放射性核素常用的有^{11}C、^{13}N、^{15}O、^{18}F。将这些放射性核素标记在水、糖类、氨基酸等代谢物质上，注入受检者体内，通过摄像将标记物的生理、药理、生化的过程转变为图像。其中最常用的正电子核素是^{18}F，半衰期较长，为110min，能量适中，氟可以在许多生物活度分子中代替—OH（羟基）。^{18}F-FDG目前在临床PET应用中十分普遍。

一、PET成像原理

PET是探测体内湮灭辐射并进行体层显像的现代设备，重建的是放射性核素分布图像。PET不需要机械几何准直器，只是在湮灭辐射的两个方向的直线上对置两个探测器，后面配接符合探测电路，只有当两个探测器在一个很短的时间间隔（通常称为时间窗，窗宽时间为8～12ns）内，同时都探测到γ光子时，就认为在这两个探测器空间的直线上有正电子释放，符合探测电路才有信号输出。若只有一个探测器收到光子，符合探测电路就没有信号输出，这样实际上起了一个准直器的作用，故也称为电子准直。与SPECT相比，由于PET可不必使用铅准直器，因而提高了系统的灵敏度。湮灭辐射探测原理，见图8-4-1。PET的探头呈环形，由数百个圆周排列的探测器组成，这样可探测到人体脏器或组织中发射出的任何方向的湮灭辐射光子，从获得的这些投影信息，可以重建体层影像。PET与γ照相机和SPECT相比具有以下优点：①不需要屏蔽型准直器；②极大地提高了检测灵敏度；③本底小、分辨力好；④易于吸收校正；⑤可正确定量测量。

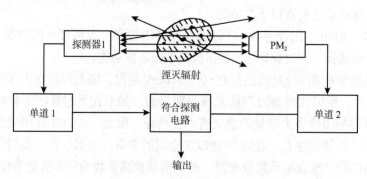

图8-4-1 正电子湮灭符合探测

二、PET基本结构

PET的基本结构包括采集系统、辅助装置、计算机与外围设备等。由于对置的探测器对所测射线具有自准直作用，而且符合探测技术也大大减少了其他射线的干扰，故无须使用笨重的铅准直器。

1. 采集系统 主要包括探头及其附属电路。PET的探测器主要有闪烁探测器和多丝正比室等。目前应用最广泛的是闪烁探测器，闪烁晶体应用最多的是锗酸铋（BGO）闪烁晶体，主要因为它不容易潮解，并且吸收距离短，探测效率远高于碘化钠（NaI）晶体等。

2. 辅助装置 主要是机架，机架主要用来固定探测器及让探测器在其上以某种方式运动，根据探测器在机架上排列的阵列形状，机架的中心孔可以是六角形或圆形的。为了提高性能，一些环形PET带有旋转装置，在机械传动系统的驱动下做圆周运动。

3. 计算机和外围设备 与SPECT的计算机的工作原理与功能基本相同，配套的重要装置有加速器和核素标记实验设备。

三、PET性能特点

PET是当前所有影像中最有前途的技术之一，是目前唯一显示分子代谢、受体及神经递质活动的显像技术。PET使核医学进入了分子核医学时代。其成像具有以下特点。

1. 分辨力与灵敏度高 PET不需要准直器，检测灵敏度高，分辨力好。当疾病早期处于分子变化阶段，病变区的形态尚未呈现异常，其他影像学检查不能明确诊断时，PET检查即可发现病灶所在，达到早期诊断。

2. 特异性高 其他影像学检查发现有肿瘤时，良恶性很难判断，PET检查可以根据良恶性肿瘤的代谢特点不同而做出判断。

3. 全身显像 PET检查一次性全身显像可获得全身各个部位的影像。

4. 辐射剂量小 PET检查所用核素量较小，并且半衰期短，对受检者的辐射剂量很小，一次PET检查的辐射剂量要小于常规CT检查。

5. 示踪剂具有生物学活性 在PET检查中常使用的正电子同位素^{11}C、^{13}N、^{15}O、^{18}F等都是人体组织中最基本的元素，用它们来给各种基质、代谢物、药品和其他活性化合物及其他类似物加标志，不会影响它们的化学性质，从而可测量人体生理、生化过程，准确地反映机体的代谢情况。近年又生产出的正电子放射性核素如^{68}Ge、^{68}Ga、^{82}Sr、^{82}Rb，为PET的应用提供了一条新的途径。

6. 系统复杂、费用高 常用的放射核素半衰期短，有的只有十几分钟，来不及异地运输，必须现用现制，因此需要配备加速器和快速制备这些短半衰期标记放射性药物的实验室。整个系统复杂、价格高，运行维护成本大，因此，它的普及受到了很大的限制。

PET的临床应用是医学影像学的一次革命，不仅可快速获得多层面断层图像，还可以从分子水平观察代谢物或药物在人体内的生理生化变化。但其图像缺少解剖参照且结构对比度低，PET-CT的出现很好地解决了这个缺陷。PET-CT是将PET和一台螺旋CT整合成一台设备，共用一个检查床。PET与CT的扫描是分别进行的，扫描的数据先由各自的工作站处理重建，然后由计算机图像融合软件进行精确融合。融合后的图像能同时显示出人体解剖结构和器官的代谢活动，实现了解剖结构影像与功能、代谢、生理生化影像的实时融合，达到了信息互补的目的。

第5节　核医学成像设备的使用与维护

核医学成像是通过向受检者体内注射放射性核素标记的示踪剂，然后在受检者体外测量放射性核素在人体内的分布来获得医学图像的。射线源是高能量的γ射线，并且射线源在受检者体内。另外，核医学使用的放射性核素的半衰期较短，一般为数小时，鉴于核医学成像的特点，核医学影像设备在使用和维护等方面有与其他设备不同的要求。

一、注意问题

（一）合理配备机房

1. 机房要有利于放射防护 建议单独建设机房，并且建在楼房的一层。

2. 机房设计方便于工作流程 一般情况下，其场所依次为放射性贮藏室、给药室和检查室，并避免无关人员通过。

3. 机房要干燥，通风良好 方便放射性废物的处理。

（二）合理操作

1. 电源电压 对光电倍增管性能影响最大的是高压的稳定性，所以机器对稳压电源的精度要求很高，因此应注意供电电源的稳定。

2. 探头位置 当不进行显像时，探头应水平放置。闪烁晶体向下，这样有助于光导与闪烁晶体的紧密连接。

3. 准直器 不进行固有性能测试时，应保持准直器配置在探测器上，这样做有利于防止探测器受到机械损伤。更换准直器时，应顺便检查探测器、准直器和准直器支架有无损伤和异常。

4. 温度 温度突变会造成闪烁晶体碎裂，因此室内温度变化要＜3℃/h。

5. 防止污染 防止放射性物质对探测器的破坏和污染。

二、日常维护

（一）保持良好的环境

1. 湿度 应重点注意对环境湿度的监测和机房空间通风，因为探测器的闪烁晶体多采用 NaI 晶体，这种晶体的一大缺点是易潮解，因此必须保持机房干燥，机房内应配备除湿机。

2. 温度 环境温度的变化会造成检测器灵敏度的变化，因此应保持机房内良好的温度稳定性。良好的通风会减少挥发性药品对环境的影响，因此应每天定时对机房进行通风换气。

（二）机械装置检查及润滑

1. 检查 每天检查准直器、探测器和检查床的牢固性、操作的灵活性、探测器升降和旋转的准确性及制动和限位装置的有效性。定期检查机械运行装置和部件，对于检查床、扫描旋转机构、探头位移机构等应重点检查其移动或旋转的平稳度和位移精度等，实际测量旋转角度和位移位置，与相应的显示值进行比较，并通过调校使之一致。对全身成像或扫描成像，还应检查机械运行速度，避免运行速度不均匀对成像质量带来的不良影响。

2. 润滑 为减轻机械系统的磨损，延长使用寿命，还应定期对各机构的传动部分进行润滑，以保证其正常工作，减少磨损，良好的润滑还是保证机械运行平稳和运行精度的重要条件。

（三）电器部件的保养

1. 除尘 要保持操作台、扫描架、检查床和电路板等部件的清洁，定期进行除尘处理。

2. 电气安全 要经常检查接插件的连接是否牢固。进行保养时应确保整个设备处于断电状态，保养过程应严格避免对电路板上的可调元件进行调整，否则可能造成设备运行状态的改变，影响图像质量。定期检查设备的安全接地状况，防止不良接地对设备造成的损害和对受检者的伤害。另外，还要注意对性能参数进行调校，以保证成像的质量。

（于新设）

第9章
辅助设备

⚙ **学习目标**

1. **掌握** 医学图像显示设备、医学图像打印设备、医用高压注射器和心电门控装置的基本机构和工作原理。

2. **熟悉** 辅助设备的主要技术参数和性能。

3. **了解** 相关辅助设备的发展方向和保养维护。

第1节 医学图像显示设备

医学图像显示设备中的医用显示器是医疗行业所用的高清晰、高亮度的显示器。随着数字影像技术，如数字化X线影像摄影技术、计算机断层扫描、三维成像等飞速发展，医用显示器逐步替代了传统胶片以确保影像质量，为临床诊断提供了优质的医学图像。

近年来，由于数字化医学影像设备的普及和数字化放射科的快速推进，医生对图像的观察方式发生了根本性变化，从传统的观察灯箱上的阅读模式，转向了医用显示器（监视器）的阅读模式。随着读片、报告、会诊等解读、交流工作正逐渐由照片转向数字化图像形式，在放射科信息系统（radiology information system，RIS）的管理和调配下，图像可直接传送到医生诊断工作站，供医生随时查询、检索、调用、阅读、诊断及书写报告。因此，通过显示器阅读图像将逐渐成为主要的阅读形式。

相对于传统观察灯箱上的阅读模式，通过显示器阅读具有以下优势。

1. 能随时进行各种测量和处理 如灰阶处理、频率处理等，从而改善显示效果。

2. 能观察三维乃至四维的动态图像 目前的成像设备（如CT、MRI、DSA等）提供的这些动态和立体显示的信息只有在显示器上才可以观察。

3. 能适应网络时代工作模式 提高了工作效率，加速了诊疗工作流程。

4. 能适应图像数量的大幅度增加 多层螺旋CT检查生成的图像数量是传统CT检查图像数量的几十倍甚至上千倍，功能磁共振检查甚至可获得上万幅图像，像这样庞大数量的图像难以以传统胶片阅读的方式进行处理。

随着医疗卫生信息技术的不断发展和普及，以及信息化建设的推进，越来越多的医疗机构建立了科室级小型PACS或全院级PACS，医用显示器成为医学影像设备和PACS工作站显示图像和信息的重要输出设备。

一、分　类

医用显示器经历了多个发展阶段，从最初的普通黑白阴极射线管（cathode ray tube，CRT）显示器发展到彩色CRT显示器，再到专业灰阶CRT显示器；从普通彩色液晶显示器（liquid crystal display，LCD）发展到专业灰阶LCD，目前正在向专业彩色LCD方向不断发展。

1. 按结构分类 医用显示器可分为CRT显示器、LCD和医用影像投影仪三种。

目前，台式显示器多使用LCD或CRT显示器。CRT显示器具有亮度高、图像清晰、成本低等优点，但其主要缺点是体积大、笨重。相比之下，LCD显示器具有体积小、轻便、无射线辐射危害等优点，但其成本相对较高且视角较小。

医用影像投影仪主要用于教学、会诊和学术交流，这些投影仪配备的超大荧光屏能够呈现高分辨力、高对比度、高亮度、无几何失真的医学图像，且能满足DICOM遵从性显示的特殊要求。

2. 按外观分类　可分为竖屏、横屏（4∶3）和宽屏（16∶9）三种。其中，竖屏显示器旨在符合传统"14×17"英寸照片的竖直画面阅读习惯和规范而设计。

3. 按像素数分类　可分为1MP、2MP、3MP、5MP、6MP等显示器。

（1）1MP　称为100万像素，有1024×1280竖屏、1280×1024横屏两种，常用横屏显示，多适用于CT、MRI、数字胃肠机。

（2）2MP　称为200万像素，有1200×1600竖屏、1600×1200横屏两种，常用竖屏显示，多适用于CR、DSA、数字胃肠机、PACS阅片工作站。

（3）3MP　称为300万像素，有1536×2048竖屏、2048×1536横屏两种，常用竖屏显示，多适用于DR、PACS诊断工作站。

（4）5MP　称为500万像素，有2048×2560竖屏、2560×2048横屏两种，常用竖屏显示，多适用于DR、乳腺机、PACS诊断工作站。

（5）6MP　称为600万像素，常用3280×2038横屏显示，多适用于CT、MR、DR、乳腺机、PACS诊断工作站。

医用显示器的分辨力与价格成正比，与医学影像设备的分辨力正相关，因此相应的设备应当配套相应分辨力的显示器。随着技术的发展，目前很多医学影像科室已经配置了6MP及以上的高分辨力显示器工作站。

4. 按输出接口及显示器数量分类　可分为单头单屏、双头双屏、四头四屏、八头八屏。"头"表示显卡的视频接头。

（1）单头单屏　使用单个显卡和一个显示屏幕的配置。

（2）双头双屏　采用两个显卡和两个显示屏幕的配置，通常用于多任务处理或需要更多显示空间的应用。

（3）四头四屏　配置四个显卡和四个显示屏幕，通常用于专业会诊读片，以同时显示多个医学图像。

（4）八头八屏　适用于高级会诊读片，配备八个显卡和八个显示屏幕，以支持更大规模的医学图像展示和分析。

5. 按用途分类　可划分为诊断级、浏览级、教学级等三类显示器。

（1）诊断级显示器　这类显示器专为医学诊断而设计，具备高分辨力、高对比度和精确的颜色还原能力。它们通常用于放射学、病理学等医学图像的临床诊断。

（2）浏览级显示器　这些显示器适用于医疗图像的浏览和初步审查，如护理站或一般医疗记录。虽然它们可能不具备诊断级显示器的高度精确性，但仍然提供了合适的图像质量。

（3）教学级显示器　这类显示器主要用于医学教育和培训，可以用于展示医学图像、示范手术技巧等。它们通常具备良好的图像质量，但可能不需要达到临床诊断级别的精度。

根据应用场景的不同，医用显示器的选择可以根据具体需求来进行。

二、主要技术参数

1. 亮度　图像分辨力主要取决于物体与背景的亮度差及人眼辨别细节的能力。一般读片灯箱的亮度为500cd/m²，医用显示器的最高亮度应达到700～1000cd/m²，以确保足够的明亮度。高亮度有助于提高图像的灰阶范围，高灰阶的影像蕴含的图像信息更加丰富，因而能对医生的准确诊断提供保障。

2. 清晰度 是指显示器的分辨力和能够分辨的细节层数。它可用有效电视线数（television line，TVL）来衡量。使用摄像机对电视清晰度测试卡摄像时，监视器会显示电视清晰度测试卡图像。测试卡的中心和四角均有可衡量清晰度的黑白相间的线组，并标有线数。中心部分的线数，表示电视中心部位的清晰度，四角部分的线数，表示四角部分的清晰度。用肉眼直接观看显示器荧光屏上的测试卡图像，可分辨出中心和四角部分的线数，即中心和四角部分的清晰度。电视清晰度也可用专用线对测试卡进行测量。用LP/cm表示清晰度的大小，一般分为8LP/cm、10LP/cm、12LP/cm、14LP/cm、16LP/cm。新的电视系统通常可达到12LP/cm以上。

3. 分辨力 分为密度分辨力和空间分辨力。密度分辨力表示离散灰阶级的总数，如CT的密度分辨力可达2^{12}（4096级灰阶）。目前医用LCD中的10位薄膜晶体管（thin-film transistor，TFT）可以显示真正的1024级灰阶，与8位TFT显示器相比，可以提供比8位分辨力显示器多出4倍的数据，从而能够显示更加精确的诊断图像。空间分辨力常以描述物体的像素总量来度量。取决于可寻址像素的数目与可分辨像素的数目。高分辨力CRT显示器的可寻址像素矩阵高达2048×2560，但其可分辨矩阵远小于此值。CRT显示器的分辨像素数由电子束点尺寸、显示信号的带宽和每一刷新周期内光栅数确定。

4. 灰阶 又称为灰度等级，是指电视图像中可分辨的亮度级别数量，通常用灰阶测试卡来测量。用电视摄像机对灰阶测试卡摄像时，显示器荧光屏上人眼能观察并区分的灰度级数就是显示器的灰阶。灰阶数越大，图像上可区分的组织厚度越薄，图像的层次越丰富，真实感越强，这对增加临床诊断的准确性是很重要的。一般电视系统的灰阶为7～8级，而医用系统要求更高，可达10～12级。X-TV采用铝阶梯作为灰阶测试卡，当X线透视铝阶梯时，I.I输出的荧光灰阶图像被电视摄像机摄取，在显示器上产生灰阶图像，人眼能区分的灰阶数就是该系统的灰阶。

5. 响应时间 指显示器从接收信号到显示图像所需的时间。医用显示器多数是对放射数字化图像的显示，CT、MRI、DR等的图像均为静态，响应时间不是重要指标。医用显示器的响应时间一般为50ms、35ms、25ms，浏览图像时没有大的差异，当应用于DSA或数字胃肠机时，应当首选25ms（1MP、2MP）的显示器。

6. 扫描非线性失真 在扫描正程期间，扫描点的位移与时间成正比，扫描就是线性的；如果扫描点的位移与时间不成正比，那么扫描就是非线性的，可能产生非线性失真，表现为图像失真。

7. 几何失真 通常由扫描非线性引起，主要与偏转线圈绕制不对称有关。一般电视系统的几何失真要求控制在5%～9%，几何失真可以通过调节偏转线圈上的调整磁片或者在偏转线圈上增加磁性贴片的方法加以校正。

8. 信噪比 在显示器整个屏幕上，除目标图像外，往往还有密密麻麻的小亮点，这就是噪声。X-TV属低照度下摄像，噪声尤为明显。由于增强管、摄像管、放大器电路等均可产生噪声，所以噪声是客观存在的。为了得到高质量的图像，就要控制噪声的大小，使噪声尽可能小。较高的信噪比意味着较小的噪声，有助于提高图像清晰度和质量。

9. 坏点 对LCD来讲，像素在1MP、2MP、3MP、5MP时，行业标准要求每屏不允许出现分散的5个坏点或集中的3个坏点，以保证图像质量。

三、阴极射线管显示器

显像管是阴极射线管（CRT）显示器的核心部件，负责将视频电信号转化为荧光图像。显像管的性能质量在很大程度上决定了图像质量。显像管由电子枪、荧光屏和管壳三部分构成，整个显像管用玻璃壳密封，玻璃壳内部抽成高真空，各电极由金属管脚引出管外，见图9-1-1。电子枪由细圆柱形管颈内的各电极构成，它发射出的高速运动的电子束轰击到荧光屏上。由于荧光屏的内表面涂有荧光粉

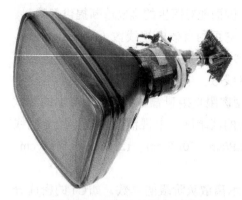

图9-1-1 显像管结构示意图

薄膜，当电子高速轰击荧光屏（$6×10^4$km/s）时，荧光屏上的荧光膜就会发出荧光，在屏幕上显示光点。

1. 电子枪的结构 电子枪由灯丝（F）、阴极（K）、调制极（M）、加速极（A1）、聚焦极（A2）、第三阳极（A3）等构成。

（1）灯丝 灯丝通电后可使阴极加热。

（2）阴极 阴极加热后可发射电子。

（3）调制极 也称为控制极。调整该极电位可改变电子枪发射的电子数量，即改变电子束电流的大小。

（4）加速极 又称为第一阳极或第二栅极。它的电位为几百伏，使电子加速。

（5）聚焦极 又称为第二阳极或第三栅极。适当选择送到聚焦极上的电位，可使电子枪发射的电子束在荧光屏上聚成一小点，使图像清晰。

（6）第三、第四阳极 上面加阳极高电位（约为10kV），使电子束加速，高速轰击荧光屏。有些显像管没有第四阳极，使用中要注意显像管的使用条件。

2. 荧光屏与其他部分 现代的显像管在荧光膜内侧覆盖了一层薄铝膜，这个设计的作用是让电子束能顺利穿过薄铝膜轰击到荧光膜上，但荧光膜发出的荧光却不能穿过薄铝膜，而是被薄铝膜反射，射向显像管的外部。这一设计既增加了荧光屏亮度，又可使荧光膜免受高速运动的电子直接轰击而损伤。其中，薄铝膜与显像管的第四阳极连接，并带有高电位。

在管壳的内、外侧，涂有石墨导电膜。外层导电膜接地，它与内层的石墨导电膜构成一个500～1000pF的高压电容器，起阳极高压滤波的作用。在显像管外侧，特别是圆柱形管颈与锥形交界部分，套有行、场偏转线圈。当给行、场偏转线圈通以相应的锯齿波电流时，就可形成偏转磁场，使电子束扫描形成光栅。此外，在管颈外侧还套有两片永久磁铁环片，用于调整图像的中心位置。

显像管的偏转线圈用于产生行偏转磁场和场偏转磁场，其原理与摄像管的偏转线圈基本相同，但其结构和摄像管的偏转线圈有所不同。这是由于显像管的外形与摄像管的外形不同所造成的。另外，显像管的聚焦是电聚焦，摄像管的聚焦同时使用了电场和磁场，为电、磁双重聚焦。这是因为显像管荧光屏很大，而摄像管的靶面较小，要达到相同的清晰度，显像管的聚焦要求比摄像管的聚焦要求低，所以显像管的聚焦只用电聚焦就可满足清晰度要求。

四、医用液晶显示器

近年来，高分辨力灰阶竖屏医用液晶显示器（LCD）应用越来越广泛。LCD没有CRT显示器所产生的电子辐射对人体健康的危害，是绿色、环保、节能、安全的选择。

1. 结构 LCD的核心部件为液晶面板，其成本占到LCD总体成本的2/3。液晶面板的主要构成包括背光膜组、导光板、偏光板、滤光片、玻璃基板、配向膜、薄膜晶体管、液晶材料等，见图9-1-2。

2. 工作原理 LCD和传统的CRT显示器工作原理相比有所不同，传统的CRT显示器主要是依靠显像管内的电子枪发射的电子束轰击荧光屏内侧的荧光粉来发光，在显示器内部人造电磁场的控制下，电子束会发生一定角度的偏转，扫描目标单元格的荧光粉而显示不同的色彩。而TFT-LCD却是采用背光原理，使用灯管作为背光光源，通过辅助光学模组和液晶层对光线进行控制来达到理想的显示效果。

液晶是一种规则性排列的有机化合物，它是一种介于固体和液体之间的物质，目前用于制造LCD的是向列型液晶。液晶本身并不能发光，它主要是通过电压的更改产生电场而使液晶分子排列产生变化来显示图像。

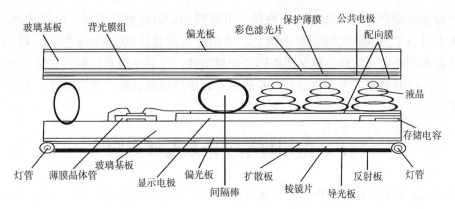

图 9-1-2 液晶面板结构示意图

液晶面板主要是由两块无钠玻璃夹着一个由偏光板、液晶层和彩色/单色滤光片构成的夹层所组成。偏光板、彩色/单色滤光片决定了光线透过的数量及显示的颜色或灰阶。扭曲向列液晶被灌到两个制作精良的平面之间构成液晶层，这两个平面上列有许多沟槽，单独平面上的沟槽都是平行的，但是这两个平行的平面上的沟槽却是互相垂直的。位于两个平面间液晶分子的排列会形成一个 z 轴向 90°的逐渐扭曲状态。

背光光源即灯管发出的光线通过液晶显示屏背面的背光板和反光膜，产生均匀的背光光线，这些光线通过后会被液晶进行 z 轴方向的扭曲，从而能够通过前层平面，作为显示器的亮态（最高亮度）。如果给液晶层加电压将会产生一个电场，液晶分子就会重新排列，光线无法扭转从而不能通过前层平面，以此来阻断光线，呈现暗态（最小亮度）。如果电场不是特别强的情况下，液晶分子处于半竖立状态，旋光作用也处于半完全状态，则会有部分光透过前层平面，可呈现出中间不同等级的灰阶和亮度。

需要注意的是，液晶面板是被动式显示器件，自己无法发光，只能通过光源的照射显示图像。目前 LCD 一般采用冷阴极荧光管作为背光光源。冷阴极荧光灯管内充满惰性气体和微量水银，并在玻璃管内壁涂有荧光粉，当高电压加到管两端的电极上时，两极便开始放电，水银会因电子或充入的惰性气体的原子等相互碰撞而被激活，发出紫外线，紫外线再激活荧光粉发光。经过长期不断的改良，目前的冷阴极荧光管技术已经非常成熟，其使用寿命长，在亮度、节电性等方面性能优异。冷阴极荧光管属于管状光源，为了使荧光屏不同区域的亮度能够均匀分布，需要大量附件。

3. 性能和特点 LCD 的性能主要取决于其亮度、画面均匀度、可视角度和响应时间等。其中响应时间和可视角度均取决于液晶面板的质量，画面均匀度则和辅助光学模块有很大关系，而 LCD 的亮度主要取决于背光光源的光亮度。当然，整个模组的设计也是影响产品亮度的一个重要因素。

亮度是衡量显示器发光强度的重要指标。高亮度也就意味着显示器对其工作的周围环境的抗干扰能力更高，LCD 的 TCO′03 认证标准对亮度指标做出了较高的要求，高亮度已经成为衡量液晶板品质的重要参数之一。

从技术角度来说，提高亮度的方法有三种：①提高液晶板的光通过率，这种方法在一定程度上受到物质特性的限制，因此有一定的上限；②增加背光灯管数量，亮度有很大提高，在相同的参数下，液晶的亮度效果要好一些，不过更多的冷阴极荧光管意味着功率消耗更大；③通过在荧光屏表面加入数层带有特殊化学涂层的薄膜光学物质对外来光线进行处理。一方面折射成不同的比例，使反射的光线得以改变方向并互相抵消，另一方面能最大限度地吸收外来光线，改变光线传播的波长和反射，角度经过这样的处理后，就能最大限度地减少外来光线对荧光屏造成的反射，把在荧光屏上产生的反光度和反光面积降至最低程度，从而使背光源的光线能更好地透过液晶层，使亮度更高，反射更低。

液晶显示器有如下特点：①显示器件为仅有 2mm 的薄型器件，还可以制作在塑料基板上，做成可弯曲、不怕撞击的器件；②工作电压仅数伏，可直接用CMOS电距驱动，电子线路小型化；③微功耗，显示板本身每平方厘米功耗仅数十微瓦，采用背光源也仅10mW/cm^{2}左右，可用干电池供电；④由于LCD依靠调制外照光工作，越是明亮的场合越清楚，甚至在阳光直射下都能清晰阅读；⑤采用彩色滤色器，因为LCD易于实现彩色显示；⑥采用有源矩阵液晶显示，可实现对比度高、灰度等极丰富的高质量显示。

五、医用显示器未来发展方向

随着科技的飞速发展，放射影像技术日新月异，医学影像设备也越来越多样化。特别是随着多排CT等设备的发展，产生了越来越大的影像数据量，三维重建技术已成为高端影像诊断中的主要诊断工具，PACS的发展也促进了各类医学影像资料的融合。

为满足医疗设备的发展要求，医用显示器必须具备以下特点。

1. 大尺寸、高分辨力 27英寸以上大尺寸、4MP甚至6MP以上高分辨力的显示器可以让医生查看更多的医学影像，分辨更多细微的医学影像细节。

2. 高灰阶度 医学影像设备采集的高灰阶的医学影像也要求医用专业显示器具备高的灰阶查找表，可以呈现更细微的灰阶差异。

3. 彩色灰阶显示 大量新技术的引入，如三维重建、MRI功能影像等都对医用显示器提出了更高的要求，专业医用显示器不仅要显示普通灰阶影像，也要能够显示彩色医学影像。

4. 多模式兼容 医用显示器不仅可用于多种复合影像的诊断，还能用于病理、内镜检查等其他形式的影像诊断。多模式兼容的显示器正逐渐取代传统单一用途的医用专业显示器。

第2节 医学图像打印设备

一、概 述

医学打印设备是指将医学图像打印到胶片或相纸上来实现图像显示的设备，是现代医用影像输出图像最常见的设备。医生通过胶片或相纸来阅读图像，可以快速浏览并作出初步诊断，携带和交流极其方便，因此，胶片或相纸仍然是医学图像的主要载体，正广泛地应用于医学影像记录、诊断阅读、相互交流和病例存档等各个环节之中。

医学图像打印设备的发展，按成像技术可划分为视频多幅照相、湿式激光打印和干式打印技术等。鉴于对环境的影响和操作的便利性，带冲印功能的湿式打印设备已很少使用，目前普遍使用干式图像打印设备。

干式图像打印设备可按不同的方式进行分类，按打印精度可分为普通图文打印机和医学图像专用打印机；按成像方式可分为激光打印机、热敏打印机和喷墨打印机等；按打印介质可分为胶片打印机、相纸打印机和多媒质打印机等。

不同成像设备输出的图像和应用场景均不同，实际使用时，应根据使用目的选择不同的打印方式和不同的打印媒质。一般来说，如果打印的图像只用于报告资料存档，其打印分辨力要求不高，可选用普通图文打印机，这种打印设备简单、耗材便宜、费用低廉。如果打印的图像用于医学影像诊断，则对打印分辨力要求很高，要使用医学专用打印设备，通过选用专门的打印机和配套耗材，得到高清晰度的图像。

1. 超声类设备 要打印的图像主要是黑白图像、彩色多普勒图像和胎儿四维图像。如果打印存档报告，可选择使用普通彩色打印机，打印包含图像和文字的图文报告，打印介质使用普通光面纸即可。如果仅打印图像，则可使用热敏打印机，通过截取超声设备视频信号，利用热敏技术进行打印，黑白和彩色均可打印，打印介质为普通热敏纸。如果要打印图像用于医学影像诊断，可选择医用多介质打印机，可打印专业的彩色和黑白图片。

2. 内镜类设备 要打印的是镜下影像和诊断报告，其打印目的是存档，可选用普通图文打印机，打印介质使用普通光面纸即可。

3. DR类设备 获得的图像都是黑白图像，打印的目的是用于医学影像诊断，必须使用医用专业打印设备，一般使用干式激光胶片或热敏胶片打印机。

4. CT、MRI类设备 获得的图像有灰阶图像和彩色图像，打印图像的目的主要是进行医学影像诊断，必须使用医用专业打印设备，仅打印灰阶图像可使用干式激光胶片或热敏胶片打印机。打印彩色图像可使用医用专业彩色打印机或多介质彩色打印机。

二、激光成像打印设备的构造及性能

（一）设备构造

干式激光胶片打印机一般采用光热式成像技术，因没有显影、定影过程而不需要使用化学液体试剂，具有操作简单、环保节水等特点，已成为胶片打印的主流产品，医用光热式成像打印设备由数据传输系统、激光光源、激光功率调制及扫描/曝光系统、胶片传送系统、加热显影系统及整机控制系统等部件构成。下面介绍主要部件。

1. 数据传输系统 是光热式成像设备与数字成像设备的数据通道，它接收影像设备的数字图像数据，并输送到系统的存储器中。需要胶片曝光操作时，控制系统直接从存储器中将要打印的图像数据取出。

2. 整机控制系统 是整个光热成像设备的控制中枢，负责系统各部件状态的统筹控制，主要包括激光器的开启或关闭，激光功率调制系统和扫描光学系统中的电机或振镜调节和控制，以及胶片传送系统的运行等。

3. 激光功率调制部分 主要为激光发生器，分为直接调制和间接调制两种。直接调制是直接控制半导体激光器的光功率，间接调制是半导体激光器以一个稳定的功率输出激光，然后在激光光路上加上调制器，如声光调制器等，以此来改变激光的光功率。胶片上某一点显影后的密度值与激光照射在该点时的光功率值成正比，光功率值越大，密度越高，而激光的光功率值又由打印的数字图像的灰度值决定。

4. 胶片传送系统 包括送片盒、收片盒、辊轴、高精度电机及动力传动部件等。其功能是将要曝光的胶片从送片盒内取出，经过传动装置输送到激光扫描位置，再把已曝光的胶片送到加热鼓进行加热显影，最后把显影完成的胶片传送给收片盒。

工作流程：打印机先通过数据传输系统将图像数据接收到机器内部的存储器中，然后从片盒中取出胶片，输送到激光扫描曝光的位置，同时控制系统根据图像数据控制激光器功率及光点在胶片上的位置，使胶片正确曝光。每扫描曝光一行后，胶片在传送系统的带动下精确地向前移动一个像素的距离，然后开始下一行的扫描。直到完成整个胶片的扫描曝光，最后，胶片进入加热鼓中显影，并送至收片盒。

（二）主要性能指标

主要性能指标涉及打印机和打印媒质（激光胶片）两部分。两部分的性能参数要相匹配，打印的图像才能达到最佳效果。

1. 打印机主要性能指标

（1）激光头　包括激光功率、光谱范围和使用寿命等参数。

（2）打印速度　决定打印机工作能力大小，高速打印意味着大吞吐量，可适应多种影像设备的打印需要。打印速度计算单位按照每小时可打印14英寸×17英寸的胶片数量进行统计。

（3）首次打印时间　打印机从待机状态到第一张胶片打印完成时间，这其中包含启动转换时间，即从待机状态到打印状态需要的转换时间。

（4）像素直径　指打印输出图像的单像素大小，代表图像打印的精度，单位用纳米（nm）表示。打印的像素直径越小，打印的图像精度越高。

（5）分辨力　指打印机在每英寸长度范围内能打印的点数，即每英寸长度范围内的像素个数，用每英寸点数（dots per inch，DPI）表示，是衡量打印机打印质量的重要标准。DPI值越大，说明图像精度越细，其打印质量就越好。

（6）灰阶　指单个像素在黑白影像上的色调深浅的等级，代表了输出图像像素点由最暗到最亮之间不同亮度的层次级别，单位用比特（bit）表示。灰阶值越大，就说明中间层级越多，所能够呈现的画面效果也就越细腻。以8bit为例，能表现出2的8次方，即256个亮度层次，称为256灰阶。

2. 激光胶片性能参数

（1）光谱范围　不同的胶片感光材料能接收的光谱不同，但要与激光头的光源范围一致，为此，不同品牌的胶片不能混用，只有光谱范围一致时才能通用。

（2）成像方式　分喷墨成像和银盐感光成像两种方式。喷墨成像由激光头吸附墨粉直接喷涂在胶片上形成影像，此方式成像精细度低，且保存时间有限。而银盐感光成像则是由胶片化学层银盐颗粒接收激光头的图像信息形成潜影，再经显影定影方式实现影像还原。显影定影已固化在胶片中，只要加热即可。银盐颗粒直径非常小，其成像精细度远远高于喷墨成像。

（3）可成像的灰阶　胶片成像像素点由最暗到最亮之间不同亮度的层次级别，代表单个像素在影像上的色调深浅的等级。

（4）透射密度　分最高透射密度和最低透射密度，描述了胶片上不同区域的透光性。

（5）最大成像密度　指最大黑化度，胶片单点像素最深密度值，表示胶片在特定点上的最大光吸收能力。

（6）分辨力　指胶片在每英寸长度范围内能成像的像素点的个数，用DPI表示。医用专业打印机的分辨力应超过300DPI。

三、热敏成像打印设备构造及性能

（一）设备构造

热敏成像打印技术起源于20世纪60年代发明的传真机，在90年代初随着热敏胶片技术的成熟，才应用于医学影像打印领域。随着人们对于环保意识的增强，热敏打印机越来越受到重视，现已成为医学影像输出的重要打印机。

根据热敏技术方式分为染色升华热敏打印机和直接热敏成像打印机。前者打印速度较慢，主要用于打印彩色相纸和彩色胶片，实际使用量不大，在此不做介绍。直接热敏成像打印机较前者打印速度较快，主要用于灰度胶片打印，根据其加热方式分为银盐加热成像直热式打印机和微囊加热成像直热式打印机。

直接热敏成像打印机的结构主要由四部分组成：数据传输系统、胶片传送系统、热敏加热显影系统及整机控制系统。

1. 数据传输系统　是直接热敏成像系统与DR、CT、MRI或其他医学影像设备的数据通道，它接收摄影设备的数字图像数据，并输送到系统的存储器中。需要胶片曝光操作时，控制系统直接从存储器中将要打印的图像数据取出。

2. 胶片传送系统 包括送片盒、收片盒、辊轴、高精度电机及动力传动部件等。其功能是将要曝光的胶片从送片盒内取出，经过传动装置输送到热敏头，再把已曝光的胶片送到出片口。

3. 热敏加热显影系统 主要是热敏头，由放热部分、电路控制部分和放热片组成。放热部分是一个玻璃制成的半圆形锥体凸起部分，其内配置了若干个放热电阻和电极。在被保护套覆盖的控制电路内，安装了控制数字图像转换成灰阶图像的集成电路。放热部分由连成一体的散热片组成，用于工作时调节温度的恒定。热力头成像采用一次放热方法，高密度黑色的像素会表现成网点状，而低密度部分的像素的噪声会很明显。

在高密度部位，由于密度上升的同时网点之间发生部分耦合现象，使图像的灰阶没有连续性，造成密度分散，效能低下。现在的热分配系统是在副扫描方向上把放热点分成8个，使灰阶的图像从低密度到高密度之间的一个像素内有8个放热点，使获得的图像既连续又平滑。在热分配系统中，8个放热点的每一个都能控制256个灰阶，8个放热点组合在一起，其灰阶控制能力可达到11bit（256×8=2048）。当胶片通过时，热力头产生的热量使其与胶片紧密接触，这样胶片产生不同密度的灰阶影像，并且采用特殊的减速机和马达组合的驱动，实现高精度、高转矩的传送。

4. 整机控制系统 是整个直接热敏成像系统控制中枢，负责系统各部件状态的统筹控制，主要包括热敏头的开启或关闭，热敏电阻的功率调制和高精度电机控制，以及胶片传送系统的运行等。开关电源系统为数字胶片打印机各工作单元提供相匹配的电源。

工作流程：首先通过以太网络接收数字图像数据，并将图像数据存储到计算机硬盘。由计算机的影像控制系统负责对主机的图像数据进行整理，调整图像的尺寸、大小、版面，同时可对图像的对比度、密度进行调节等。控制系统产生程控信号控制打印引擎，从胶片输入盘选择合适尺寸的胶片，传送到14英寸宽的打印头电阻器线，一行接一行地直接完成数控热敏成像过程。它的打印过程和激光光热式打印过程相似，也可以分为行式打印和幅式打印，唯一不同的在行式打印过程。

成像完毕后的胶片由分拣器输出到指定的输出盘，相机内置密度检测调节装置，它得到的图像密度检测信息送回图像信息处理单元的计算机，如果密度检测和原始图像不符合，它会提示相机需要校准。这样就形成了一个闭环的图像质量调控体系，使相机的图像质量始终保持一致，无须手动校准，确保了影像的诊断质量。

（二）主要性能指标

除开打印机的热敏头和胶片中的成像方式两个指标，其余性能参数均与干式激光打印机完全一致。

1. 热敏头 其内配置的放热点的数量决定其成像精度，总的灰阶控制能力至少要能达到10bit。

2. 胶片成像方式 有干式助溶热敏、干式热升华热敏和干式直升热敏三种成像方式。成像效果较好的为干式直升热敏胶片，其热敏层含有微型有机银盐或纯有机物显色剂，根据热敏头的加热温度显影。成像灰阶度应达到10bit以上。

四、自助打印设备构造及性能

自助打印机将普通图文打印机、专业胶片打印机集于一体，配合受检者身份识别系统，既能打印受检者的诊断报告，还能打印受检者检查图像，实现自助打印报告和胶片，自动化程度高，免除了受检者排队之苦，还能节约受检者等待结果的时间，目前已在各大医院陆续投入使用。

自助打印机主要由以下四部分组成。

1. 计算机部分 提供软件和驱动器以运行系统并通过网络与医院的系统进行通信。

2. 文档打印机 打印纸质诊断报告。

3. 胶片打印机 用于胶片上打印医疗影像。可使用干式激光打印、干式热敏胶片打印或喷墨胶片打印等干式胶片打印机。

4. 身份识别部分 包含条形码读卡器、IC卡读卡器、磁卡读卡器等读取和识别受检者身份的部件。

工作流程：受检者持医院就诊卡或个人信息卡，读取就诊信息，查获影像检查信息，点击打印报告和胶片，纸质文档打印机和胶片打印机同时工作，先后将检查报告和影像胶片打印输出到接收盘。

第3节　医用高压注射器

医用高压注射器作为医学影像系统中的辅助设备，是随着X线设备、快速换片机、影像增强器、人工造影剂等医用设备及X线造影剂的发展而逐渐出现的。20世纪80年代，出现了用于造影的自动注射器，并应用于血管造影检查中。现在，医用高压注射器已广泛应用于DSA血管造影、CT增强扫描和MRI增强扫描等检查中。

一、概　　述

在做影像检查时，为获得目标检查部位更多的血管和组织血流灌注信息，通过向受检者体内注射增强对比剂来获得增强扫描图像，其过程就是使用高压注射器向体内注射对比剂并同时进行扫描成像。

高压注射器大部分情况是向受检者静脉（如CT增强扫描）或动脉（如DSA主动脉血管造影）内注射对比剂；有时也向受检者其他体腔注射，如肠道、膀胱、子宫、卵巢等部位。

在早期应用阶段，采用手工推注方式，对于脏器的灌注增强有一定效果。但随着血管造影的需求，随后发展了能耐高压的自动注射器，该设备不仅实现了隔室注射，还能在程序化控制方式下，实现定时、定量、定压、定速推注造影剂，这些功能的推出，使得血管造影成为了常规检查，对于疾病的检查，能获取更多的影像信息。

（一）高压注射器分类

1. 按传动方式分类 可分为气压式和电动式两种，目前多采用程控电动式高压注射器，它是以电动泵为动力，驱动电机经离合器、减速器带动传动效率极高的滚珠丝杆推动注射泵进行注射，调节电机转速就可以改变注射压力，可电动抽液、分级注射。因此控制电机的转速和动作时间，就可控制注射率和注射量，并发展同步曝光、超压和定量保护服务系统，是目前高压注射器较理想的类型。

2. 按性能分类 可分为压力型和流率型两类，压力型是以同步压力来控制对比剂注入的速度，缺点是不能显示对比剂的流率，也无流率保护装置。流率型注射器可控制对比剂注射速度，装有压力限定保护装置，但注射对比剂时不能显示压力，如果流率选配不当，注射压力可超过最大限度，有击穿心壁或血管的危险。目前，新型的高压注射器采用微机处理技术，借助计算机自由编制注射程序，自动调节压力、流率，适用于各种型号的导管，可以满足心血管造影的要求。

3. 按临床应用分类 可分为DSA型、CT型和MRI型三种类型。

（1）DSA型 对于心脏和主动脉等大血管造影，特别是逆行造影，必须在很短时间内将大量对比剂充盈靶血管，进而更好地显示血管状况，达到诊断要求，过程中需用到耐高压、注射速率高的注射器。

（2）CT型 CT增强要求高压注射器具备操作简单、血管强化程度高、对比例用量少等优势，它可根据检查部位不同，一次或分次设定对比剂的总量和流速，更加精准地显示目标血管，为明确诊断提供可靠的影像依据。此外，高压注射器还带有自动加温装置，可有效预防对比剂不良反应的发生。

（3）MRI型　专为磁共振设备设计，能够在强磁场环境下工作。由于磁共振对比剂的渗透压较碘对比剂低，所需对比剂注射总量较少，注射压力通常选择100%以下。

（二）工作特点

1. 一次吸液，分次注射　电动式高压注射器可一次性吸液，分次注射。在做选择性心血管造影时，为确认导管头端的位置是否正确，通常需做多次注射甚至重复注射。

2. 心电同步　注射对比剂时可受心电信号的控制（ECG门控）并与其同步，需在每个心动周期甚至同一相位上进行注射，使造影更安全、更有效。

3. 程序控制　高压注射器的注射速率可从每小时数毫升提高到每秒数十毫升，注射速率变化范围大。程序控制装置可以有效控制注射速度和出现异常时的保护。

4. 独立结构　注射头是一个独立部分，可以自由转动，可改变方位和角度，便于吸液、排气并可最大限度地接近受检者来进行注射。注射头可以取下，安装在导管床的边框上。在床面移动时，受检者和注射头同步移动，两者处于相对静止状态，以防止床面带动受检者移动时，将已捕好的心导管拽出或移位。注射筒分透明塑料和不锈钢两种。

二、工作原理及结构

（一）CT高压注射器

1. CT高压注射器的工作流程　见图9-3-1。

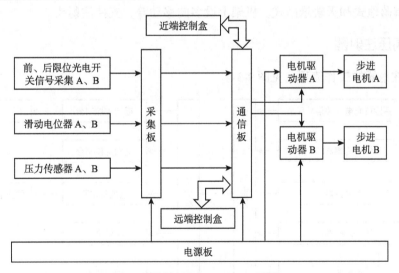

图9-3-1　CT高压注射器工作流程

2. 机械工作原理　步进电机通过减速箱减速，减速箱的输出轴与滚珠丝杆连接并同步旋转，使得丝杆副的丝母能前后运动，从而带动连接在丝母上的不锈钢推杆前后运动，再由推杆通过推杆夹头带动针筒内的活塞进行吸药和注射。

高压注射器通过电机轴的转动，并在这个过程中带动滚珠丝杆上的螺母及相连接的针筒推杆前后运动，从而带动造影剂针筒活塞前进或后退，实现造影剂的抽吸、排气、注射功能，见图9-3-2。

3. 结构　由注射头、控制台、机架及多向移动臂等构成，见图9-3-3。

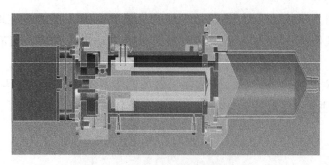

图9-3-2 CT高压注射器机械结构

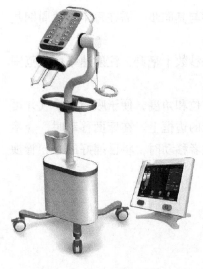

图9-3-3 CT高压注射器外观

（1）注射头 由注射电机、针筒、屏幕、辅助加热器及指示灯等组成。注射电机是注射头的主体，控制台设定的速度信号由微处理器处理，经控制电路控制注射电机转速。电机转速即注射速度，针筒规格一般有100ml、200ml等，屏幕是机器的操作界面。辅助加热器对针筒内已预热对比剂进行温度保持，并通过容量刻度显示。指示灯主要显示注射筒的工作状态。指示灯亮为工作状态，指示灯不亮为非工作状态。

（2）控制台 由主控板和系统显示构成，用于注射参数选择、信息显示、注射控制等。按照检查要求，可分别选择对比剂注射总量、注射速度、单次或多次重复注射、心电同步、延迟选择等。可选择注射延时方式（先曝光后注射）或曝光延迟方式（先注射后曝光）。显示注射器的工作状态及操作提示，如对比剂每次实际注射量、累积总量、剩余量及运行中故障提示等。

（3）机架 有落地式和天轨悬吊式。机架上设多向移动臂，支持注射头。

（二）DSA高压注射器

1. DSA高压注射器的工作流程 见图9-3-4。

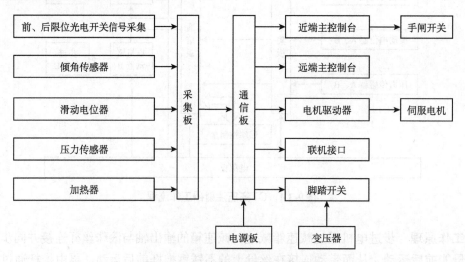

图9-3-4 DSA高压注射器工作流程

2. 机械工作原理 伺服电机通过二级减速，第一级同步轮减速，第二级行星减速机减速，行星减速机的输出轴与滚珠丝杆轴通过联轴器连接，使得滚珠丝杆副的丝母能前后运动，从而带动连接在丝母上的推杆前后运动，再由推杆通过推杆夹头带动针筒内的活塞进行吸药和注射，见图9-3-5。

3. 结构 由注射头、控制台和机架三部分组成，见图9-3-6。

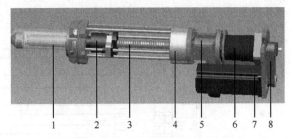

图9-3-5 DSA高压注射器机械结构
1. 针筒护套；2. 推杆；3. 滚珠丝杆副；4. 压力传感器；5. 双膜片联轴器；6. 行星减速机；7. 伺服电机；8. 同步轮减速机

（1）注射头 由注射电机、针筒、屏幕、辅助加热器及指示灯等组成。注射电机是注射头的主体，控制台设定的速度信号由微处理器处理，经控制电路控制注射电机速度。电机转速即注射速度，针筒一般规格有150ml等，可通过电子屏幕进行机械操作。辅助加热器是将针筒内已预热的对比剂进行温度保持，并通过容量刻度显示。指示灯主要显示注射筒的工作状态。指示灯亮为工作状态，指示灯不亮为非工作状态。

（2）控制台 由主控板和系统显示构成。用于注射参数选择、信息显示、注射控制等。按照检查要求，可分别选择对比剂注射总量、注射速度（ml/s）、单次或多次重复注射、心电同步、延迟选择等。显示注射器的工作状态及操作提示，如对比剂每次实际注射量、累积总量、剩余量及运行中故障提示等。

（3）机架 有落地式和天轨悬吊式。机架上设多向移动臂、支持注射头。

（三）MRI高压注射器

1. MRI高压注射器的工作流程 见图9-3-7。

2. 机械工作原理 由微处理器发出控制信号控制电机旋转，从而带动滚珠丝杆将旋转运动变成直线运动，通过推杆推动注射器的活塞进行注射，将注射器中的药液输入人体，从而实现高精度、平稳无脉动的液体传输，见图9-3-8。

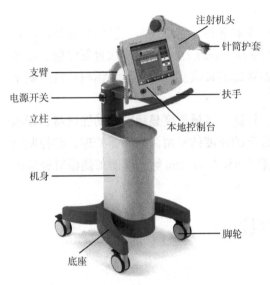

图9-3-6 DSA高压注射器外观

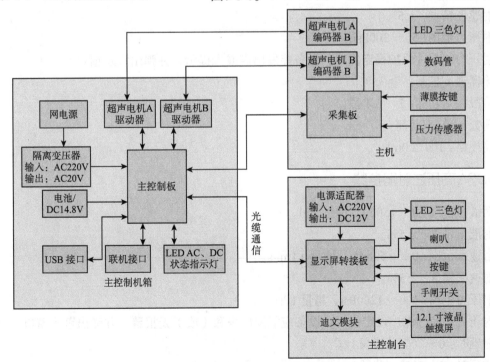

图9-3-7 MRI高压注射器工作流程

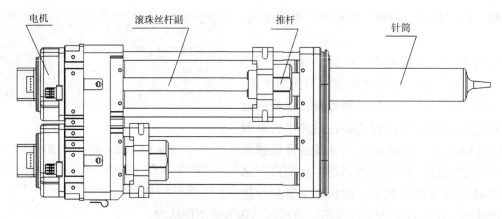

图9-3-8 MR高压注射器机械结构

3. 结构 由控制室组件和扫描室组件两部分组成。

（1）控制室组件 由主控板和系统显示构成，用于注射参数选择、信息显示、注射控制等。注射参数选择按照检查要求，可分别选择对比剂注射总量、注射速度（ml/s）、单次或多次重复注射、心电同步、延迟选择等。显示注射器的工作状态及操作提示，如对比剂每次实际注射量、累积总量、剩余量及运行中故障提示等。

（2）扫描室组件 置于磁体间磁体附近，由注射电机、针筒、容量刻度显示、辅助加热器、指示灯和电池组件等组成。注射电机是注射头的主体。控制台设定的速度信号由微处理器处理，经控制电路控制注射电机速度。电机转速即注射速度。针筒规格一般有65ml、115ml等。辅助加热器对针筒内已预热对比剂进行温度保持，并通过容量刻度显示。

三、主要技术参数

（一）CT高压注射器参数

1. 注射速度范围：0.1～9ml/s，增量0.1ml/s。

2. 注射速度精度：±5%。

3. 注射压力范围：50～300Psi。

4. 注射压力：超过保护设定值时，设备能发出声或光提示，并弹出提示窗口。

5. 加热器温度控制：≥35℃。

6. 多阶段注射功能：1～6阶段。

7. 针筒数：单/双针筒。

8. 针筒规格：100/200ml。

（二）DSA高压注射器参数

1. 注射液量范围：0～150ml，增量1ml。

2. 注射液量精度：±5%。

3. 注射速率范围：0.1～50ml/s，增量0.1ml/s。

4. 注射速率精度：±5%。

5. 注射压力范围：100～1200Psi，增量1Psi。

6. 注射压力：超过保护设定值时，设备应能发出声和（或）光报警，并弹出警示窗口。

7. 注射延时：0～300s，步长1s。

8. 扫描延时：0～300s，步长1s。

（三）MRI高压注射器参数

1. 注射液量范围：0~60ml，增量1ml。

2. 注射液量精度：±5%。

3. 注射速率范围：0.1~5.5ml/s，增量0.1ml/s、双流注射0.1~10ml/s。

4. 注射速率精度：±5%。

5. 注射压力范围：50~300Psi，增量1Psi；单位可切换为Psi、kPa。

6. 当注射压力超过保护设定值时，设备应能发出声和（或）光报警，并弹出警示窗口。

7. 针筒数：双针筒。

四、日常保养及检修

（一）日常保养

1. 每日清洁注射头/控制面板，用湿布擦拭。

2. 检查电缆线及其管线是否有切口、裂缝、磨损或其他的损伤。

3. 检查所有显示窗口的运行情况。

4. 登记每日使用情况，发现问题及时报告或与厂方工程师联系，并及时解决。

5. 每月应对本产品进行一次彻底检查和清洁，并进行操作检查。

6. 维护方法：屏表面的清洁可直接使用干软布擦拭，若仍有污渍，可用干软布蘸清水或温和肥皂水进行擦拭，然后风干，还可以用液晶屏专用清洁剂，配合擦镜布擦拭。不可用乙醇对触摸屏进行清洁消毒。

7. 注意事项：①使用推荐的清洁消毒剂，并遵循清洁消毒剂使用说明操作；②清洁消毒过程中避免液体流入仪器内部，影响仪器使用；③不能使用高压蒸汽、干燥机等设备进行清洁消毒。

（二）日常检修

1. 清洁整个注射系统，并进行运行情况的检查。

2. 检查所有的电缆线及手持开关是否完好。

3. 检查注射器头及支架是否在正常范围内转动。

4. 检查针筒套接口是否有显影剂聚积。

5. 检查地沟和机房是否有鼠患。

6. 登记每次维护保养情况，发现问题及时解决。

第4节 心电门控装置

一、概 述

随着医学影像设备的不断发展，无创的心脏及冠状动脉影像学检查已成为临床医生在诊治心脏疾病前重要的检查项目，但由于心脏等器官的搏动容易使得影像设备在采集图像过程中产生伪影，从而降低图像的分辨力，给影像诊断带来极大挑战。为了获得更好的图像质量，一般运用呼吸补偿、呼吸门控、心电门控和心电触发等技术来做影像采集的技术修正。

所谓心电门控（electrocardiogram gating，ECG gating）技术就是通过允许医学影像设备与受检者的心电信号同步工作，以确保图像采集与心脏搏动的节奏一致，来达到减少或消除心脏大血管的搏动对图像造成影响的技术手段。

二、CT心电门控

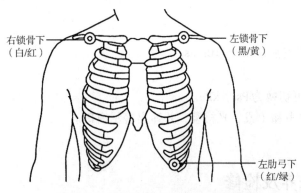

右锁骨下（白/红）　左锁骨下（黑/黄）

左肋弓下（红/绿）

图9-4-1　三导联测量法导线连接示意图

（一）CT心电信号采集

心脏搏动时，随着心肌的极化、去极化过程，人体的不同部位有着微弱的电位区别，这些电位信号反映了心脏的工作状态。三导联测量法是一种简便有效的心电信号采集方式，见图9-4-1。原理是通过测量左锁骨下（LA）、右锁骨下（RA）、左肋弓下（LL）的电位，进行差分运算。①一导联：Ⅰ=LA-RA；②二导联：Ⅱ=LL-RA；③三导联：Ⅲ=LL-LA。

人体体表的电位信号很微弱，一般在0.5～5mV，并且伴有引入的干扰杂波，需要特殊设备采集处理。心电门控采集装置的基本原理，见图9-4-2。电位信号经过与人体良好接触的电极片，传输到抗干扰性能良好的导联线上，再传输到信号采集前端。采集前端的信号放大器将微弱的电信号放大，通过一个四阶低通滤波器，滤除噪声信号，得到人体的特征信号波形。该波形经过采集前端处理器内部的高性能A/D转化模块对信号进行实时的数字化。通过门控装置，在每一次心脏跳动间的间隔时间（R-R间期）内进行有效的采集，最后形成图像。

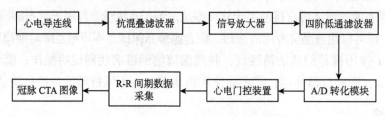

心电导连线 → 抗混叠滤波器 → 信号放大器 → 四阶低通滤波器

冠脉CTA图像 ← R-R间期数据采集 ← 心电门控装置 ← A/D转化模块

图9-4-2　CT心电门控采集框图

（二）CT心电门控技术

一般来说，在心脏舒张中、晚期时心脏的运动最慢，这一时段持续100～150ms。因此，CT冠状动脉的图像采集应在心动周期内这一很短的时间进行。心电门控的本质是在心脏搏动最慢的心动周期点采集数据，将图像质量所受的影响减低到最小。

1. 前瞻性心电门控触发　又称心电触发序列扫描技术，采用轴扫步移的扫描方式，X线管在预设的R-R间期特定的期相曝光，数据采集仅发生在选定的期相。当心电信号触发时，有选择地打开X线管，然后在剩下的R-R间期中关闭或大幅降低X线管，触发方式可选择R-R间期的百分比，也可以选择绝对值毫秒，见图9-4-3。前瞻性心电门控成像选择在舒张期，收缩期成像因心脏运动伪影大而无法实现。

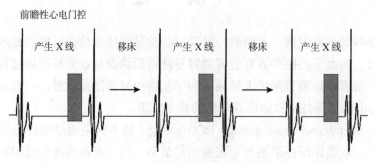

前瞻性心电门控

产生X线　移床　产生X线　移床　产生X线

图9-4-3　CT前瞻性心电门控采集

因此，前瞻性心电门控的优点是由于只在R-R间期触发扫描，采用心电同步间断式扫描，移床时不产生X线，受检者所受辐射剂量较小。缺点是由于选择性间断扫描，容积数据采集不连续，会影响三维重建的图像质量，且可能无法准确选择心率不规则受检者的扫描时机，遗漏重要的解剖结构，由于心动周期的相位不一致，不能做心脏功能的评价检查。

2. 回顾性心电门控 又称心电门控螺旋扫描技术，采集的是整个心动周期的容积数据，可在R-R间期的任意百分占重建心脏图像，弥补了前瞻心电门控的不足，克服了因心律失常时心动周期不一致的限制。回顾性心电门控最佳重建时点增加了诊断的准确性，有助于避免因心脏运动伪影造成的误释。在需要进行动态分析、心功能评价及受检者心率不能满足前瞻性心电门控要求时，推荐临床使用回顾性心电门控方式采集冠状动脉CTA数据。

回顾性心电门控螺旋扫描可采用单个或多个扇区重建心脏图像，目的是提高心脏成像的图像质量。在心率较慢时常采用单扇区重建，在心率较快时采用二扇区或多扇区重建。图像重建时扇区的划分方法有自动划分法和根据基准图像划分法等。自动划分法是根据扫描时受检者的心率，自动将扫描的容积数据划分为一个或两个扇区。基准图像划分方法是先将单扇区的扫描数据重建成一个基准图像，然后再回顾性地做两扇区的图像重建，以改善心率较快受检者的时间分辨力。

回顾性心电门控的优点：①扫描得到整个心脏容积的连续数据，重建灵活，可根据时间窗任意时相重建；②患者屏气时间短，心率变化小；③可选择单或多节段重建，实现时间分辨力最优化，使心脏运动伪影最小。缺点：X线辐射剂量与前瞻性心电门控扫描相比较大。

三、MR心电门控

（一）MR心电门控结构

心电图波形、脉搏波形和呼吸波形由各自的探测器取出，送至安装在检查床尾部的生理测量模块（physiologic measurement module，PMM），PMM将每一波形数字化并提取触发信号，这些信号和触发信号以串行方式输出，并经光缆送到控制台。

（二）MR心电门控技术

磁共振心电门控技术与CT心电门控技术类似，是为了减少由于组织或脏器的运动降低影像的分辨力及诊断价值的触发识别技术。一般要求心率在75次/分以下，以减少心脏的运动伪影。临床上采用心电门控技术主要有两个目的，一是去除心脏大血管的搏动伪影，二是利用门控技术与快速成像技术相结合，可以获得心脏大血管生理功能等信息。

1. 心电触发及门控技术 是指前瞻性心电门控技术。利用心电图的R波触发信号采集，使每一次数据采集与心脏的每一次运动周期同步，保证了心脏的位置与形态基本相对一致，进而能够减少运动伪影，最终将多个心动周期的数据组合在一起形成一个完整的K空间并形成图像，此技术也被称为分段K空间采集技术。门控技术则是采用域值法，根据心电图与心动周期的关系设上、下域值（即"门"），所有数据采集在"门"内进行，超出"门"则不采集，这可以帮助排除不需要的数据，提高图像的质量和准确性。

2. 回顾性心电门控技术 不同于前瞻性心电门控，回顾性心电门控是利用心电图R波为触发信号，非选择性地连续在多个心动周期内采集大量数据，心电图的变化与数据采集互不影响，然后将各个心动周期的同一层面组合在一起形成图像，一般用于心脏的电影成像，显示心脏的整体运动情况，并且可以进行心功能的评价。在每一次数据采集时，相应的心电图位置被记录并储存，以便后续的图像重建和分析。

（何乐民）

主要参考文献

韩丰谈，2022. 医学影像设备学 .5 版 . 北京：人民卫生出版社 .

黄祥国，李燕，2021. 医学影像设备学 . 北京：人民卫生出版社 .

李真林，雷子乔，刘启榆，2021. 医学影像设备与成像理论 . 北京：科学出版社 .

石明国，韩丰谈，2016. 医学影像设备学 . 北京：人民卫生出版社 .

王德华，王帅，2017. 医学影像设备学 . 武汉：华中科技大学出版社 .